Thérèse Kollmeyer

Herausgeber: Ursula Kocs, Thomas Kratz

Den Pflegeprozess gestalten

Kompetente Pflege

1. Auflage

Bestellnummer 16125

■ Bildungsverlag EINS
westermann

Die in diesem Produkt gemachten Angaben zu Unternehmen (Namen, Internet- und E-Mail-Adressen, Handelsregistereintragungen, Bankverbindungen, Steuer-, Telefon- und Faxnummern und alle weiteren Angaben) sind i. d. R. fiktiv, d. h., sie stehen in keinem Zusammenhang mit einem real existierenden Unternehmen in der dargestellten oder einer ähnlichen Form. Dies gilt auch für alle Kunden, Lieferanten und sonstigen Geschäftspartner der Unternehmen wie z. B. Kreditinstitute, Versicherungsunternehmen und andere Dienstleistungsunternehmen. Ausschließlich zum Zwecke der Authentizität werden die Namen real existierender Unternehmen und z. B. im Fall von Kreditinstituten auch deren IBANs und BICs verwendet.

Die in diesem Werk aufgeführten Internetadressen sind auf dem Stand zum Zeitpunkt der Drucklegung. Die ständige Aktualität der Adressen kann vonseiten des Verlages nicht gewährleistet werden. Darüber hinaus übernimmt der Verlag keine Verantwortung für die Inhalte dieser Seiten.

service@bv-1.de
www.bildungsverlag1.de

Bildungsverlag EINS GmbH
Ettore-Bugatti-Straße 6–14, 51149 Köln

ISBN 978-3-427-**16125**-7

westermann GRUPPE

Vorwort

Liebe Leser,

die neue Themenreihe „Kompetente Pflege“ ist flexibel, schüler-, handlungs- und praxisorientiert gestaltet und berücksichtigt aktuelle Erkenntnisse der Fachwissenschaft.

- **Flexibel** wird die Themenreihe durch die einzelnen Themenhefte, die jeweils einen Schwerpunkt abbilden.
- **Schülerorientiert** sind die Themenhefte in ihrer Bild- und Textgestaltung.
- Durch die Lernsituationen berücksichtigen die Themenhefte stringent einen **handlungsorientierten didaktischen Ansatz**.
- **Praxisorientiert** sind die Themenhefte, da viele Aufgaben in der Praxis von Praxisanleitern aufgegriffen werden können und somit der Theorie-Praxis-Transfer erleichtert wird.

Zusammen ist dadurch ein innovativer und an den Themenheften orientierter Unterricht möglich.

Die Themenreihe ist für alle pflegerischen und sozialpflegerischen Berufe und Ausbildungen der Berufsfachschulen, Berufskollegs und Fachschulen (Altenpflegehilfe, Altenpflege, Diätassistenten[1], Familienpflegerinnen, Gesundheits- und Krankenpflege, Gesundheits- und Kinderkrankenpflege, Heilerziehungspflege, medizinische Fachangestellte sowie pflegeorientierte Studiengänge) bestimmt. Durch die Aufteilung in Themenhefte ist eine für den Ausbildungsgang spezifische Auswahl möglich. Zur besseren Orientierung besitzen die Themenhefte einen jeweils andersfarbigen Umschlag, der sich an den Lernbereichen des Rahmenlehrplans der Pflegeausbildung orientiert:

Lernbereich 1: Aufgaben und Konzepte = grüne Reihe

Lernbereich 2: Unterstützung pflegebedürftiger Personen = lila Reihe

Lernbereich 3: Institutionelle und rechtliche Rahmenbedingungen = orange Reihe

Lernbereich 4: Pflege als Beruf = rote Reihe

lernbereichübergreifend = blaue Reihe

Dabei sind die Lernsituationen an einer Modelleinrichtung ausgerichtet, sodass ein situationsorientiertes Lernen möglich wird. Die Aufbereitung des Unterrichts wird damit wesentlich reduziert, ohne die methodische Vielfalt einzugrenzen. Damit stellt die Themenreihe eine neue Art von Schul- und Lehrbüchern dar.

Die Themenhefte berücksichtigen die aktuellen pflegewissenschaftlichen Erkenntnisse und die Expertenstandards, was sie als **Lehrbücher** auszeichnet. Darüber hinaus sind die Themenhefte als **Schulbücher** konzipiert, die im didaktischen Ansatz handlungs- und kompetenzorientiert ausgerichtet sind.

Das bedeutet, Sie verfügen in jedem Themenheft über

- eine Auswahl von Aufgabenstellungen und Falldarstellungen, sodass mithilfe des Themenheftes Unterrichtsreihen gestaltet werden können.

---

[1] *Aus Gründen der besseren Lesbarkeit wird im Text die männliche und weibliche Form im Wechsel verwendet. Selbstverständlich sind immer beide Geschlechter gleichzeitig angesprochen.*

- eine integrierte dreistufige Lernsituation, die sich in der Komplexität steigert und je nach Ausbildungsstand von den Schülern in Teilen oder vollständig selbstständig bearbeitet werden kann. Die Aufgabenformulierungen in der Lernsituation berücksichtigen das Prinzip der vollständigen Handlung, was ein reflexives Lernen ermöglicht.

Durch die unterschiedlichen Aufgabenformate und die gestufte Lernsituation wird die berufliche Handlungskompetenz gefördert. Dabei wurde besonders auf eine **Anwendungsorientierung** geachtet, die sich aus einer **Situationsorientierung** einschließlich einer **Problemorientierung** und einer **Entscheidungsorientierung** zusammensetzt. Zu den fachdidaktischen Prinzipien zählen ebenso die **Wissenschaftsorientierung** und die **Heterogenität**. Unter Heterogenität werden die Voraussetzungen und Rahmenbedingungen der Pflegeinstitute und Personen verstanden, die im Beziehungsprozess der Pflege stehen. Damit wird eine professionelle Fallarbeit gewährleistet.

Um die Anwendungsorientierung zu ermöglichen, wurde eine Modellgesundheitseinrichtung mit Krankenhaus, Altenheim und ambulantem Pflegedienst entwickelt, an der sich die Fallsituationen orientieren (hermeneutischer Ansatz). Diese Modellgesundheitseinrichtungen bieten die Möglichkeit, möglichst realistische Fälle aus dem Handlungsfeld der Auszubildenden zu integrieren (empirischer Ansatz).

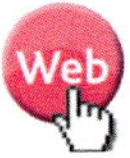

Zu jedem Themenheft gibt es ein kostenloses BuchPlusWeb, das Sie nach Eingabe der jeweiligen Bestellnummer unter http://verlage.westermanngruppe.de abrufen können. Neben unterjährigen Aktualisierungen, ggf. Zusatzinformationen und -materialien finden Sie hier auch immer die Organigramme und Personenregister der Modellgesundheitseinrichtungen der Reihe sowie eine weitere dreistufige Lernsituation mit entsprechenden Aufgabenstellungen zum Thema des jeweiligen Heftes.

Die Lösungen zu den Aufgaben der jeweiligen Themenhefte können als Download oder Printing-on-Demand kostenpflichtig bestellt werden.

Wir wünschen Ihnen mit der Themenreihe viel Freude und Erfolg im Unterricht.

Die Herausgeber

Ursula Kocs und Thomas Kratz

Inhaltsverzeichnis

1 Der Pflegeprozess

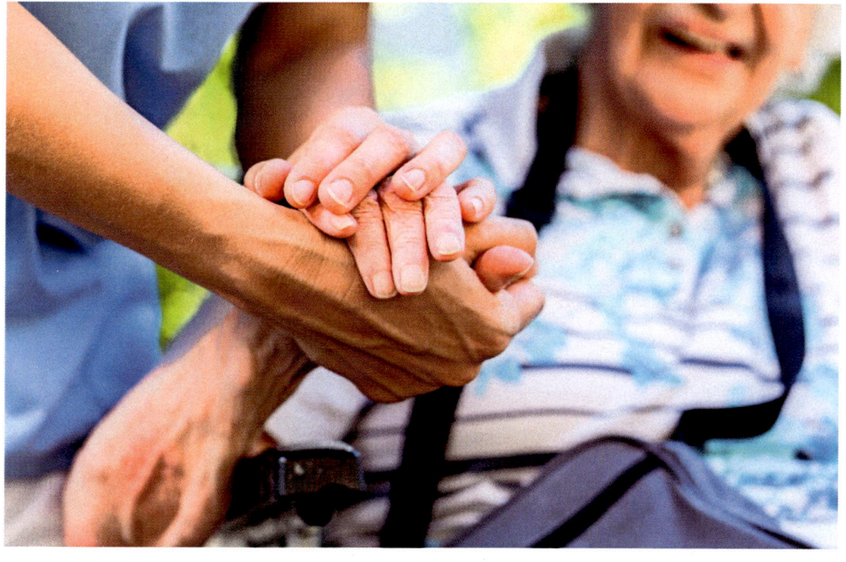

Pflege ist seit jeher ein elementarer Bestandteil unseres Lebens. Jeder Mensch wird in seinem Leben mit Krankheit oder anderen Krisensituationen konfrontiert, sei es persönlich oder durch Angehörige, Freunde usw. In solchen Momenten kommt der betreuenden Pflegekraft eine bedeutungsvolle und wichtige Aufgabe zu, da sie diejenige ist, die im stationären Bereich den meisten Kontakt mit dem Patienten pflegt. Sie muss den Patienten dabei unterstützen, wieder gesund zu werden, muss ihm aktiv zuhören und auf ihn eingehen, damit der Patient den Mut nicht verliert und nach vorne blicken kann. Grundlage für eine gute und fachliche Pflege ist der Pflegeprozess.

Bei einem Prozess handelt es sich laut Duden um einen Ablauf, eine Entwicklung. Ein Pflegeprozess stellt somit den Pflegeablauf bzw. die Entwicklung der Pflege in Bezug auf eine pflegerische Einrichtung oder eine zu pflegende Person dar.

Der Pflegeprozess ist die Grundlage für professionelles, zielorientiertes und strukturiertes Handeln in der Pflege. Ziel der systematisch geplanten Pflege ist es, allen an diesem Prozess beteiligten Personen (Pflegepersonal, Ärzte, Ergotherapeuten usw.) die relevanten und individuellen Informationen zu dem zu Pflegenden transparent zu machen.

Der Pflegeprozess ist ein systematisches, zielgerichtetes und problemlösendes Arbeitsinstrument.

Quelle: vgl. Heinrich, Georg: Professionelle Pflegepraxis, Stuttgart, Kohlhammer Verlag, 2006, S. 18/19

Ziel des Pflegeprozesses ist die Professionalisierung des pflegerischen Handelns. Dies geschieht, indem das Instrument im praktischen Bereich als Strategie für die Planung der Pflege genutzt wird und im theoretischen Bereich als Lehr- und Lerninstrument eingesetzt wird.

Folgende einzelne Ziele kristallisieren sich dabei heraus:

- Die Selbstständigkeit des zu Pflegenden soll erhalten, gesteigert oder wiederhergestellt werden.
- Aktuelle und potenzielle Probleme sollen im Pflegeprozess erkannt, behandelt und wenn möglich verhindert werden.
- Das pflegerische Handeln soll für alle an der Pflege beteiligten Personen transparent gemacht werden.
- Die Pflegequalität soll sichergestellt und nach Möglichkeit kontinuierlich gesteigert werden.
- Der Pflegeprozess sollte als Nachweisinstrument für das professionelle Handeln dienen.

Quelle: vgl. Heinrich, Georg: Professionelle Pflegepraxis, Stuttgart, Kohlhammer Verlag, 2006, S. 21

1.1 Gesetzliche Grundlagen, die den Pflegeprozess unterstützen

Der Altenpflegeschüler Nick Wohler macht gerade seine Eintragungen in der Pflegedokumentation von Frau Ryox: zuerst der Leistungsnachweis, dann das Berichteblatt und dann das Bewegungsprotokoll, Ernährungsprotokoll, Miktionsprotokoll, der Nachweis, dass Frau Ryox an den Beschäftigungsangeboten teilgenommen hat. Genervt sagt er zur Wohnbereichsleiterin Sonja Walter: „Ist diese Schreiberei wirklich notwendig? Frau Ryox isst doch ganz alleine, und untergewichtig sieht sie auch nicht aus. Und wozu brauchen wir ein Miktionsprotokoll? Wo steht eigentlich geschrieben, dass wir das alles dokumentieren müssen?"

„Das weiß ich gar nicht so genau", antwortet Sonja Walter. „Ich glaube nicht, dass es den Paragrafen soundso gibt, wo steht, Pflegekräfte müssen jede Tätigkeit festhalten. Wir haben halt die Anweisung, alles zu dokumentieren. Frag doch mal deine Praxisanleitung oder unseren Pflegedienstleiter, Herrn Westphal."

„Das ist eine gute Idee, das werde ich machen."

Dokumentationspflicht

Der Altenpflegeschüler Nick Wohler ärgert sich zu Recht. Wie in dieser Einleitung deutlich wird, wird viel zu viel dokumentiert. Vieles davon ist nicht notwendig. Dennoch gibt es einige Gesetze, aus denen hervorgeht, dass es eine Dokumentationspflicht gibt. Ein einziges Gesetz, da hat Sonja recht, welches die Dokumentation in der Pflege regelt, gibt es nicht.

Dokumentationspflicht bedeutet, dass Behörden auf einer schriftlichen Dokumentation des gesamten Pflegeprozesses (siehe Kapitel 1.2) bestehen und dies mit folgenden Argumenten begründen können:

Strafgesetzbuch (StGB)

Ein wesentlicher Punkt ist, dass die Dokumentation wie eine Urkunde zu behandeln ist.

Bei einer Urkunde handelt es sich wörtlich um eine Erkenntnis (althochdeutsch urchundi, zu erkennen). Eine Urkunde ist ein Schriftstück, durch das etwas beglaubigt oder bestätigt wird. Man könnte auch sagen, es handelt sich bei der Dokumentation um ein Dokument mit Rechtskraft.

Diese Definition lässt darauf schließen, dass die Dokumentation der Pflege einer Sorgfaltspflicht unterliegt, dass die Dauer der Aufbewahrung und die Handhabung der Dokumentation gesetzlich geregelt sind.

Der Umgang mit einer Urkunde ist unter anderem im Strafgesetzbuch (StGB) geregelt, zum Beispiel in folgenden Paragrafen:

§ 267 StGB Urkundenfälschung

(1) Wer zur Täuschung im Rechtsverkehr eine unechte Urkunde herstellt, eine echte Urkunde verfälscht oder eine unechte oder verfälschte Urkunde gebraucht, wird mit Freiheitsstrafe bis zu fünf Jahren oder mit Geldstrafe bestraft.

(2) Der Versuch ist strafbar.

(3) In besonders schweren Fällen ist die Strafe Freiheitsstrafe von sechs Monaten bis zu zehn Jahren. Ein besonders schwerer Fall liegt in der Regel vor, wenn der Täter

1. gewerbsmäßig oder als Mitglied einer Bande handelt, die sich zur fortgesetzten Begehung von Betrug oder Urkundenfälschung verbunden hat,
2. einen Vermögensverlust großen Ausmaßes herbeiführt,
3. durch eine große Zahl von unechten oder verfälschten Urkunden die Sicherheit des Rechtsverkehrs erheblich gefährdet oder
4. seine Befugnisse oder seine Stellung als Amtsträger missbraucht.

Quelle: http://www.gesetze-im-internet.de/stgb/__267.html, Zugriff am 04.06.2016

§ 268 StGB Fälschung technischer Aufzeichnungen

(1) Wer zur Täuschung im Rechtsverkehr

1. eine unechte technische Aufzeichnung herstellt oder eine technische Aufzeichnung verfälscht oder
2. eine unechte oder verfälschte technische Aufzeichnung gebraucht,

wird mit Freiheitsstrafe bis zu fünf Jahren oder mit Geldstrafe bestraft.

(2) Technische Aufzeichnung ist eine Darstellung von Daten, Mess- oder Rechenwerten, Zuständen oder Geschehensabläufen, die durch ein technisches Gerät ganz oder zum Teil selbsttätig bewirkt wird, den Gegenstand der Aufzeichnung allgemein oder für Eingeweihte erkennen lässt und zum Beweis einer rechtlich erheblichen Tatsache bestimmt ist, gleichviel ob ihr die Bestimmung schon bei der Herstellung oder erst später gegeben wird.

(3) Der Herstellung einer unechten technischen Aufzeichnung steht es gleich, wenn der Täter durch störende Einwirkung auf den Aufzeichnungsvorgang das Ergebnis der Aufzeichnung beeinflusst.

(4) Der Versuch ist strafbar.

Quelle: http://www.gesetze-im-internet.de/stgb/__268.html, Zugriff am 04.06.2016

Hieraus wird deutlich, dass weder die manuelle Dokumentation noch die EDV-gestützte Dokumentation verändert werden darf.

Dokumentationswahrheit und Dokumentationsklarheit

Die Pflegedokumentation muss der **Dokumentationswahrheit** entsprechen:

- Das beinhaltet das „Verbot der schriftlichen Lüge".
- Die Dokumentation muss in der zeitlich richtigen Reihenfolge geschrieben werden und die Ereignisse zeitnah und vollständig darstellen.
- Dokumente dürfen nicht im Nachhinein entfernt und ersetzt werden (Urkundenfälschung). Ebenso wenig dürfen Dokumente im Voraus verändert werden.

Auch sollte eine Dokumentation immer der **Dokumentationsklarheit** entsprechen. Unter Dokumentationsklarheit versteht man unter anderem die Erfüllung der

- Strukturdisziplin: Die Dokumentation sollte logisch, nachvollziehbar und lückenlos sein.
- Sprachdisziplin: Die Sprache sollte verständlich, aussagefähig und eindeutig sein. Es sollte nach Möglichkeit Fachsprache/Fachbegriffe verwendet werden, keine Umgangssprache.

Der Inhalt sollte immer auf das Wesentliche bezogen werden (also keine Inhaltsangabe des gesamten Dienstes).

- Für die manuelle Dokumentation gilt zusätzlich, dass die Schreibdisziplin eingehalten wird. Das bedeutet, dass das Schriftbild lesbar und ordentlich ist und mit einem dokumentenfesten Stift geschrieben wird (kein Bleistift). Es dürfen keine unordentlichen Streichungen erfolgen und kein Tipp-Ex etc. benutzt werden.

Quelle: vgl. König, Jutta: Was die PDL wissen muss, Hannover, Schlütersche Verlagsgesellschaft, 2007, S. 225f.

Aufbewahrungspflicht

Aufbewahrungsfristen in der Pflege

Art der Unterlagen	Aufbewahrungsfrist	Grundlage
Arbeitszeitnachweise bei Arbeiten über acht Stunden täglich	2 Jahre	§ 16 Abs. 2 ArbZG
Unterlagen zu Steuerangelegenheiten	10 Jahre	§ 257 HGB (Handelsgesetzbuch)
Rechnungen	10 Jahre	§ 147 AO (Abgabenordnung)
Geschäftsbriefe	6 Jahre	§ 147 AO (Abgabenordnung)
Dokumentationsunterlagen	5 Jahre	§ 13 Abs. 2 Satz 2 HeimG (Heimgesetz)
Pflegedokumentation als Nachweis in Rechtsstreitigkeiten	30 Jahre (es gilt eine dreißigjährige Verjährungsfrist für rechtskräftig gestellte Ansprüche)	§§ 197/199 BGB (Bürgerliches Gesetzbuch)
Personalunterlagen	3 Jahre (regelmäßige Verjährungsfrist)	§ 195 BGB (Bürgerliches Gesetzbuch)
Medizinproduktebücher nach Außerbetriebnahme des Medizinprodukts	5 Jahre	§ 9 Abs. 2 Satz 2 MPBetreibV

Quelle: pqsg.de, Online-Magazin für die Altenpflege: Recht in der Pflege: „Aufbewahrungsfristen“, http://www.pqsg.de/seiten/openpqsg/hintergrund-schongewusst-aufbewahrungsfristen.htm, Zugriff am 27.05.2016

Die Pflegedokumentation muss für die Dauer von 30 Jahren archiviert werden.

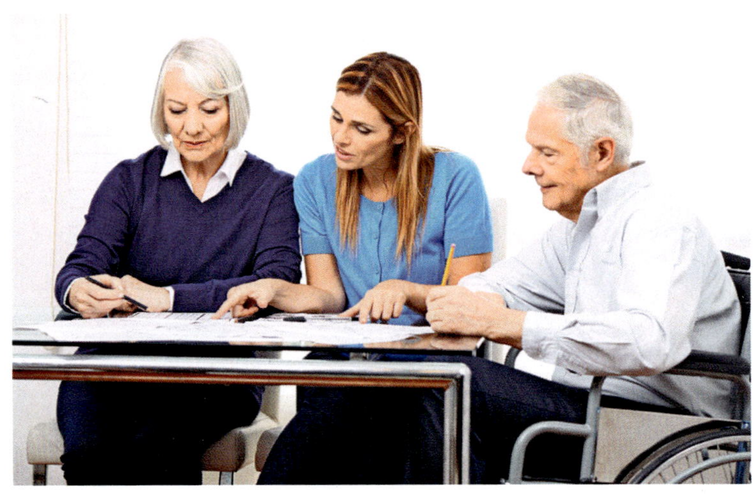

Die Patientendokumentation dient auch dem zu Pflegenden bzw. seinen Angehörigen als Beweis gegen eine Einrichtung. Die Dokumentation sollte daher so lange archiviert werden, bis sicher ist, dass der Betroffene bzw. seine Angehörigen oder die Krankenkassen keine Schadensersatzansprüche mehr erheben werden. In der Regel wird nach mehr als zehn Jahren nicht mehr geklagt. (Bei unklaren Todesursachen sollten die 30 Jahre jedoch immer eingehalten werden!) Da stellt sich bei der manuellen Dokumentation oft die finanzielle Frage, ob alle Pflegedokumentationen 30 Jahre archiviert werden sollten? EDV-gestützte Dokumentationen lassen sich leichter archivieren. Sollte bei einer Klage die Dokumentation nicht auffindbar sein, führt dies zur Beweislastumkehr. Nun muss die Einrichtung belegen, dass es zu keinen Abweichungen bei der Pflege gekommen ist. *(Quelle: vgl. pqsg.de, s. o.)*

Altenpflege- und Krankenpflegegesetz

Bereits im Jahre 1985 wurden im **Krankenpflegegesetz (KrPflG)** die einzelnen Bestandteile des Pflegeprozesses als Ausbildungsziele für Krankenschwestern/-pfleger und Kinderkrankenschwestern/-pfleger formuliert. Im Krankenpflegegesetz vom 16. Juli 2003, zuletzt geändert am 4. April 2017, ist die geplante Pflege und damit die Anwendung des Pflegeprozesses vom Gesetzgeber in § 3 Abs. 2 KrPflG festgelegt worden. Hier heißt es:

> „Die Ausbildung für die Pflege nach Absatz 1 soll insbesondere dazu befähigen,
>
> 1. die folgenden Aufgaben eigenverantwortlich auszuführen:
>
> a) Erhebung und Feststellung des Pflegebedarfs, Planung, Organisation, Durchführung und Dokumentation der Pflege,
>
> b) Evaluation der Pflege, Sicherung und Entwicklung der Qualität der Pflege […]“

Quelle: http://www.gesetze-im-internet.de/bundesrecht/krpflg_2004/gesamt.pdf, S. 6, Zugriff am 19.07.2017

Zentrales Ziel der Ausbildungs- und Prüfungsverordnung des Krankenpflegegesetzes ist es, die Auszubildenden sowohl in theoretischer als auch in praktischer Hinsicht zu befähigen, ihr Pflegehandeln nach dem Pflegeprozess zu gestalten.

Das Gleiche ist im **Altenpflegegesetz (AltPflG)** vom 25. August 2003 (zuletzt geändert am 18. April 2016) bundeseinheitlich geregelt, denn in § 3 Abs. 1 Nr. 1 heißt es:

> „die sach- und fachkundige, den allgemein anerkannten pflegewissenschaftlichen, insbesondere den medizinisch-pflegerischen Erkenntnissen entsprechende, umfassende und geplante Pflege“

Quelle: http://www.gesetze-im-internet.de/altpflg/AltPflG.pdf, Seite 5, Zugriff am 19.07.2017

Die Ausbildungs- und Prüfungsverordnung der Altenpflege stellt daher den Pflegeprozess in den Vordergrund. Dies wird zum Beispiel deutlich im Lernfeld 1.2.3 „Pflege alter Menschen planen, durchführen, dokumentieren und evaluieren“. Somit kann man festhalten, dass jede Pflegefachkraft sowie alle Gesundheits- und Krankenpflegekräfte aufgrund der abgeschlossenen Berufsausbildung in der Lage sein müssen, den Pflegeprozess in Theorie und Praxis zu beherrschen. Nach dem geltenden Berufsrecht in der Kranken- und Altenpflege gehört die Realisierung des Pflegeprozesses und die daraus folgende Dokumentation zu den Sorgfaltspflichten in der Pflege.

- **Pflegeprozess**: Pflegefachkräfte/Gesundheits- und Krankenpflegekräfte müssen eine fachliche Planung der Pflegeprozesse und eine fachgerechte Führung der Pflegedokumentation beherrschen.
- **Pflegeplanung**: Die Pflegefachkraft hat für jeden zu Pflegenden eine individuelle Pflegeplanung zu erstellen. Dabei sind alle für die Pflege relevanten Informationen, die man vom

zu Pflegenden, von seinen Angehörigen oder aus dem Überleitungsbogen/Arztbericht erhält, mit einzubeziehen.
Die Pflegeplanung muss dem Pflegeprozess entsprechen. Sie sollte die Ressourcen in den Fokus stellen, damit eine aktivierende Pflege gewährleistet werden kann. Des Weiteren sollte die Pflegeplanung zielorientiert sein. Die Evaluation sollte kontinuierlich und bei Bedarf erfolgen, damit der Pflegeprozess in der Pflegeplanung optimal umgesetzt wird.

Quelle: vgl. Klie, Thomas: Recht der Altenhilfe: Die wichtigsten Gesetze und Vorschriften, Hannover, Vincentz Network Verlag, 2003, S. 243

Sozialgesetzbuch (SGB XI)

Auch im Sozialgesetzbuch XI finden sich Aussagen zum Pflegeprozess und zur Pflegedokumentation. Da der Pflegeprozess nicht ohne eine gute Pflegedokumentation funktioniert, wurden gesetzliche Regelungen getroffen, um die Pflegequalität und Weiterentwicklung zu unterstützen und zu fördern (siehe Kapitel 1.2). Zum Beispiel ist in **§ 113 SGB XI** unter anderem Folgendes geregelt:

§ 113 SGB XI – Maßstäbe und Grundsätze zur Sicherung und Weiterentwicklung der Pflegequalität

(1) Der Spitzenverband Bund der Pflegekassen, die Bundesarbeitsgemeinschaft der überörtlichen Träger der Sozialhilfe, die kommunalen Spitzenverbände auf Bundesebene und die Vereinigungen der Träger der Pflegeeinrichtungen auf Bundesebene vereinbaren unter Beteiligung des Medizinischen Dienstes des Spitzenverbandes Bund der Krankenkassen, des Verbandes der privaten Krankenversicherung e. V., der Verbände der Pflegeberufe auf Bundesebene, der maßgeblichen Organisationen für die Wahrnehmung der Interessen und der Selbsthilfe der pflegebedürftigen und behinderten Menschen nach Maßgabe von § 118 sowie unabhängiger Sachverständiger Maßstäbe und Grundsätze für die Qualität, Qualitätssicherung und Qualitätsdarstellung in der ambulanten und stationären Pflege sowie für die Entwicklung eines einrichtungsinternen Qualitätsmanagements, das auf eine stetige Sicherung und Weiterentwicklung der Pflegequalität ausgerichtet ist. In den Vereinbarungen sind insbesondere auch Anforderungen an eine praxistaugliche, den Pflegeprozess unterstützende und die Pflegequalität fördernde Pflegedokumentation zu regeln. Die Anforderungen dürfen über ein für die Pflegeeinrichtungen **vertretbares und wirtschaftliches Maß nicht hinausgehen** und sollen den **Aufwand für Pflegedokumentation in ein angemessenes Verhältnis zu den Aufgaben der pflegerischen Versorgung setzen.** Die Maßstäbe und Grundsätze für die stationäre Pflege sind bis zum 30. Juni 2017, die Maßstäbe und Grundsätze für die ambulante Pflege bis zum 30. Juni 2018 zu vereinbaren. Sie sind in regelmäßigen Abständen an den medizinisch-pflegefachlichen Fortschritt anzupassen. Soweit sich in den Pflegeeinrichtungen zeitliche Einsparungen ergeben, die Ergebnis der Weiterentwicklung der Pflegedokumentation auf Grundlage des pflegefachlichen Fortschritts durch neue, den Anforderungen nach Satz 3 entsprechende Pflegedokumentationsmodelle sind, führen diese nicht zu einer Absenkung der Pflegevergütung, sondern wirken der Arbeitsverdichtung entgegen. Die Vereinbarungen sind im Bundesanzeiger zu veröffentlichen und gelten vom ersten Tag des auf die Veröffentlichung folgenden Monats. Sie sind für alle Pflegekassen und deren Verbände sowie für die zugelassenen Pflegeeinrichtungen unmittelbar verbindlich.

(1a) In den Maßstäben und Grundsätzen für die stationäre Pflege nach Absatz 1 ist insbesondere das indikatorengestützte Verfahren zur vergleichenden Messung und Darstellung von Ergebnisqualität im stationären Bereich, das auf der Grundlage einer strukturierten Datenerhebung im Rahmen des internen Qualitätsmanagements eine Qualitätsberichterstattung und die externe Qualitätsprüfung ermöglicht, zu beschreiben. Insbesondere sind die Indikatoren, das Datenerhebungsinstrument sowie die bundesweiten Verfahren für die Übermittlung, Auswertung und Bewertung der Daten sowie die von Externen durchzuführende Prüfung der Daten festzulegen. Die datenschutzrechtlichen Bestimmungen sind zu beachten, insbesondere sind personenbezogene Daten von Versicherten vor der Übermittlung an die fachlich unabhängige Institution nach Absatz 1b zu pseudonymisieren. Eine Wiederherstellung des Personenbezugs durch die fachlich unabhängige Institution nach Absatz 1b ist ausgeschlossen. Ein Datenschutzkonzept ist mit den zuständigen Datenschutzaufsichtsbehörden abzustimmen. Zur Sicherstellung der Wissenschaftlichkeit beschließen die Vertragsparteien nach Absatz 1 Satz 1 unverzüglich die Vergabe der Aufträge nach § 113b Absatz 4 Satz 2 Nummer 1 und 2.

Quelle: http://dejure.org/gesetze/SGB_XI/113.html: Elftes Buch Sozialgesetzbuch – Soziale Pflegeversicherung, § 113, Zugriff am 27.05.2016

Interessant ist der Aspekt, dass die Dokumentation nicht über ein „vertretbares und wirtschaftliches Maß" hinausgehen sollte. Somit ist es politisch gar nicht gewollt, dass wir Pflegekräfte bis zu 100 Seiten Dokumentation schreiben. Denn dies ist sicherlich nicht wirtschaftlich.

SCHAFFST DU WIEDER DEINE ARBEIT NICHT?
MEINE ARBEIT SCHON! ABER ICH SITZE NOCH AN DER PFLEGEPLANUNG...

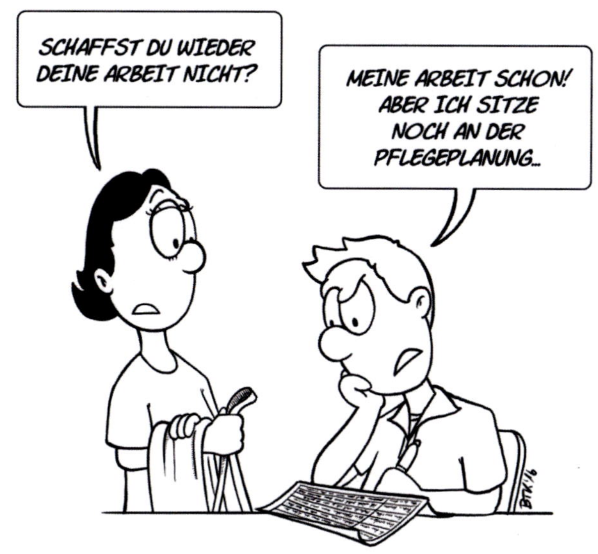

Für die Qualitätssicherung und Qualitätsweiterentwicklung gilt: Nur wenn ich genau beschreibe, wie ich die Pflege durchführe (Soll-Zustand), kann ich anhand der geleisteten Pflege beurteilen, wie der Ist-Zustand ist (Evaluation). Daraus folgt, wie und was verbessert werden kann – die Qualitätsweiterentwicklung.

Des Weiteren dient der gesamte Pflegeprozess als Organisationshilfe, Planungshilfe und Arbeitsgrundlage für das Pflegepersonal und als Basis für den Informationsaustausch im interdisziplinären Team.

Ein Gesetz, welches die Dokumentationsform regelt, gibt es nicht. Die Dokumentationspflicht entsteht aus allgemeinen rechtlichen Grundsätzen und Rechtsurteilen.

Zusammenfassung

Dokumentationspflicht bedeutet, dass Behörden auf einer schriftlichen Dokumentation des gesamten Pflegeprozesses bestehen.

Strafgesetzbuch (StGB)

Die Pflegedokumentation ist wie eine Urkunde zu behandeln **(Dokumentationswahrheit)**:
- „Verbot der schriftlichen Lüge"
- Zeitlich richtige Reihenfolge und vollständige Darstellung der Ereignisse, zeitnah
- Keine Urkundenfälschung: Dokumente dürfen nicht verändert oder ersetzt werden.

Eine Dokumentation muss immer der **Dokumentationsklarheit** entsprechen:
- Strukturdisziplin,
- Sprachdisziplin,
- Schreibdisziplin.

Die Pflegedokumentation muss 30 Jahre archiviert werden. Die Patientendokumentation dient als Beweis gegen eine Einrichtung. Sollte bei einer Klage die Dokumentation nicht auffindbar sein, führt dies zur Beweislastumkehr. Nun muss die Einrichtung belegen, dass es zu keinen Abweichungen bei der Pflege gekommen ist.

Altenpflege- und Krankenpflegegesetz

Zentrales Ziel der Ausbildungs- und Prüfungsverordnung ist es, die Auszubildenden sowohl in theoretischer als auch in praktischer Hinsicht zu befähigen, ihr Pflegehandeln nach dem Pflegeprozess zu gestalten.

Jede Pflegefachkraft/Gesundheits- und Krankenpflegekraft muss aufgrund der abgeschlossenen Berufsausbildung den Pflegeprozess in Theorie und Praxis beherrschen. Nach dem geltenden Berufsrecht in der Kranken- und Altenpflege gehört die Realisierung des Pflegeprozesses und die daraus folgende Dokumentation zu den Sorgfaltspflichten in der Pflege.

- Pflegefachkräfte/Gesundheits- und Krankenpflegekräfte müssen eine fachliche Planung der Pflegeprozesse und eine fachgerechte Führung der Pflegedokumentation beherrschen.
- Für jeden zu Pflegenden ist eine individuelle Pflegeplanung unter Einbezug der Informationen des Bewohners, der Angehörigen oder anderer an der Pflege Beteiligten durchzuführen. Die individuelle Pflegeplanung muss der Entwicklung des Pflegeprozesses entsprechend kontinuierlich aktualisiert werden. Dazu gehört auch eine geeignete Pflegedokumentation.

Sozialgesetzbuch (SGB XI)

Aus verschiedenen Paragrafen des Sozialgesetzbuches geht hervor, dass

- eine ausgebildete Pflegekraft für die Planung der Pflegeprozesse und die Führung der Pflegedokumentation verantwortlich ist,
- für jeden zu Pflegenden eine individuelle Pflegeplanung vorliegen muss, deren Entwicklung dem Pflegeprozess entsprechend kontinuierlich aktualisiert wird; Voraussetzung ist eine geeignete Pflegedokumentation,
- eine vollstationäre Pflegeeinrichtung eine geeignete Pflegedokumentation sachgerecht und kontinuierlich zu führen hat.

■ *Aufgabe 1*
Schreiben Sie aus dem Fallbeispiel heraus, was wirklich von dem Altenpflegeschüler Nick Wohler für Frau Ryox dokumentiert werden müsste. Was ist nicht notwendig, und was können andere dokumentieren?

■ *Aufgabe 2*
Kennen Sie Situationen aus Ihrem Pflegealltag, wo rechtliche Vorgaben nicht beachtet wurden? (Diskussion im Plenum)

■ *Aufgabe 3*
Überlegen Sie, warum Sie dokumentieren. (Dies kann auch im Plenum durchgeführt werden.)

1.2 Was ist ein Pflegeprozess?

Uwe Sandberger ist Qualitätsmanager in der Alten- und Pflegeeinrichtung Haus Großeichen. Er macht heute Pflegevisiten auf dem Wohnbereich 4, wo der Altenpflegeschüler Nick Wohler gerade seine Eintragungen in der Pflegedokumentation erledigt. Nick fragt ihn: „Was machen Sie genau mit den Akten?"

„Ich mache Pflegevisiten bei den zwei Neuaufnahmen von letzter Woche. Das ist ein wichtiger Bestandteil meiner Arbeit als Qualitätsmanager."

„Wieso?", fragt Nick, der die ganze Bürokratie der Pflege immer noch nicht nachvollziehen kann.

„Das ist ein Bestandteil des Pflegeprozesses. Ich sammele zuerst Informationen, so wie Sie zuerst wichtige Daten und Informationen über die Bewohner als Grundlage der Pflege sammeln. Diese Informationen werden dann in meiner Planung aufgenommen und evaluiert. So kann ich die Qualität unserer Arbeit erkennen und darstellen. Und natürlich kann ich so bei Bedarf auch Veränderungen planen."

Phasen des Pflegeprozesses

Ein Pflegeprozess besteht aus verschiedenen Phasen.

- **Einschätzung/Informationssammlung**:
  - Erstgespräch,
  - Überleitungsbogen aus dem Krankenhaus bzw. vom ambulanten Dienst oder aus anderen stationären Einrichtungen (wenn vorhanden),
  - Arztbericht bzw. ärztliche Diagnosen,
  - biografische Informationen und Daten,
  - erste Pflegeeinschätzung (Pflegebedarf) = Pflegeanamnese,
  - Pflegeassessments (Dekubitusrisiko, Exsikkoserisiko usw.).
- **Planung**:
  - Auswertung der Informationssammlung,
  - Prioritäten setzen,
  - Formulieren von Pflegediagnosen, Problemen, Ressourcen, Zielen und Maßnahmen (je nach Pflegemodell).
- **Umsetzung/Durchführung**:
  - Umsetzung der geplanten Maßnahmen,
  - Dokumentation der geleisteten Pflege.
- **Auswertung/Evaluation**:
  - Kriterien der Evaluation festlegen (Frequenz, Schwerpunkte),
  - Pflegediagnosen, Probleme, Ressourcen, Ziele und Maßnahmen auf Richtigkeit überprüfen,
  - Auswertung von anlassbezogenen Assessments (24-Stunden-Flüssigkeits- oder Ernährungsstatus, Miktionsprotokoll, Schmerzprotokoll usw.) oder von aktuellen medizinischen Daten (Vitalwerte, Gewicht),
  - Ergebnis in einem Evaluationsbericht festhalten,
  - bei Bedarf muss die Pflegeplanung überarbeitet werden.

Der Pflegeprozess beginnt bei der Aufnahme bzw. beim Einzug des zu Pflegenden. Zuerst erfolgt eine kurze Informationssammlung und Anamnese. Im Laufe der ersten Wochen entsteht eine Beziehung zwischen der Pflegekraft und der zu pflegenden Person, erst jetzt kann eine fachlich adäquate Biografie und Pflegeplanung erstellt werden.

Im Krankenhaus sollte die Pflegeplanung schnellstmöglich entstehen, aufgrund der kurzen Verweildauer.

Pflegeprozessmodelle

Es gibt verschiedene Arten von Pflegeprozessmodellen. In Deutschland wird viel nach dem Pflegeprozessmodell von Fiechter und Meier gearbeitet, welches sich von dem Pflegeprozessmodell der Weltgesundheitsorganisation ableitet.

Hier sehen Sie die beiden Pflegeprozessmodelle im Vergleich:

Pflegeprozess nach der WHO (Weltgesundheitsorganisation) 1979

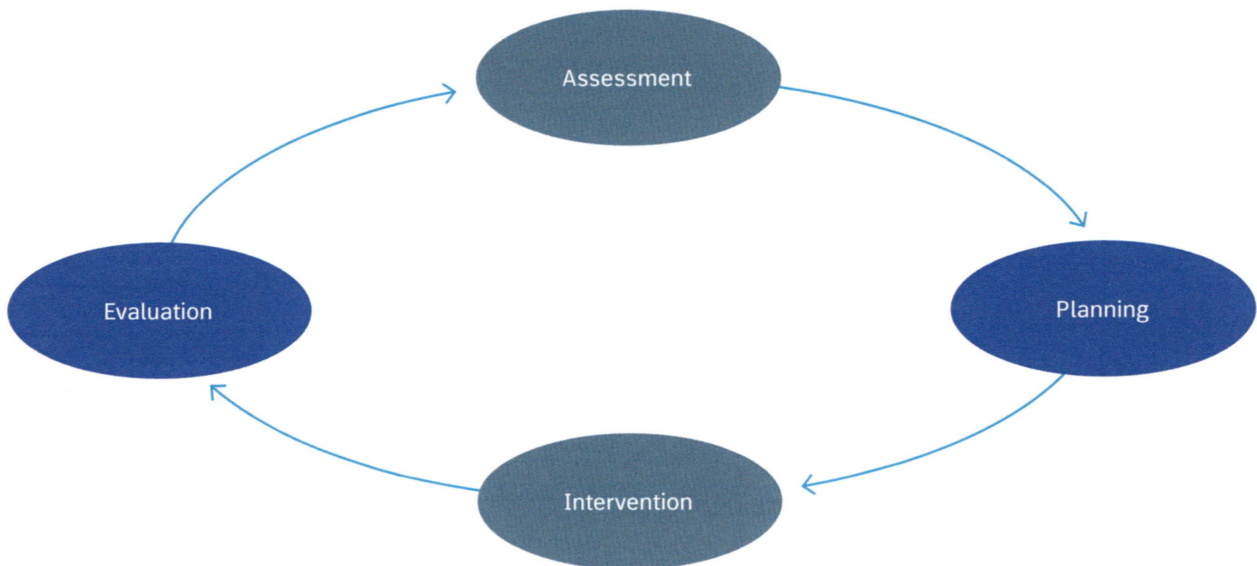

Pflegeprozess nach Fiechter und Meier 1998

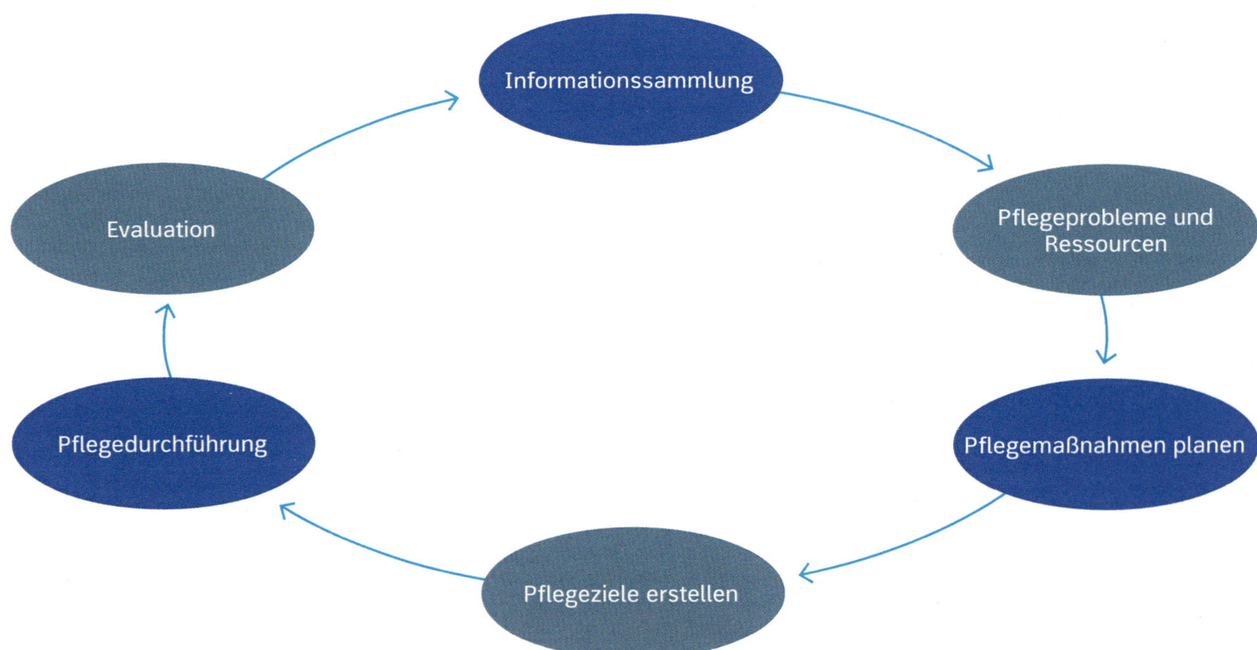

Planung des Pflegeprozesses

Der Pflegeprozess ist eine wissenschaftliche Vorgehensweise, um einzelne praktische Arbeitsschritte zu optimieren. So kann die Pflegequalität gesteigert werden, bis hin zur Stärkung der beruflichen Identität.

Für die gesamte Planung eines Pflegeprozesses ist immer die Pflegekraft mit einer dreijährigen Ausbildung zuständig, weil jeder Schritt eine hohe Fachlichkeit voraussetzt. Diese Fachlichkeit setzt sich aus verschiedenen Kompetenzen zusammen.

- Fach- und Beratungskompetenz

  Beispiel
  Die Pflegefachkraft kennt den Inhalt des Pflegeprozesses.

- Praxiskompetenz

  Beispiel
  Die Pflegefachkraft kann theoretisches Wissen korrekt anwenden.

- Gesprächskompetenz

  Beispiel
  Die Pflegefachkraft kennt die Grundlagen der Gesprächsführung.

- Beobachtungskompetenz

  Beispiel
  Die Pflegefachkraft kann physische und psychische Besonderheiten wahrnehmen.

- Emotionale und soziale Kompetenz

  Beispiel
  Die Pflegefachkraft beginnt die Informationssammlung, sie ist empathisch und einfühlsam.

- Motivationskompetenz

  Beispiel
  Die Pflegefachkraft klärt den zu Pflegenden über seine Ressourcen auf und über seine Mitverantwortung im Pflegeprozess.

Quelle: vgl. Henke, Friedhelm und Horstmann, Christian: Pflegeplanung exakt formuliert und korrigiert, Stuttgart, Kohlhammer Verlag, 2016, S. 17

Jede Person, die an der Pflege beteiligt ist, hat sich an den von der Pflegefachkraft geplanten Pflegeprozess zu halten. Beim Austausch von Inhalten zum Pflegeprozess zwischen dem Erfasser des Pflegeprozesses und dem Pflegeteam sind einige arbeitsorganisatorische Maßnahmen hilfreich, wie:

- Die Bezugspflege, da diese einen vertrauensvolleren Umgang zwischen zu Pflegenden und Pflegekraft voraussetzt.
- Dienstübergabe, weil hier ein organisatorischer Austausch stattfindet. Eine Dienstübergabe bietet allen Beteiligten die Möglichkeit, sich über Probleme, Fragen oder gelungene Pflegeabläufe auszutauschen.
- Fallbesprechungen bieten die Möglichkeit, sich ausführlich zu einem oder mehreren zu Pflegenden im Team auszutauschen.

- Dokumentationserstellung: Es benötigt, je nach Pflegeprozessmodell, eine gewisse Zeit für die Erstellung einer kompletten Dokumentation. Diese Zeit sollte dem Personal gegeben werden.
- Pflegevisiten dienen als Qualitätssicherungs- und Qualitätsweiterentwicklungsinstrument. Die Durchführung obliegt den Leitungskräften.
- Interdisziplinäre Zusammenarbeit: Der Austausch zwischen allen beteiligten Parteien ist besonders wichtig für eine qualitativ hochwertige Pflege.

Quelle: vgl. Henke, Friedhelm und Horstmann, Christian: Pflegeplanung exakt formuliert und korrigiert, Stuttgart, Kohlhammer Verlag, 2016, S. 17/18

Der Pflegeprozess findet immer zyklisch statt, das bedeutet in einem Kreislauf, der nie abgeschlossen ist. In der Evaluation werden die Probleme, Ressourcen oder auch die Pflegediagnose, Ziele und Maßnahmen auf ihre Richtigkeit überprüft und ggf. gestrichen, ergänzt oder neu formuliert.

Wird konsequent nach einem Pflegeprozess gearbeitet, stellt die Einrichtung die individuellen Pflegebedürfnisse ihrer Kunden in den Fokus, und nicht die medizinischen Diagnosen. Im Idealfall werden in der Zusammenarbeit mit dem zu Pflegenden die Probleme und Ressourcen benannt. Gemeinsam werden Ziele festgelegt, die sowohl der Betroffene als auch die Pflegekraft erreichen möchten. Diese Herangehensweise fördert das Mitwirken an der Pflege und die Selbstbestimmtheit der pflegebedürftigen Person.

Die Maßnahmen werden vom Pflegeteam ausgearbeitet anhand der Pflegediagnosen, Ressourcen, Probleme und der vereinbarten Ziele. Diese Maßnahmen sollten der pflegebedürftigen Person vorgestellt werden.

Die Dokumentation der geleisteten Pflege (Berichteblatt) und die Evaluation der Planung führen dazu, dass realistische Pflegeziele erreicht werden können. Der gesamte Pflegeprozess dient der Qualitätssicherung und der Qualitätsweiterentwicklung (siehe Kapitel 1.1).

Zusammenfassung

Der Pflegeprozess ist ein systematisches, zielgerichtetes und problemlösendes Arbeitsinstrument.

Ein Pflegeprozess stellt den Pflegeablauf bzw. die Entwicklung der Pflege in Bezug auf eine pflegerische Einrichtung oder eine zu pflegende Person dar und ist somit die Grundlage für das professionelle, zielorientierte und strukturierte Handeln in der Pflege.

Ziel des Pflegeprozesses ist es, allen am Prozess Beteiligten die relevanten und individuellen Informationen zu dem zu Pflegenden transparent zu machen.

Ein Pflegeprozess besteht aus verschiedenen Phasen:

- Einschätzung/Informationssammlung,
- Planung,
- Umsetzung/Durchführung,
- Auswertung/Evaluation.

Im Idealfall werden in der Zusammenarbeit mit dem zu Pflegenden die Probleme und Ressourcen benannt. Gemeinsam werden Ziele festgelegt. Die Maßnahmen werden vom Pflegeteam ausgearbeitet anhand der Pflegediagnosen, Ressourcen, Probleme und der vereinbarten

Ziele. Die Dokumentation der geleisteten Pflege und die Evaluation der Planung führen dazu, dass realistische Pflegeziele erreicht werden können. Der gesamte Pflegeprozess dient der Qualitätssicherung und der Qualitätsweiterentwicklung.

Jeder, der an der Pflege beteiligt ist, hat sich an den von der Pflegefachkraft geplanten Pflegeprozess zu halten. Deswegen ist der Austausch von Inhalten zum Pflegeprozess zwischen Erfasser des Pflegeprozesses und Pflegeteam sehr wichtig.

Der Pflegeprozess beginnt bei der Aufnahme bzw. beim Einzug des zu Pflegenden. Zuerst erfolgt eine kurze Informationssammlung und Anamnese. Im Laufe der ersten Wochen entsteht eine Beziehung zwischen der Pflegekraft und dem zu Pflegenden, erst jetzt kann eine fachlich adäquate Biografie und Pflegeplanung erstellt werden.

Aufgabe 4

Der Pflegeprozess ist nicht nur in der Dokumentation zu erkennen, sondern auch in allen anderen Tätigkeiten, wie zum Beispiel im Qualitätsmanagement (siehe Einstiegssituation).
Diskutieren Sie im Plenum, ob und inwieweit Sie den Pflegeprozess in Ihren Einrichtungen erkennen können.

2 Handlungstheorien und Handlungsprinzipien

Der Pflegeschüler Torben Bader macht zurzeit seinen Praxiseinsatz im ambulanten Dienst der Alten- und Pflegeeinrichtung Haus Großeichen. Er liest an der Informationstafel, dass es demnächst eine Fortbildung zum Thema Handlungsprinzipien in der Pflege gibt. Er fragt seine Praxisanleitung Astrid Jentsch, warum dieses Thema für seine tägliche Arbeit wichtig ist.

„Damit wir wieder lernen, uns unsere Handlungen bewusst vor Augen zu führen und das Ziel nicht aus den Augen zu verlieren", lautet die Antwort. Astrid Jentsch fragt ihn: „Warum hast du Frau Vogelsang zum Beispiel eben eine hochkalorische Trinknahrung angeboten? Welches Ziel hast du dabei verfolgt?"

Es gibt viele verschiedene Handlungstheorien. Diese beziehen sich vorrangig auf Handlungen in der Philosophie, Psychologie oder Soziologie. In diesem Kapitel werden Handlungstheorien in Bezug auf die Pflege dargestellt.

Handlungstheorien gehen davon aus, dass ich handele, weil ich weiß, dass mein Handeln einen bestimmten Zweck oder eine bestimmte Zielsetzung erfüllt.

Quelle: vgl. Fichtmüller, Franziska:, Handlungstheoretische Reflexionsebenen in der Pflegedidaktik, in: Pflege & Gesellschaft 11. Jg. 2006 H.2, http://www.dg-pflegewissenschaft.de/pdf/PfleGe206Fichtmueller.pdf, S. 164–168, Zugriff am 28.05.2016

Eine Handlungstheorie beschreibt immer das Warum. Zum Beispiel findet man in der Psychologie die theoretischen Ansätze mit dem Hauptgedanken: „Warum macht der Mensch das? Warum verhält er sich bewusst und geplant so, wie er sich verhält?" Diese Handlungen werden in der Handlungstheorie hinterfragt und erklärt.

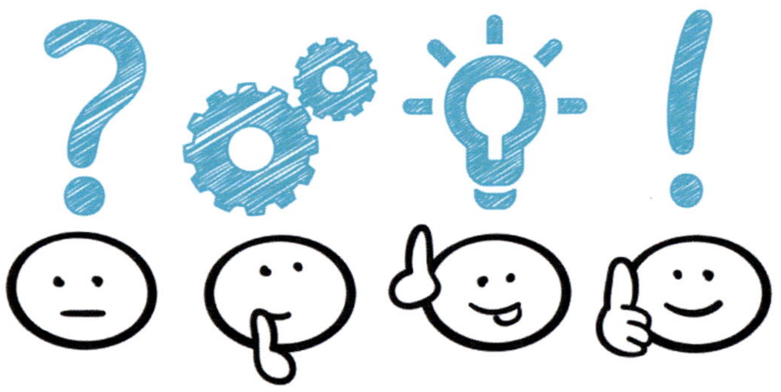

Die Soziologie schaut sich als Grundlage eher die sozialen Strukturen an, in denen ein Mensch lebt, und versucht dann, diese in der Handlungstheorie zu hinterfragen und zu erklären. Aus den Handlungstheorien lassen sich Handlungsprinzipien ableiten. Beispiele für Handlungsprinzipien der Sozialarbeiter sind Grundsätze wie „Anfangen, wo der Klient steht", „Hilfe zur Selbsthilfe", „Eigenkräfte fördern" oder „Schutz des Schwächsten".

Quelle: vgl. http://www.sign-lang.uni-hamburg.de/projekte/slex/seitendvd/konzepte/l51/l5191.htm: „Handlungsprinzipien", Zugriff am 28.05.2016

In der Pflege sind Handlungstheorien von Bedeutung, weil Pflegekräfte wichtige Handlungskompetenzen im Rahmen ihrer Ausbildung und beruflichen Praxis erlernen und reflektieren können sollten.

Fachkompetenzen

Fachkompetenz ist die Fähigkeit, sich selbstständig und eigenverantwortlich Fachwissen anzueignen, indem man gezielt fragt, sich Zusammenhänge erklärt und Probleme zielgerichtet löst. In der Fachsprache wird Fachkompetenz auch als **Hard Skills** bezeichnet.

Beispiele
- *Fachgerechte Pflege unter Berücksichtigung der individuellen Bedürfnisse (Umsetzung der Pflegplanung)*
- *Aneignung von aktuellen pflegewissenschaftlichen und medizinischen Erkenntnissen (z. B. Expertenstandards)*
- *Fachgerechte Umsetzung von medizinischen Anordnungen (ärztliche Delegation)*

Methodenkompetenzen

Dies ist die Fähigkeit, sich gezielt Fachwissen zu beschaffen und dieses Wissen dann zu verwerten. Die Methodenkompetenz beschreibt die Art und Weise, wie ich lerne/mir Wissen aneigne. Dazu gehört auch die Fähigkeit, mit Problemen oder Kritik umzugehen. Die Methodenkompetenz unterstützt den Aufbau von Fachkompetenzen.

Beispiele
- *Die Fähigkeit, komplexe Zusammenhänge durch systematisches Denken zu erkennen.*
- *Arbeitsabläufe planen und strukturieren können.*
- *Qualität der Gesprächsführung: Kann ich wichtige Informationen in geeigneter Form weitergeben?*
- *Kann ich Problemlösungsstrategien entwickeln?*

Personen-/Sozialkompetenzen

Dies bezeichnet die Fähigkeit, eigene Handlungsziele mit den Einstellungen und Werten einer Gruppe zu verknüpfen und so auch beim Verhalten und den Einstellungen dieser Gruppe mitzuwirken. Sie werden auch als „weiche" Fähigkeiten bezeichnet. Das beinhaltet die individuellen Neigungen und Interessen sowie andere Persönlichkeitsmerkmale, wie Belastbarkeit oder auch persönliche Grundhaltungen. In der Fachsprache werden die sozialen Kompetenzen auch **Soft Skills** genannt.

Beispiele
- *Die Fähigkeit, berufsgruppenübergreifend und teamorientiert zusammenzuarbeiten.*
- *Verbale und nonverbale Signale wahrnehmen können.*
- *Einfühlungsvermögen und -bereitschaft zeigen können und wollen.*
- *Ein professionelles Verhältnis zwischen Nähe und Distanz wahren können.*

Kommunikative Kompetenzen

Es handelt sich hierbei um die Fähigkeit, ein sinnvolles und zielorientiertes Gespräch führen zu können.

Beispiele
- *Das Einbringen in ein Teamgespräch,*
- *die Fähigkeit, eine effektive Dienstübergabe durchzuführen,*
- *konstruktive Kritik üben,*
- *die Fähigkeit, auf der richtigen Gesprächsebene mit dem zu Pflegenden zu kommunizieren.*

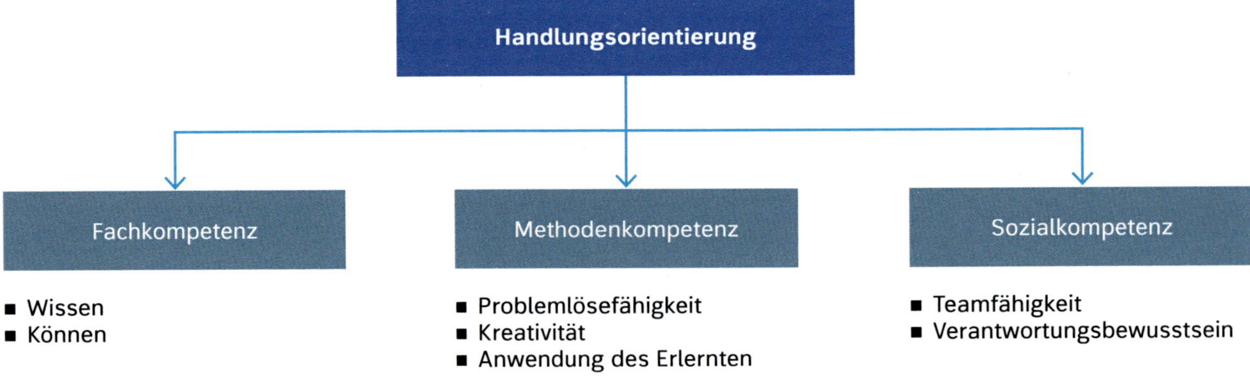

- Wissen
- Können

- Problemlösefähigkeit
- Kreativität
- Anwendung des Erlernten

- Teamfähigkeit
- Verantwortungsbewusstsein

Diese Handlungskompetenzen bilden die Grundlage für das Curriculum, die praktische Ausbildung, Stellenbeschreibungen, Bewerbungsprofile usw.

Es gibt viele Arten von Handlungstheorien oder Handlungskonzepten. Ein bekanntes Modell ist von Patricia Benner, die ein Stufenmodell der Pflegekompetenzentwicklung entwickelt hat. Es handelt sich dabei um einen handlungsorientierten Pflegeprozess, weil Handlungen stetig weiterentwickelt werden können.

Stufenmodell der Pflegekompetenzentwicklung

Stufe 1: Neuling

Der Neuling/Anfänger verfügt über keinerlei Pflegeerfahrung. Seine Handlungen bestehen darin, notwendige Erfahrungen zu erwerben und Informationen zu sammeln.

Beispiele
- *Auszubildende*
- *Pflegefachkräfte, die ihren Kompetenzbereich wechseln: Altenpflegekraft wechselt auf die Notaufnahme, oder andersherum: die Gesundheits- und Krankenpflegekraft wechselt auf die gerontopsychiatrische Station.*

Stufe 2: Fortgeschrittener Anfänger

Ein fortgeschrittener Anfänger hat bereits erste praktische Erfahrungen gesammelt. Er kann Anforderungen der täglichen Arbeit erfüllen und erkennt in ähnlichen Situationen bestimmte Handlungsabläufe wieder. Der fortgeschrittene Anfänger benötigt noch Anleitung.

Der fortgeschrittene Anfänger soll lernen, Prioritäten zu setzen, um somit in Alltagssituationen richtig reagieren zu können.

Beispiel
Frau Witte wird jeden Morgen gegen 9:00 Uhr pflegerisch versorgt. Heute muss sie zur Blutabnahme. Der fortgeschrittene Anfänger soll erkennen, dass Frau Witte daher heute bereits um 7:00 Uhr versorgt werden muss, damit sie um 8:00 Uhr beim Arzt sein kann.

Stufe 3: Kompetent

Die Pflegekompetenz entwickelt sich nach etwa zwei bis drei Jahren in dem gleichen Tätigkeitsfeld (siehe Beispiel zu Stufe 1, Neuling). Die Pflegekräfte können nun selbstständig ihre täglichen Routineaufgaben bewältigen. Das selbstständige, bewusste und geplante Vorgehen ermöglicht eine effiziente und organisierte Arbeitsweise (Handeln). Die kompetente Pflegekraft kann Neulinge und fortgeschrittene Anfänger anleiten.

Stufe 4: Erfahren

Die erfahrene Pflegekompetenz entwickelt sich nach etwa drei bis fünf Jahren in dem gleichen Tätigkeitsfeld. Erfahrene Pflegekräfte erkennen Pflegesituationen im Ganzen. Sie müssen vorliegende Situationen nicht mehr durchdenken, sondern handeln spontan aufgrund ihrer Erfahrung und erkennen gleichzeitig dabei mögliche Abweichungen oder Folgen.

Stufe 5: Experte

Pflegeexperten erkennen sofort den Kern des vorliegenden Problems. Sie arbeiten sehr effizient, weil sie keine Probleme erstmalig analysieren müssen. Bedingt durch ihre umfassende Erfahrung können sie für ihren Pflegebereich nahezu jede Situation korrekt einschätzen und schnell und kompetent handeln.

Diese höchste Handlungskompetenzstufe erreicht nicht jede Pflegekraft. Sie wird auch nicht automatisch aufgrund der Arbeitsdauer in dem gleichen Tätigkeitsfeld oder aufgrund der langen Berufserfahrung erreicht.

Zusammenfassung

Eine Handlungstheorie beschreibt immer das Warum. Zum Beispiel in der Psychologie: Warum macht der Mensch das? Warum verhält er sich bewusst und geplant so, wie er sich verhält? Diese Handlungen werden in der Handlungstheorie hinterfragt und erklärt.

In der Pflege sind Handlungstheorien von Bedeutung, weil Pflegekräfte folgende Handlungskompetenzen im Rahmen ihrer Ausbildung und beruflichen Praxis erlernen und reflektieren sollten:

- Fachkompetenz,
- Methodenkompetenz,
- Personen-/Sozialkompetenz,
- Kommunikative Kompetenz.

Aufgabe 5

Sammeln Sie in Kleingruppen weitere Beispiele aus Ihrem Arbeitsalltag für
- *Fachkompetenz,*
- *Methodenkompetenz,*
- *Personen-/Sozialkompetenz und*
- *kommunikative Kompetenz.*

Aufgabe 6

Handlungen sind bewusste und zielgerichtete Tätigkeiten.

a) Beschreiben Sie für eine Tätigkeit, z. B. Stomabeutel wechseln, Sondenkost anhängen oder Insulin verabreichen, die einzelnen Pflegekompetenzentwicklungen:
   - *Was mache ich als Neuling usw.?*
   - *Auf welcher Stufe sehen Sie sich?*

b) Stellen Sie Ihre Ergebnisse im Plenum vor.

2.1 Handlungsprinzipien in Bezug auf die Versorgung von chronisch kranken Menschen

Der Auszubildende Torben Bader absolviert zurzeit seinen Praxiseinsatz im ambulanten Dienst der Alten- und Pflegeeinrichtung Haus Großeichen. Er begleitet die Pflegekraft Astrid Jentsch zu einer Neuaufnahme.

Eckhardt Fuchs ist 66 Jahre alt. Er leidet seit zwei Jahren an einer chronischen Niereninsuffizienz. Eine Nierentransplantation lehnt Herr Fuchs ab. Außerdem hat Herr Fuchs einen schlecht eingestellten Diabetes mellitus Typ II und er leidet an Hypertonie, der Blutdruck ist trotz Medikamenten selten unter 150/85 mm Hg.

Herr Fuchs muss dreimal die Woche zur Dialyse.

Er ist am 5. März in der Wohnung gestürzt und hat sich eine Wunde am rechten Unterarm zugezogen, die genäht werden musste, sowie eine Prellung am rechten Knie. Außerdem hat der Hausarzt einen Ulcus cruris am rechten Unterschenkel festgestellt.

Der Hausarzt möchte, dass Herr Fuchs, der alleine lebt, sich Hilfe bei der Wundversorgung vom ambulanten Dienst holt.

Handlungen sind immer bewusste und zielgerichtete Taten.

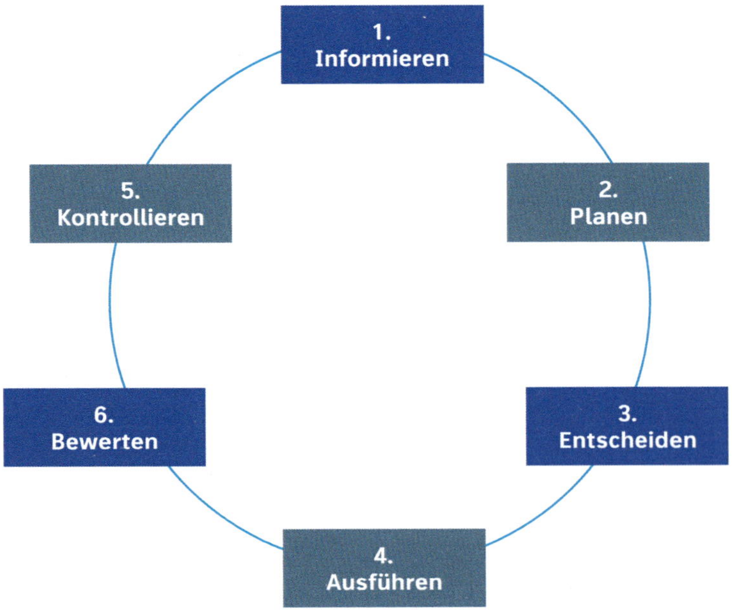

Das pflegerische Handeln besteht aus einem Prozess. Dieser **Prozess der Handlungen** soll am Beispiel der Pflege des chronisch kranken Eckhardt Fuchs verdeutlicht werden.

1. Informieren
2. Planen
3. Entscheiden
4. Ausführen
5. Kontrollieren
6. Bewerten

Informationssammlung

Torben Bader ist beim Erstgespräch dabei. Er erfährt von Herrn Fuchs,

- dass er eigentlich immer alleine gewohnt hat; er hat laut eigener Aussage wenig soziale Kontakte,
- dass er seit 2010 an einem Diabetes mellitus Typ II leidet,
- dass bald danach auch die Blutdruckprobleme begannen,
- dass er seit einigen Tagen häufig kurzatmig ist. Herr Fuchs: „Ich fühle mich wie ein alter Mann!“

Torben Bader und Astrid Jentsch besprechen die vorliegende Problemlage.

→ Torben übt und stärkt seine **kommunikativen Kompetenzen**. Bei der Versorgung eines Menschen mit einer chronischen Niereninsuffizienz in Kombination mit Diabetes und Hypertonie ist Fachkompetenz gefragt. Astrid Jentsch verfolgt im Hinblick auf seine Ausbildung das Ziel, dass sich beide Kompetenzen im Rahmen des Handlungsprozesses erweitern.

Planung/Festlegung der Handlungsprozesse

- Einsatz einer Wundtherapeutin bei der Wundversorgung des Ulcus und der Armverletzung
- Bessere medizinische Überwachung, mit dem Ziel einer optimalen Blutzucker-Einstellung
- Bessere medizinische Überwachung, mit dem Ziel einer optimalen Einstellung der Blutdruckwerte
- Eingliederung in eine soziale Betreuung, um einer Vereinsamung im Alter vorzubeugen

Entscheiden

In dieser Phase werden die geplanten Handlungen bewertet und koordiniert.

- Gülden Ceylan, die Wundtherapeutin des ambulanten Dienstes, wird bei der Wundversorgung des Ulcus und der Armverletzung eingesetzt.
- Astrid Jentsch wird mit dem Hausarzt sprechen, ob eine Übernahme der Medikamentengabe/Blutdruck- und Blutzuckerkontrollen zweimal täglich sinnvoll ist.
- Torben wird Herrn Fuchs über soziale Angebote in der Region informieren.
- Es ist zu klären, ob Herr Fuchs soziale Angebote annehmen würde.

Ausführen

Die verschiedenen individuellen Lösungsansätze werden ausprobiert.

Astrid Jentsch:

- Telefonische Absprache mit dem Hausarzt
- Verordnungen über das Stellen der Medikation (einmal wöchentlich)
- Einmal täglich morgens Aushändigen des Medikamentendispensers
- Einmal täglich morgens Blutdruckkontrolle
- Morgens und abends Kontrolle des Blutzuckers und Gabe des Insulins nach ärztlicher Verordnung
- Im Laufe der nächsten sechs Wochen möchte der Hausarzt jeden Freitag über die Blutdruck- und Blutzuckerwerte der Woche informiert werden.
- Herr Fuchs wird über das Gespräch mit dem Hausarzt informiert.
- Die Pflegedienstleitung muss über die Aufnahme von Herrn Fuchs informiert werden, damit sie ihn in den Tourenplan aufnimmt.

Gülden Ceylan:

- Erstbesuch bei Herrn Fuchs, Wundanamnese
- Anlegen des Wundprotokolls
- Gespräch mit dem Hausarzt über die Wundversorgung
- Abholen des Rezeptes
- Bestellen des Verbandmaterials

Torben Bader:

- Besuch bei Herrn Fuchs, Abfragen von Interessen, Hobbys, Berufsleben usw. (Biografiearbeit)
- Klären, ob Herr Fuchs soziale Angebote annehmen würde. (Ergebnis: Herr Fuchs würde schon gerne, er weiß aber nicht, wie er es anfangen soll.)
- Heraussuchen von sozialen Angeboten des ambulanten Dienstes, die Herrn Fuchs interessieren könnten.
- Heraussuchen von anderen sozialen Angeboten in der unmittelbaren Umgebung, die Herrn Fuchs interessieren könnten.
- Zweiter Besuch bei Herrn Fuchs: Vorstellen der Angebote

Ergebnis: Herr Fuchs entscheidet sich für die Handwerksgruppe, die die Ergotherapeutin des ambulanten Dienstes einmal wöchentlich anbietet, und für das monatliche Kaffeetrinken des Dienstes.

→ Torben übt und stärkt hier seine **kommunikativen Kompetenzen** im Gespräch mit Herrn Fuchs. Durch die Herangehensweise beim Heraussuchen passender Angebote wird die Methodenkompetenz gestärkt.

Kontrollieren

Die verschiedenen individuellen Handlungen werden auf ihre Effektivität überprüft.

Die Pflegedienstleitung macht nach acht Wochen eine Dokumentationsvisite:

- Kontrolle der Pflegeplanung, Biografie und Berichteblatt
- Kontrolle der Dokumentationsmappe auf Vollständigkeit
- Kontrolle der Ergotherapiemaßnahmen
- Kontrolle des Wundprotokolls
- Besuch bei Herrn Fuchs, Abfrage über die Zufriedenheit mit den Leistungen

Ergebnis: Herr Fuchs ist zufrieden, macht sich aber Sorgen über die Kosten. Er musste einiges an eigener Leistung bezahlen. (Neue Information = neuer Handlungsprozess!)

Astrid Jentsch:
Telefonische Absprache mit dem Hausarzt über den Erfolg der regelmäßigen Medikamentengabe und Kontrolle der Vitalwerte

Ergebnis: Die Werte sind zum größten Teil stabil, Herr Fuchs fühlt sich nach eigener Aussage besser.

Gülden Ceylan:
Wundbehandlung ist abgeschlossen

Torben Bader:

- Dritter Besuch bei Herrn Fuchs
- Befragung über die Zufriedenheit mit den sozialen Angeboten
- Herr Fuchs nutzt beide Angebote, es macht ihm Spaß.

→ Torben übt und stärkt seine **kommunikativen und sozialen Kompetenzen** im Gespräch mit Herrn Fuchs. Die **Methodenkompetenz** wird durch die Herangehensweise beim Evaluieren der Arbeit gestärkt. Die **Fachkompetenz** entwickelt sich weiter im Hinblick auf das Wissen über soziale Angebote.

Bewerten

In einer Fallbesprechung stellen die Pflegedienstleitung, Astrid Jentsch und Torben Bader ihre Ergebnisse vor und diskutieren im Team über ihre Herangehensweise und die Ergebnisse der bisherigen Pflege.

Dieser Handlungsprozess kann zyklisch sein. Bei der Wundversorgung ist der Prozess nach acht Wochen abgeschlossen. Zur Finanzierung der Pflege/sozialen Betreuung beginnt nach der Pflegevisite ein neuer Prozess.

Fazit

Das handlungsorientierte Vorgehen in der Praxis gewährleistet eine zielorientierte Arbeit. Bei den Mitarbeitern und besonders bei den Auszubildenden werden Selbsttätigkeit, Eigenverantwortung, Teamfähigkeit und andere Kompetenzen gefördert.

■ ***Aufgabe 7***

Beginnen Sie den Handlungsprozess erneut, indem Sie sich als Auszubildender um die Finanzierung der Pflege/Betreuung von Herrn Fuchs kümmern. Informieren Sie sich: Was zahlt die Krankenkasse, was zahlt die Pflegekasse, was muss Herr Fuchs selbst übernehmen?

2.2 Handlungskonzepte in Bezug auf die Interaktion mit älteren Menschen und deren Bezugspersonen

Im Rahmen seiner Ausbildung betreut Torben Bader auch Lisa Barlow. Frau Barlow ist 78 Jahre alt und seit einem halben Jahr verwitwet. Sie ist nach dem Tod ihres Mannes zu ihrer alleinstehenden Enkeltochter Emma Gerlach gezogen. Die Enkeltochter kümmert sich aufopferungsvoll um ihre Oma, doch zunehmend gestaltet sich die Pflege neben ihrer Arbeit schwieriger. Frau Barlow hat eine leichte Demenz und schwere Arthrose in allen Gelenken, das Gehen, Aufstehen oder Greifen fällt ihr zunehmend schwer.

Emma Gerlach hat ein schlechtes Gewissen, den Pflegedienst um Hilfe zu bitten. Als sie zum wiederholten Male zu spät zur Arbeit kommt, weil sie ihre Oma zuerst versorgen musste, ruft sie dann doch bei dem ambulanten Dienst der Alten- und Pflegeeinrichtung Haus Großeichen an und bittet um ein Gespräch.

In der ambulanten Pflege findet die Pflege und Betreuung der pflegebedürftigen Menschen in ihrem häuslichen Umfeld statt. Dies hat zur Folge, dass die Pflegekraft sich in das familiäre Umfeld integrieren muss. Ein gutes Handlungskonzept, wie Mitarbeiter den zu Pflegenden und ihren Bezugspersonen begegnen und sie in die Pflege einbeziehen, ist ein Grundstein der ambulanten Pflege.

Ein offener und vertrauensvoller Kontakt zu den Angehörigen vonseiten des Pflegedienstes ist wichtig.

Prozess der Handlungen

Torben Bader und Astrid Jentsch besuchen Emma Gerlach und Lisa Barlow im Erstgespräch. Frau Jentsch versucht, die Beziehung zwischen Frau Barlow und ihrer Enkeltochter zu erfassen, in Bezug auf Schuldgefühle, Ängste, Sorgen oder gar Abneigung. Sie erkennt, dass die Enkeltochter vom schlechten Gewissen geplagt wird, gleichzeitig spürt sie Frau Gerlachs Angst vor Überforderung mit der Pflegesituation.

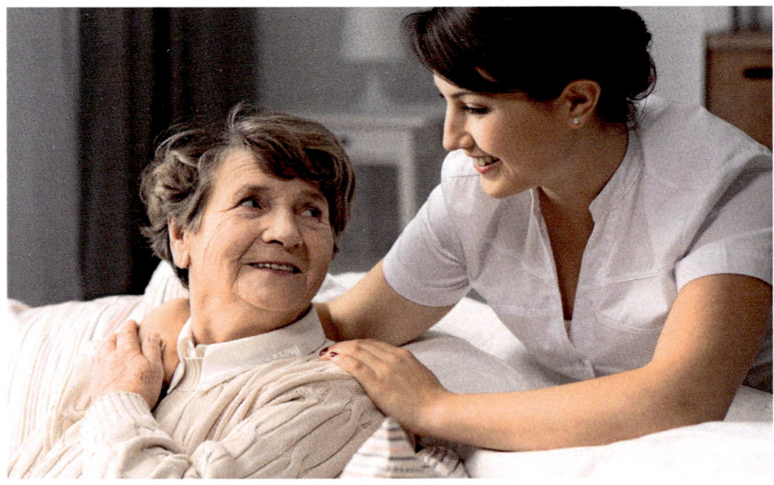

Astrid Jentsch wird versuchen, wann immer es möglich ist, die Enkeltochter in die Pflege und Betreuung einzubeziehen.

Informationssammlung

Torben Bader ist beim Erstgespräch dabei. Er erfährt von Emma Gerlach, dass sie zum wiederholten Male zu spät zur Arbeit kam, weil sie ihre Oma zuerst versorgen musste. Er erfährt auch, dass Frau Barlow in den letzten Monaten vermehrt hilfsbedürftig wurde, aufgrund der schweren Arthrose in allen Gelenken.

Auch die Demenz macht sich immer häufiger bemerkbar. Die Enkeltochter wird in letzter Zeit ständig von ihrer Großmutter am Arbeitsplatz angerufen.

Torben Bader und Astrid Jentsch besprechen die vorliegende Problemlage.

→ Torben übt und stärkt seine **kommunikativen und sozialen Kompetenzen**. Die **Fachkompetenz** bei der Pflege wird gestärkt und erweitert.

Planung/Festlegung der Handlungsprozesse

- Einstufung von Frau Barlow in einen Pflegegrad
- Gespräch mit der Enkeltochter (Inwieweit möchte sie einbezogen werden? Besteht Überforderung? Beratung/Gruppenangebote für pflegende Angehörige)
- Eingliederung von Frau Barlow in eine soziale Betreuung (eingeschränkte Alltagskompetenz)
- Gespräch mit dem Hausarzt, in Bezug auf medikamentöse Einstellung bei Arthrose (Schmerzmittel? Ergotherapie?)

Entscheiden

In dieser Phase werden die geplanten Handlungen bewertet und koordiniert.

Torben Bader:

- Vorbereiten der Dokumentation für die Einstufung in einen Pflegegrad
- Gespräch mit Frau Barlow in Bezug auf ihre Biografie, Hobbys, Wünsche usw.

Astrid Jentsch:

- Gespräch mit der Enkeltochter
- Gespräch mit dem Hausarzt

Ausführen

Die verschiedenen individuellen Lösungsansätze werden ausprobiert.

Torben Bader:

1. Vorbereiten der Dokumentation für eine Einstufung
2. Gespräch mit Frau Barlow in Bezug auf ihre Biografie, Hobbys, Wünsche usw.

   Torben erfährt dabei, dass Frau Barlow gerne in einer Frauenrunde einfach wieder mal reden möchte. Früher hat sie das öfter gemacht und dafür immer einen Kuchen gebacken.
3. Torben recherchiert, dabei erfährt er, dass es im Nachbarort von der Kirche jeden Monat ein „Frauenkaffeekränzchen 70+“ gibt. Er informiert Frau Barlow über dieses Ergebnis, die ist begeistert und möchte gerne mal hin.

   → Torben übt und stärkt hierbei seine **kommunikativen Kompetenzen**.

   Auch die **Methodenkompetenz** wird gestärkt, durch die Herangehensweise beim Heraussuchen passender Angebote.

Astrid Jentsch:

1. Arztbesuch mit Frau Barlow (Schmerzmittel wird angeordnet)
2. Gespräch mit der Enkeltochter, Klären von Wünschen, Erwartungen und Ängsten:

   Emma Gerlach ist es unangenehm, ihre Oma zu waschen. Sie macht sich Sorgen, wenn ihre Oma den ganzen Tag alleine in der Wohnung ist.

   Frau Jentsch schlägt vor, die Pflege morgens vom Pflegedienst übernehmen zu lassen.

   Betreuung könnte zweimal pro Woche erfolgen, entweder zu Hause oder in der Tagespflege der Alten- und Pflegeeinrichtung Haus Großeichen. Frau Gerlach würde bei Entscheidungen umfassend miteinbezogen werden. Astrid Jentsch macht deutlich, dass ein gegenseitiger verständnisvoller Umgang zwischen Angehörigen und Pflegekräften besonders wichtig für ein gutes Miteinander ist.
3. Gespräch mit Frau Barlow, Klären von Wünschen, Erwartungen und Ängsten:

   Frau Barlow ist es unangenehm, von ihrer Enkelin gewaschen zu werden. „Ich merke doch, dass sie das nicht gerne macht“. Sie langweilt sich den ganzen Tag alleine. Sie ist sehr einsam ohne ihren Ehemann, viele Freunde leben auch schon nicht mehr. Torbens Idee vom Frauenkaffeekränzchen findet sie sehr gut.

   Astrid Jentsch schlägt vor, die Pflege morgens vom Pflegedienst übernehmen zu lassen.

   Betreuung könnte zweimal pro Woche erfolgen, entweder zu Hause oder in der Tagespflege der Alten- und Pflegeeinrichtung Haus Großeichen. Frau Barlow würde bei Entscheidungen umfassend miteinbezogen werden.

   Ergebnis: Beide sind mit der täglichen Pflege morgens und der damit verbundenen Einstufung einverstanden. Als Betreuung würde Frau Barlow gerne einen Tag Tagespflege und einen Tag Alltagsbetreuung (Einkaufen, Haushalt, etc.) ausprobieren.
4. Die Pflegedienstleitung muss über die Aufnahme informiert werden, damit sie Frau Barlow passend in den Tourenplan integrieren kann.

Kontrollieren

Die verschiedenen individuellen Handlungen werden auf ihre Effektivität überprüft.

Die Pflegedienstleitung macht nach acht Wochen eine Dokumentationsvisite:

- Kontrolle der Pflegeplanung, Biografie und Berichteblatt
- Kontrolle der Dokumentationsmappe auf Vollständigkeit

Bewerten

In einer Fallbesprechung stellen die Pflegedienstleitung, Astrid Jentsch und Torben Bader ihre Ergebnisse vor und diskutieren im Team über ihre Herangehensweise und die Ergebnisse der bisherigen Pflege.

Zusammenfassung

Handlungen sind immer bewusste und zielgerichtete Taten. Das pflegerische Handeln besteht aus einem Prozess.

In der ambulanten Pflege findet die Pflege und Betreuung der pflegebedürftigen Menschen in ihrem häuslichen Umfeld statt. Dies hat zur Folge, dass die Pflegekraft sich in das familiäre Umfeld integrieren muss. Ein gutes Handlungskonzept, wie Mitarbeiter den zu Pflegenden und ihren Bezugspersonen begegnen und sie in die Pflege miteinbeziehen, ist ein Grundstein der ambulanten Pflege.

Handlungsprozesse können in unterschiedlichen Bereichen genutzt werden.

Prozess der Handlungen:
- Informationssammlung,
- Planung/Festlegung der Handlungsprozesse,
- Entscheiden,
- Ausführen,
- Kontrollieren,
- Bewerten.

Aufgabe 8

Handlungen sind bewusste und zielgerichtete Tätigkeiten.

a) Beschreiben Sie für eine Tätigkeit aus Ihrer Praxis den kompetenten Handlungsablauf in folgenden Prozessschritten:
   1. *Informationssammlung*
   2. *Planung/Festlegung der Handlungsprozesse*
   3. *Entscheiden*
   4. *Ausführen*
   5. *Kontrollieren*
   6. *Bewerten*

b) Stellen Sie Ihre Ergebnisse im Plenum vor.

3 Übersicht der Pflegemodelle

Die Auszubildende Marianne Wolf ist genervt vom Unterricht. Sie beschwert sich bei ihrer Schulfreundin Petra Nowak: „Warum müssen wir so viele Pflegemodelle lernen? Und dann auch noch Pflegegeschichte. Ich weiß gar nicht, wozu ich das für meine Arbeit brauche."

„Ich finde das Thema recht interessant", antwortet Petra. „Unsere Pflegedienstleitung sagt auch häufig, dass wir nach dem Pflegemodell von Dorothea Orem arbeiten. Da möchte ich schon wissen, was dahintersteckt. Und ich glaube, Florence Nightingale war bestimmt eine spannende Frau."

In welchen Einzelschritten der Pflegeprozess genau umgesetzt wird, ist abhängig von dem Pflegemodell, für das sich eine Einrichtung entschieden hat.

In diesem Kapitel werden diejenigen Modelle kurz dargestellt, die in den folgenden Kapiteln nicht ausführlich erläutert werden. Dies dient als Verständnisgrundlage für die Modelle, denen einzelne Kapitel gewidmet sind.

Übersicht der Modelle aus diesem Themenheft

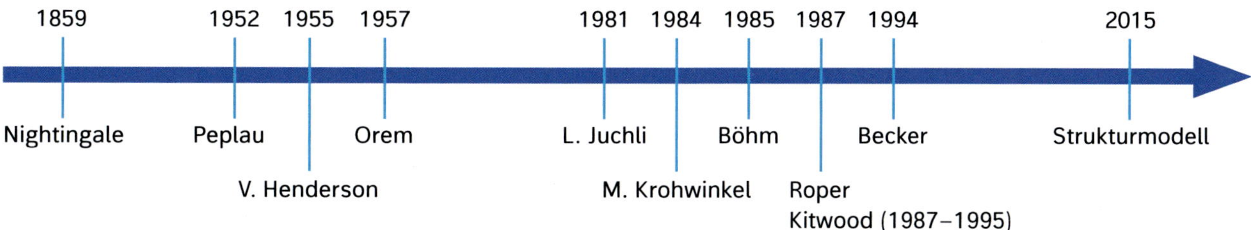

Seit den 1950er-Jahren haben zuerst viele Krankenschwestern ihre Gedanken und Überlegungen zur Art und Weise der Pflege konkretisiert, später übernahmen dies Pflegewissenschaftler. Daraus sind verschiedene Modelle entstanden, die in diesem Themenheft erläutert werden sollen.

Florence Nightingale

Die Erste, die sich theoretische Gedanken zur Pflege machte, war Florence Nightingale (1820–1910). Sie gilt als Gründerin der modernen Krankenpflege. Sie trug dazu bei, dass sich die Krankenpflege zu einem gesellschaftlich anerkannten Beruf für Frauen entwickelte. Sie legte Ausbildungsstandards fest, die zuerst in der von ihr gegründeten Krankenpflegeschule umgesetzt wurden.

Im Januar 1860 erschien ihr Krankenpflegebuch *Notes on Nursing: What It is and What It is Not* (*Anmerkungen zur Krankenpflege: Was Krankenpflege ist und was Krankenpflege nicht ist*). Dieses Buch war für Personen geschrieben, die zu Hause kranke Menschen versorgten. Gleichzeitig überarbeitete Nightingale das Buch. Die zweite Erscheinung erhielt ergänzende Hinweise für professionelle Pflegerinnen, und 1861 erschien die Fassung *Notes on Nursing for the Labouring Class* (*Anmerkungen zur Krankenpflege für die Arbeiterschicht*).

Virginia Henderson

Nach Nightingale geschah fast 100 Jahre keine Weiterentwicklung in der Pflegetheorie. Virginia Henderson war die nächste, die 1955 ihr *Modell der Grundbedürfnisse* veröffentlichte.

Virginia Henderson ist gelernte Krankenschwester. Sie studierte an der Columbia University in New York und machte hier ihren Bachelor und Master of Science. Anschließend lehrte sie selbst Krankenpflege an dieser Universität.

Quelle: vgl. Schaeffer, Doris; Moers, Martin; Steppe, Hilde; Meleis, Afaf (Hrsg.): Pflegetheorien, Beispiele aus den USA, Bern, Göttingen, Toronto, Seattle, Verlag Hans Huber, 1997, S. 297

Ihr Modell beruht auf 15 Grundelementen, später wurden in weiterführender Literatur nur noch 14 Grundbedürfnisse genannt. Die **Grundelemente** sind:

1. normale Atmung,
2. angemessene Nahrungs- und Flüssigkeitsaufnahme,
3. Ausscheidung mittels aller Ausscheidungsorgane,
4. Bewegung und Einhaltung der gewünschten Lage,
5. Ruhe und Schlaf,
6. Auswahl passender Kleidung, An- und Ausziehen,
7. Aufrechterhaltung normaler Körpertemperatur,
8. Sauberkeit und Körperpflege, Schutz des Äußeren,
9. Vermeidung von Gefahren in seiner Umgebung und einer Gefährdung anderer,
10. zum Ausdruck bringen von Empfindungen, Nöten, Furcht oder Gefühlen im Umgang mit anderen,
11. Gott zu dienen entsprechend seinem persönlichen Glauben,
12. befriedigende Beschäftigung,
13. Spiel oder Teilnahme an verschiedenen Unterhaltungsformen,
14. lernen, entdecken oder befriedigen der Wissbegier, die zu einer normalen Entwicklung und Gesundheit führen,
15. Nutzung der vorhandenen Gesundheitsversorgungseinrichtungen.

Virginia Hendersons Definition über die Funktion der Pflege besagt, dass die Aufgabe der Pflegekraft darin besteht,

„dem kranken oder auch gesunden Individuum bei der Verrichtung von Aktivitäten zu helfen, die seiner Gesundheit oder Wiederherstellung (oder auch einem friedlichen Sterben) förderlich sind und die er ohne Beistand selbst ausüben würde, wenn er über die dazu erforderliche Stärke, Willenskraft oder Kenntnis verfügte. Sie leistet ihre Hilfe auf eine Weise, dass er seine Selbstständigkeit so rasch wie möglich wiedergewinnt."

Quelle: Schaeffer, Doris; Moers, Martin; Steppe, Hilde; Meleis, Afaf (Hrsg.): Pflegetheorien, Beispiele aus den USA, Bern, Göttingen, Toronto, Seattle, Verlag Hans Huber, 1997, S. 42

Nancy Roper

Roper, Logan und Tierney sind drei Theoretikerinnen der Universität Edinburgh, die erstmalig 1980 ein *„Modell des Lebens"* mit Lebensaktivitäten veröffentlichten. Dieses Modell wurde allerdings in Deutschland nur unter dem Namen Roper bekannt.

Sie beschreiben zunächst das **Modell des Lebens**, das anschließend auf ein Modell für die Krankenpflege übertragen wird. Roper, Logan und Tierney legen den Schwerpunkt ihres Modells auf die Individualität menschlicher Bedürfnisse. Dieses Modell besteht aus fünf elementaren Konzepten:

1. Lebensaktivitäten
2. Lebensspanne

3. Abhängigkeits-/Unabhängigkeits-Kontinuum
4. Faktoren, welche die Lebensaktivitäten (LA) beeinflussen
5. Individualität im Leben

Lebensaktivitäten

Die **Lebensaktivitäten (LA)** ähneln den Grundbedürfnissen nach Henderson.

1. Für eine sichere Umgebung sorgen
2. Kommunizieren
3. Atmen
4. Essen und Trinken
5. Ausscheiden
6. Sich sauber halten und kleiden
7. Die Körpertemperatur regulieren
8. Sich bewegen
9. Arbeiten und Spielen
10. Sich als Mann und Frau fühlen und verhalten
11. Schlafen
12. Sterben

Pflegeprozess nach Roper

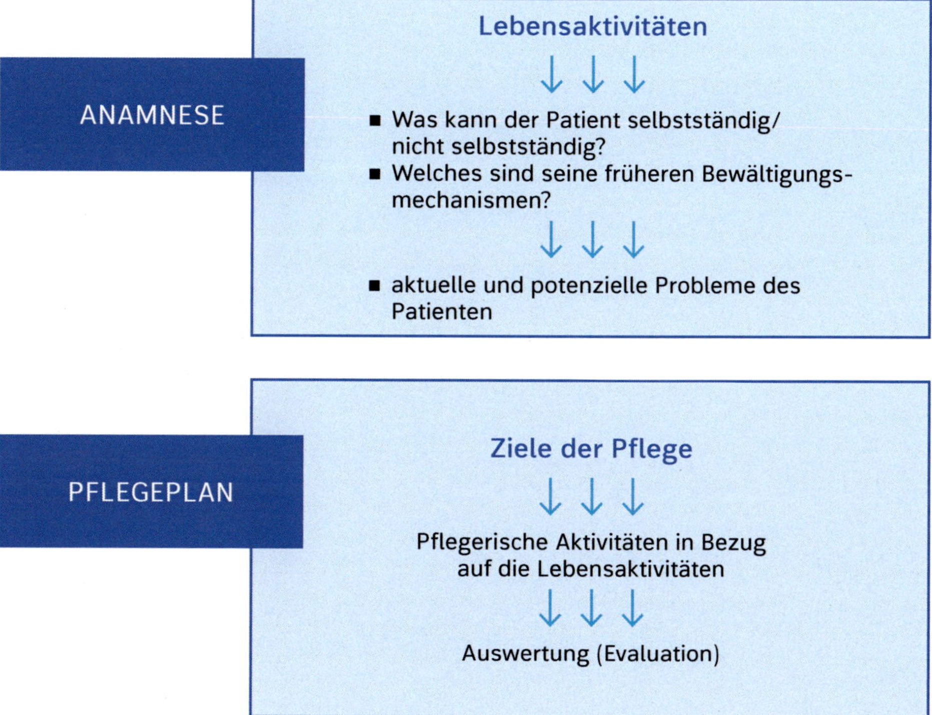

Lebensspanne

Das Konzept der Lebensspanne umfasst das gesamte Leben eines Menschen von der Empfängnis bis zum Tod. Im Rahmen dieses Konzeptes werden die Lebensphasen „Vorgeburtliche Zeit“, „Säuglingsalter“, „Kindheit“, „Jugend“, „Erwachsenenalter“ und „Alter“ beschrieben.

Abhängigkeits-/Unabhängigkeits-Kontinuum

Das Konzept „Abhängigkeits-/Unabhängigkeits-Kontinuum“ ist eng verbunden mit dem Konzept der Lebensaktivitäten und der Lebensspanne. In den einzelnen Abschnitten der Lebensspanne können die LA noch nicht (z.B. im Säuglingsalter) oder nicht mehr unabhängig von der Unterstützung durch andere Menschen ausgeführt werden. Roper, Logan und Tierney sprechen in diesem Zusammenhang von einem Kontinuum, was bedeutet, dass zwischen den Polen „völlige Abhängigkeit“ und „völlige Unabhängigkeit“ je nach Situation, Alter etc. ein unterschiedlicher Grad an Abhängigkeit bzw. Unabhängigkeit vorhanden sein kann.

Faktoren, welche die Lebensaktivitäten beeinflussen

Jeder Mensch führt die Lebensaktivitäten zu jeder beliebigen Zeit und mit einem unterschiedlichen Grad an Unabhängigkeit aus, aber jeder Mensch macht dies auf eine individuelle Art und Weise. Die Individualität ergibt sich nach Roper, Logan und Tierney maßgeblich aus sogenannten **Einflussfaktoren**, bei denen sie fünf Kategorien unterscheiden:

- körperliche (z.B. Mobilität, anatomisch-physiologische Gegebenheiten),
- psychologische (z.B. emotionale Verfassung, intellektuelle Fähigkeiten),
- soziokulturelle (z.B. Religion, gesellschaftliche Normen),
- umgebungsabhängige (z.B. geografische Lage, Klima),
- politisch-ökonomische (z.B. soziale Sicherung).

Individualität im Leben

Das Konzept der Individualität im Leben sehen Roper, Logan und Tierney als das Ergebnis der Einflüsse aller anderen Komponenten des Modells des Lebens und deren wechselseitiger Beeinflussung. Die Individualität in der Ausführung der Lebensaktivitäten wird zum Teil bestimmt durch den Stand in der Lebensspanne, den Grad der Unabhängigkeit und die Formung durch die Einflussfaktoren auf die Lebensaktivitäten. Die individuellen Besonderheiten sind beispielsweise wann, wie, wie oft, wo oder warum ein Mensch die Lebensaktivitäten ausführt.

Definition der Pflege nach Roper, Logan und Tierney

Krankenpflege wird als Hilfe für den Patienten verstanden. Probleme sollten im Zusammenhang mit den Lebensaktivitäten vermieden, gelöst, gelindert oder bewältigt werden. Das Pflegepersonal wird als Bindeglied zwischen den anstrengenden und belastenden, komplizierten technischen Handlungen am Patienten, die durch seine Krankheit nötig werden, und der Aufrechterhaltung der normalen körperlichen und geistigen Funktionen, die für das Wohlbefinden des Patienten so entscheidend und für sein Personsein so wichtig sind, gesehen.

Die Krankenpflege ist nicht ausschließlich auf kranke Menschen bezogen, sondern erstreckt sich auf präventive Maßnahmen zur Erhaltung von Gesundheit und Förderung größtmöglicher Selbstständigkeit des einzelnen Patienten.

Quelle: vgl. Fickus, Petra: Pflegeforschung, in: Lauber, Annette (Hrsg.): Grundlagen beruflicher Pflege, Band 1, 2. Auflage, Stuttgart, Thieme Verlag, 2001, S. 135ff.

■ *Aufgabe 9*

Erinnern Sie sich an die Eingangssituation? Können Sie jetzt, nach der Lektüre dieses Kapitels, Marianne Wolf erklären, warum das Wissen über die bekanntesten Pflegemodelle und ihren Ursprung wichtig ist?

4 Theorie der interpersonalen Beziehung in der Pflege nach Hildegard Peplau

Hildegard Peplau wurde 1909 in Reading in Pennsylvania geboren und starb 1999. Peplau gilt als eine der bekanntesten Theoretikerinnen der Pflege. Dies gilt besonders für die psychiatrische Pflege.

Die Entwicklung des Pflegeprozesses ist ohne ihre Erkenntnisse und Erfahrungen kaum vorstellbar. Sie hat als eine der Ersten die Person, aber auch die Individualität der Pflegenden in den Vordergrund gestellt und einen Bezug hergestellt auf die Notwendigkeit der Supervision für die Pflegekräfte unter Berücksichtigung ihrer Selbstreflektionsfähigkeit.

Quelle: vgl. Schaeffer, Doris; Moers, Martin; Steppe, Hilde; Meleis, Afaf (Hrsg.): Pflegetheorien, Beispiele aus den USA, Bern, Göttingen, Toronto, Seattle, Verlag Hans Huber, 1997, S. 55f. und S. 299f.

4.1 Interaktionsmodell nach Peplau

Emily Williams ist 16 Jahre alt und lebt in einem Heim für Jugendliche. Ihre Mutter war nicht in der Lage, die Tochter großzuziehen. Daher hat das Jugendamt Emily im Alter von elf Jahren in Obhut genommen.

Die Betreuerin hat mit großer Sorge Emilys Gewichtsreduktion beobachtet. Nach Absprache mit Emily und dem Hausarzt wird Emily in der psychiatrischen Ambulanz vorgestellt.

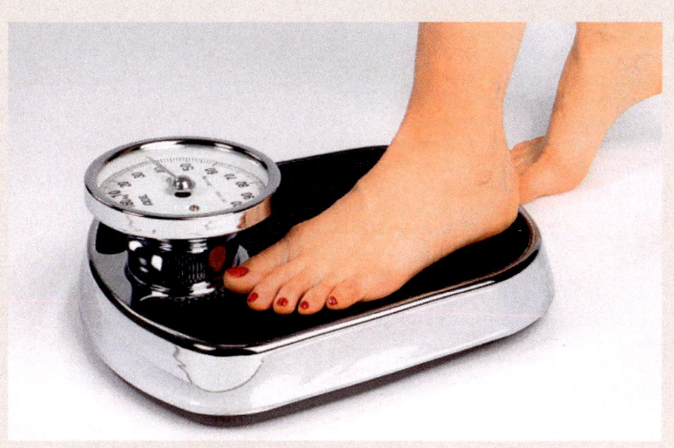

Peplau war ihrer Zeit voraus. Bereits 1952 erschien ihre *Theorie der interpersonalen Beziehung in der Pflege*. Dies war die erste Pflegetheorie nach Florence Nightingales von 1859.

Peplaus Definition der Pflege lautet: Pflege ist ein zielorientierter therapeutischer Prozess. Um gesund zu bleiben oder zu werden, muss die Beziehung (Interaktion) zwischen Pflegekraft und Patient dynamisch sein. Das bedeutet, dass die Pflegekraft und der Patient einander in einem therapeutischen und edukativen[1] Pflegeprozess kennen und respektieren lernen.

Quelle: vgl. Deutscher Pflegeverband (DPV) e. V.: Informationsblatt der Arbeitsgruppe Psychosomatik/Psychotherapie des Deutschen Pflegeverbandes (DPV): Pflegemodell von Hildegard Peplau, Psychodynamische Krankenpflege, http://www.dpv-online.de/pdf/agergeb/Peplau.pdf, S. 1, Zugriff am 31.01.2017

Pflege ist immer ein „Zusammenspiel von Gedanken, Gefühlen und Handlungen von Pflegenden und Patient, welches bestimmt, was zwischen ihnen vorgeht“.

Quelle: Schaeffer, Doris; Moers, Martin; Steppe, Hilde; Meleis, Afaf (Hrsg.): Pflegetheorien, Beispiele aus den USA, Bern, Göttingen, Toronto, Seattle, Verlag Hans Huber, 1997, S. 56

Nur so kann eine gemeinsame Lösung erreicht werden, um gesund zu werden bzw. gesund zu bleiben.

---

[1] *Edukation: lat. educare: erziehen (DUDEN); in der Pflege ist die Schulung und Beratung von zu Pflegenden/ Angehörigen gemeint.*

Hildegard Peplau stellt also die zwischenmenschliche Beziehung und die Interaktion zwischen den zu Pflegenden und den Pflegekräften in den Mittelpunkt. Das Interaktionsmodell stellt dar, wie die Beziehung zwischen Pflegekräften und zu Pflegenden aussehen sollte, damit ein Gesundungsprozess stattfinden kann. Die Pflegenden arbeiten mit dem Patienten gemeinsam und richten dabei ihre Aufmerksamkeit ganz auf einen Menschen und die wechselseitige Beziehung.

Dieses Modell lässt sich auch gut in der psychiatrischen Pflege umsetzen, weil eine der Hauptaufgaben die Vermittlung von Sicherheit und Geborgenheit ist.

Als Ziel der Pflege wird die persönliche Weiterentwicklung des Patienten verstanden, sodass er seine Krankheit als Chance zur Veränderung wahrnehmen kann.

Das Interaktionsmodell beschreibt die Phasen der Beziehungsentwicklung zwischen Pflegekraft und zu Pflegenden sowie die unterschiedlichen Rollen, die eine Pflegekraft dabei einnimmt.

Phasen der Pflegeperson-Patient-Beziehung nach Peplau

Die Phasen sind zeitlich aufeinander aufgebaut, es kann dabei zu Überschneidungen der einzelnen Phasen kommen. Die Phasen stellen die Beziehung zwischen der pflegebedürftigen Person/Patient und der Pflegeperson dar.

1. **Orientierungsphase**

   In dieser Phase finden die ersten Kontaktaufnahmen statt. Es geht darum, sich kennenzulernen. Der pflegebedürftige Mensch hat das Bedürfnis nach Hilfe. Die Pflegeperson erfasst die Gefühle des zu Pflegenden und hilft bei der Orientierung in der neuen Situation.

   Beispiel
   Die Pflegekraft Claudia Lörs nimmt sich viel Zeit für das Aufnahmegespräch mit Emily Williams.

2. **Identifikationsphase**

   In dieser Phase wird sich der Patient seiner Probleme bewusst.

   Der pflegebedürftige Mensch kann sich mit der Pflegeperson identifizieren, es herrscht gegenseitige Akzeptanz, Pflegeprobleme werden gemeinsam aufgedeckt.

   Beispiel
   Planung der Pflege, Anbieten von Hilfeleistungen für Emily

3. **Nutzungsphase**

   Patienten, die sich ausreichend informiert fühlen, beginnen ihre Bedürfnisse zu erkennen.

   Die Pflegeperson vermittelt das Gefühl von Fürsorge. Der Patient wird durch einen demokratischen Führungsstil zur Mitarbeit begleitet. Der Patient zieht einen Nutzen aus dieser Beziehung und beide Seiten erleben die Pflege als wirksam.

   Beispiel
   Emily wird in die Durchführung aller Pflegemaßnahmen einbezogen.

4. **Ablösephase**

   Beide Seiten erkennen, dass die gemeinsame Arbeit abgeschlossen ist. Der Patient bereitet sich auf die Entlassung vor und setzt sich neue Ziele. Er hat außerdem Problemlösungsstrategien entwickelt und hat auch die Fähigkeit erworben, diese anzuwenden. Patient und Pflegekraft lösen ihre Beziehung auf, sie befreien sich voneinander.

Beispiel
Evaluation

Mit diesen vier Phasen beschreibt Peplau den Pflegeprozess. Die Phasen stehen jede für sich, können sich in der Praxis aber überschneiden. Der Pflegeprozess ist in der Regel ein zyklischer Vorgang, der sich stets wiederholt. Das Modell von Peplau jedoch ist linear, es hat somit einen Anfang und ein Ende.

Vergleich der Phasen der Interaktion mit dem Pflegeprozess (WHO)

Pflegeprozess		Interaktionsphasen nach Peplau
Assessment	Informationssammlung, Pflegediagnose	Orientierungsphase
Planung	Prioritäten setzen, Pflegeziele dokumentieren	Identifikationsphase
Durchführung	Maßnahmen	Nutzungsphase
Evaluation	Reflektion der Maßnahmen	Ablösephase

Quelle: Gesundheit Nord gGmbH Klinikverbund Bremen: Pflegemodell nach Hildegard Peplau, http://www.gesundheit-nord.de/krankenhaeuserundzentren/kbn/klinikum-bremen-nord/psychiatrisches-behandlungszentrum/therapeutische-grundlagen/pflegemodell-nach-hildegard-peplau.html, Zugriff am 31.01.2017

Rollen nach Peplau

Peplau hat sich für ihr Pflegemodell mit den Rollen beschäftigt, die Pflegekräfte in der Pflege einnehmen. Sie hat sich die Frage gestellt, wie Pflegekräfte Patienten unterstützen können, um besser mit ihrer Krankheit/Pflegesituation zurechtzukommen. Grundvoraussetzung für diese Fähigkeit ist eine empathische Pflegekraft-Patienten-Beziehung, in der sich beide in dem Pflegeprozess weiterentwickeln können.

„In diesem Sinne hat die Pflege für Hildegard Peplau eine ‚erzieherische' Funktion und Pflegefachkräfte müssen sich der Rollen, die sie übernehmen, und der Rollen, die ihnen von den Patienten zugedacht werden, bewusst sein. Ebenso wichtig ist es, die lang- oder kurzzeitigen Konsequenzen dieser Rollen für die Patienten im Auge zu behalten und den Übergang von einer Rolle zur anderen zu steuern. Dabei entscheiden die Pflegenden, welche Rolle zu einer bestimmten Zeit die am besten geeignete ist."

Quelle: Gesundheit Nord gGmbH Klinikverbund Bremen: Pflegemodell nach Hildegard Peplau, http://www.gesundheit-nord.de/krankenhaeuserundzentren/kbn/klinikum-bremen-nord/psychiatrisches-behandlungszentrum/therapeutische-grundlagen/pflegemodell-nach-hildegard-peplau.html, Zugriff am 31.01.2017

Wichtig ist es, dass sich die Pflegekraft ihrer Rolle bewusst ist. Die Pflegekraft kann die Rollen immer wieder wechseln, um den Patienten das Erlernen neuer Verhaltensweisen zu ermöglichen. Sie kann die Rolle aber auch beibehalten, wenn sie dies sinnvoll findet (z. B. wenn die aktuelle Rolle Ängste reduziert).

Rolle der Fremden

Diese Rolle wird zu Beginn der Pflegebeziehung eingenommen. Respekt und Interesse wird hier von der Pflegeperson verlangt.

Sie sollte keine Vorurteile haben und den Patienten so akzeptieren, wie er ist.

Beispiel
Emily Williams wird in der psychiatrischen Ambulanz aufgenommen. Die Pflegekraft Claudia Lörs gibt ihr das Gefühl, willkommen zu sein. Es soll eine Atmosphäre geschaffen werden, in der Emily sich wohlfühlt.

Rolle der Pflegekraft als Unterstützer (Ressourcen)

Die Pflegekraft gibt alle nötigen Informationen über die Behandlung der Gesundheitsprobleme. Sie unterscheidet zwischen den reinen Informationsfragen und denen, hinter denen emotionale Probleme stehen und wo ihr Rat gefragt ist.

Beispiel
Emily Williams wird von Claudia Lörs über den Ablauf und die Behandlung informiert. Fragen werden beantwortet. Die Pflegekraft vermittelt Emily das Gefühl, dass sie selber entscheidet und dass sie die Verantwortung für ihre Behandlung und ihren Aufenthalt trägt.

Rolle als Lehrender

Peplau ist überzeugt, dass der Patient unterstützt werden soll und durch positive Erfahrungen dazulernen kann. Das Pflegepersonal hilft dem Patienten, seine Gefühle zu entdecken.

Beispiel
Claudia Lörs hilft Emily dabei, ihre Gefühle und mögliche Ursachen für die Essstörung zu ergründen. Dabei vermittelt sie einfühlsam Fachwissen, welches Emily hilft, ihre Erkrankung zu verstehen. Zu einem späteren Zeitpunkt sollen auch Ressourcen gefördert werden, die Emily dabei helfen, gesund zu bleiben. Claudia Lörs informiert Emily über mögliche Hilfen.

Rolle als Führungsperson

Der Patient wird als Partner und aktiv Beteiligter gesehen, wird aber im demokratischen Führungsstil von der Pflegekraft geführt.

Beispiel
Emily wird aktiv in den Pflegeprozess einbezogen. In Absprache mit Emily gibt Claudia Lörs Ziele vor, die Emily nachvollziehen und erreichen kann und möchte.

Rolle als Ersatzperson/Stellvertreter

Die Verhaltensweisen der Pflegekraft verursachen beim Patienten Gefühle, die ihn an andere Personen erinnern. In dieser Phase definieren beide die Bereiche: Projektion, Abhängigkeit, Unabhängigkeit und gegenseitige Abhängigkeit. Hierzu gehört ein hohes Maß an persönlicher Stärke, Sensibilität und Selbsterfahrung, denn es handelt sich um komplexe Beziehungsmuster.

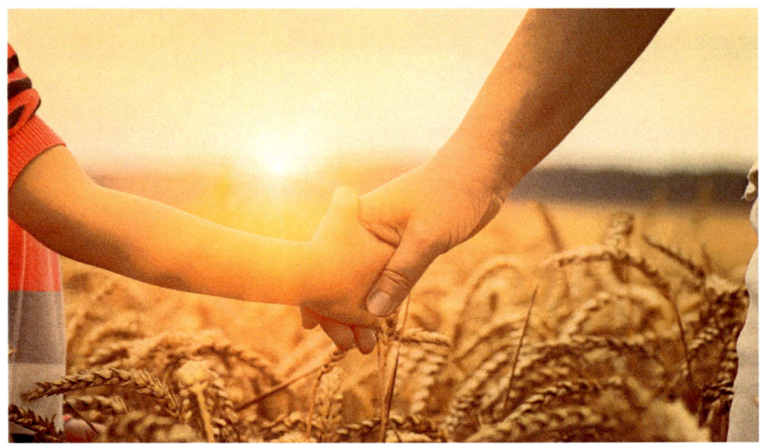

Beispiel
Emily fehlt ihre Mutter, da sie lange im Heim gelebt hat. Claudia Lörs erkennt diese fehlende Beziehung und übernimmt bewusst die Rolle der Mutter. Dies führt dazu, dass die Beziehung zwischen den beiden intensiver wird und Emilys Heilungsprozess gefördert wird.

Rolle als Berater

Beratung ist die Reaktion auf die vom Patienten geäußerten Wünsche und Bedürfnisse. Der Patient soll verstehen, was mit ihm geschieht, sodass er diese Erfahrungen in sein Leben integrieren kann. Peplau bezeichnet dies als eine der wichtigsten Rollen, die eine Pflegekraft in der professionellen Pflege einnehmen kann.

Beispiel
Claudia Lörs möchte Emily im Rahmen der ambulanten Betreuung bei der Bewältigung ihrer Krankheit begleiten. Sie vermittelt Emily, dass sie in Krisen und bei der Bewältigung des Alltages stets ihre Ansprechpartnerin ist. In verschiedenen Sitzungen wird das Selbstvertrauen von Emily gefördert, das Verhalten und die Gefühle von Emily werden reflektiert.

Die verschiedenen Rollen sollen den Patienten dabei unterstützen, dass er lernt:
- sich auf andere zu verlassen,
- Wünsche und Bedürfnisse zurückzustellen,
- sich selbst zu identifizieren,
- zu partizipieren/sich zu beteiligen.

Dieser Grundgedanke führt dazu, dass Pflegende folgende Ziele in der Pflege nach Hildegard Peplau verfolgen:

Das Pflegepersonal
- bietet Unterstützung bei der Wahrnehmung von Gefühlen,
- bietet Hilfestellung bei der Lösung von Problemen,
- nimmt den Patienten so an, wie er ist,
- unterstützt mit Beratung und fördert die emotionale Stärke, damit der Patient sich in seiner Persönlichkeit weiterentwickeln kann.

Quellen: vgl. Deutscher Pflegeverband (DPV) e. V.: Informationsblatt der Arbeitsgruppe Psychosomatik/Psychotherapie des Deutschen Pflegeverbandes (DPV): Pflegemodell von Hildegard Peplau, Psychodynamische Krankenpflege, http://www.dpv-online.de/pdf/agergeb/Peplau.pdf, S. 3, Zugriff am 31.01.2017; vgl. Gesundheit Nord gGmbH Klinikverbund Bremen: Pflegemodell nach Hildegard Peplau, http://www.gesundheitnord.de/krankenhaeuserundzentren/kbn/klinikum-bremen-nord/psychiatrisches-behandlungszentrum/therapeutische-grundlagen/pflegemodell-nach-hildegard-peplau.html, S. 2, Zugriff am 31.01.2017

Zusammenfassung

Hildegard Peplau veröffentlichte 1952 ihre Theorie der interpersonalen Beziehung in der Pflege. Sie stellt die zwischenmenschliche Beziehung und die Interaktion zwischen den zu Pflegenden und den Pflegekräften in den Mittelpunkt. Das **Interaktionsmodell** stellt dar, wie die Beziehung zwischen Pflegekräften und zu Pflegenden aussehen sollte, damit ein Gesundungsprozess stattfinden kann.

Das Modell von Peplau besteht aus **Phasen** und **Rollen.** Die Phasen sind zeitlich aufeinander aufgebaut, es kann dabei zu Überschneidungen der einzelnen Phasen kommen. Die Phasen strukturieren die Beziehung zwischen pflegebedürftiger Person und Pflegeperson.

Phasen

1. **Orientierungsphase**
   - Aufnahme/erster Kontakt
   - Einschätzung, Information
   - Pflegekraft ohne Vorurteile
   - Pflegekraft gibt Orientierung

2. **Identifikationsphase**
   - der zu Pflegende identifiziert sich mit der Pflegeperson
   - Aufbau eines Vertrauensverhältnisses
   - situationsbedingte Rollenübernahme

3. **Nutzungsphase**
   - aktive Beteiligung der pflegebedürftigen Person an der Pflege
   - der zu Pflegende versteht die Situation

4. **Ablösungsphase**
   - nach der Pflegesituation soll das Pflegepersonal wieder „fremd“ werden
   - evtl. Übergabe an weiterführende Pflegepersonen
   - der zu Pflegende löst sich aus seiner Rolle als „Patient“
   - das Pflegepersonal bietet Hilfe beim „Lösen“ an

Rollen der Pflegekraft

- Pflegekraft als unbekannte Person
- Pflegekraft als Ressource/Hilfsperson
- Pflegekraft als Lehrer/-in
- Pflegekraft als Führungsperson
- Pflegekraft als Berater/-in
- Pflegekraft als Stellvertretung

■ ***Aufgabe 10***
Beschreiben Sie die einzelnen Phasen nach Peplau in eigenen Worten.

■ ***Aufgabe 11***
Beschreiben Sie die Rollen nach Peplau in eigenen Worten.

4.2 Gesprächsführung und Dokumentation nach Peplau

Emily Williams ist seit fast einem Jahr in der ambulanten psychiatrischen Versorgung. Sie hat seitdem ca. neun Kilo zugenommen. Sie macht einen zufriedenen und glücklichen Eindruck auf die Betreuerinnen.

Am Dienstagabend erscheint Emily nicht zum Abendessen. Als die Betreuerin in Emilys Zimmer nachschaut, liegt Emily bewusstlos auf dem Fußboden. Neben ihr liegt eine offene Packung Schlaftabletten.

Emily Williams wird stationär in der Kinder- und Jugendpsychiatrie aufgenommen.

Die wichtigsten **Aufgaben einer Pflegeperson** nach Peplau sind:
- Beobachtung,
- Kommunikation,
- Dokumentation.

Die Pflegeperson unterstützt und berät den Patienten, damit dieser sich weiterentwickeln kann. Die Weiterentwicklung ist das primäre Ziel der Pflege. Um dieses Ziel zu erreichen, nimmt die Pflegeperson eine Beobachterrolle ein, dabei versucht sie gleichzeitig, Informationen zu sammeln. Die Informationssammlung erfolgt durch Zuhören, Fragen/Hinterfragen und/oder Beobachtungen. Die gesammelten Informationen werden nun analysiert/gedeutet. Das Ergebnis der Analyse führt zum Handeln. Das Handeln wird wiederum dokumentiert. Für diese Art der Pflege benötigt die Pflegekraft folgende Kompetenzen:

1. im richtigen Moment schweigen zu können,
2. die Fähigkeit, zuzuhören (ein guter Zuhörer verfügt oft über mehr Informationen als aktive Sprecher),
3. die Fähigkeit, mit dem Patienten sprechen zu können (Patient muss die Aussagen verstehen können),
4. die Fähigkeit, die richtigen Fragen zu stellen.

Peplau stellt dazu **vier Fragetypen** dar.

1. **Offene Fragen**
   Offene Fragen können nicht mit einem einfachen Ja oder Nein beantwortet werden. Sie regen immer ein Gespräch an.

   Beispiele
   - *Wie finden Sie diese Lösung?*
   - *Wie gefällt es Ihnen hier in unserer Einrichtung?*

2. **Klärende Fragen**
   Diese fordern zu konkreten Antworten oder einer Erklärung/Erläuterung auf.

   Beispiele
   - *Sie sagen, Sie finden diese Lösung nicht gut. Was genau finden Sie daran nicht gut?*
   - *Sie haben gesagt, dass Sie sich gut eingelebt haben in unserer Einrichtung. Was gefällt Ihnen denn besonders gut?*

3. **Erweiternde Fragen**
   Diese werden oft genutzt, um offene Fragen zu erweitern oder zu vertiefen.

   Beispiele
   - *Sie sagen, Sie finden diese Lösung nicht gut. Warum möchten Sie diese Therapie nicht ausprobieren?*
   - *Sie haben gesagt, dass Sie sich gut eingelebt haben in unserer Einrichtung. Welche Maßnahmen haben Ihnen das Eingewöhnen in der Einrichtung erleichtert?*

4. **Hypothetische Fragen**
   Diese werden eingesetzt, um zukunftsgerichtete Antworten zu erhalten.

   Beispiele
   - *Sie haben gesagt, dass Sie die Therapie nicht fortsetzen möchten. Was denken Sie darüber, wie gut Sie zuhause zurechtkommen werden?*
   - *Sie haben gesagt, dass Sie sich gut eingelebt haben in unserer Einrichtung. Wie können wir uns noch verbessern?*

Eine typische Dokumentation nach Peplau könnte wie im Folgenden dargestellt aussehen. Die Informationssammlung erfolgt durch Zuhören, Fragen/Hinterfragen und/oder Beobachtungen, diese Kriterien werden in der Spalte „Aktionen/Reaktionen des Patienten (Beobachtung)“ dokumentiert. In der nächsten Spalte trägt die Pflegeperson ihre eigenen Handlungen und Empfindungen ein.

Die gesammelten Informationen werden nun analysiert/gedeutet, dies wird in der Spalte „Analyse der Pflegeperson“ dokumentiert. Das Ergebnis der Analyse führt zum Handeln. Das Handeln wird dann im Verlaufsbericht schriftlich festgehalten.

Beispiel

Claudia Lörs hat die Informationssammlung zu Emily Williams gut dokumentiert.

Datum/ Uhrzeit	Aktionen/Reaktionen des Patienten (Beobachtung)	Antworten, Aktionen und Empfindungen der Pflegeperson	Analyse der Pflegeperson (Benennung der Rollen und Phasen), mögliche Maßnahmen, die aus der Analyse resultieren	Unterschrift
16.02.20.. 23:00	Emily liegt erschöpft im Bett	Ich bin froh, dass Emily den Suizidversuch unbeschadet überstanden hat.	Orientierungsphase Beziehungsaufbau Emily/ Pflegekräfte	CL
17.02.20.. 8:30–9:30	Emily hat laut eigener Aussage gut geschlafen. Schaut mich skeptisch und ablehnend an.	Gesprächsausschnitt: „Du hast große Fortschritte in der Tagesklinik gemacht. Die Therapeutin hat dich sehr gelobt. Was hat sich bei dir in den letzten Tagen verändert?“	Positive Formulierungen, offene Fragen. Ich nehme stellvertretend die Rolle der Mutter ein, die nie für sie da war, da ich hier die Ursache vermute.	
	Emily sieht traurig aus, sie hadert mit sich.	„Es ist sehr wichtig, dass du mir erzählst, was passiert ist, sonst können wir dir nicht helfen.“	Ich bleibe bestimmend.	
	„Meine Mutter hat mir einen Brief geschrieben. Sie hat ein neues Baby, daher kann ich jetzt nicht mehr nach Hause kommen. Das hat sie mir aber immer versprochen.“ Emily weint.	Ich tröste Emily. Ich spiegele ihre Gefühle, damit sie sich verstanden fühlt. „Du bist traurig.“ „Du fühlst dich nicht geliebt.“ „Du fühlst dich überflüssig und wolltest dich deswegen umbringen?“	Identifikationsphase Emily braucht psychologische Unterstützung. Wir müssen mit der Mutter sprechen. Therapeutische Unterstützung, um das Selbstbewusstsein zu stärken. Kontakt zur Tagesklink aufrechterhalten, evtl. mit einbeziehen.	CL
	Emily nickt. „Ich weiß, das ist falsch, aber ich kann es nicht ändern.“ „Kannst du mir helfen?“			

Quelle: vgl. Schädle-Deininger, Hilde und Villinger, Ulrike: Praktische Psychiatrische Pflege, Köln, Psychiatrie Verlag, 1997, S. 330–349

Zusammenfassung

Die wichtigsten **Aufgaben einer Pflegeperson** nach Peplau sind:

- Beobachtung,
- Kommunikation,
- Dokumentation.

Die Pflegeperson unterstützt und berät den Patienten, damit dieser sich weiterentwickeln kann. Die Weiterentwicklung ist das primäre Ziel der Pflege. Um dieses Ziel zu erreichen, nimmt die Pflegeperson eine Beobachterrolle ein, dabei versucht sie gleichzeitig, Informationen zu sammeln.

Die Informationssammlung erfolgt durch Zuhören, Fragen/Hinterfragen und Beobachtungen. Die gesammelten Informationen werden analysiert/gedeutet. Das Ergebnis der Analyse führt zum Handeln. Das Handeln wird wiederum dokumentiert.

Aufgabe 12

Überlegen Sie sich gute Beispiele für

a) offene Fragen,
b) klärende Fragen,
c) erweiternde Fragen sowie
d) hypothetische Fragen.

Aufgabe 13

Üben Sie im Rollenspiel die Fragestellungen/Gesprächsführung nach Peplau.

Tipp: Themenheft „Kompetente Pflege: Kommunikationsprozesse und -strategien in Pflegeberufen“ (978-3-427-16100-4).

Aufgabe 14

Wie könnte die Therapie von Emily Williams weiter verlaufen? Überlegen Sie sich, wie die einzelnen Phasen aussehen könnten und welche Rollen die Pflegekräfte einnehmen sollten.

5 Das Pflegemodell von Dorothea Orem

Im Dienstzimmer des St. Johannes Krankenhauses liegt ein Artikel zu einer Studie über die Selbstpflegekompetenz nach Orem. Der Auszubildende Nick Wohler liest darin folgenden Satz:

„Eine gute Selbstpflegekompetenz trägt dazu bei, dass Pflegekräfte ein Gleichgewicht halten können zwischen den hohen beruflichen Anforderungen und dem Privatleben."

Nick Wohler fragt sich, was Selbstpflegekompetenz bedeutet, dazu schaut er direkt in der Fachliteratur im Dienstzimmer nach.

■ ***Aufgabe 15***

Überlegen Sie im Plenum, was sich hinter dem Wort Selbstpflegekompetenz verbergen könnte.

Dorothea Orem wurde 1914 in Baltimore geboren und starb am 22. Juni 2007. Sie ist eine der Begründerinnen der Selbstpflegedefizittheorie, die sie ab 1957 stetig weiterentwickelte. Bis heute gilt diese Theorie als wichtiger Bestandteil der Pflege, nicht nur in den USA, sondern auch in Europa.

Orem war vielseitig tätig: Nach ihrem Studium zuerst als Direktorin einer Krankenpflegeschule und eines Pflegediensts. Danach hat sie acht Jahre an der Gesundheitsbehörde im Bundesstaat Indiana als Beraterin gearbeitet, anschließend war sie für die Gesundheitsbehörde als Curriculum-Beraterin tätig. 1959 machte Orem ihren Professor. 1970 gründete sie ihre eigene Beratungsfirma für Pflege und Pflegeausbildung.

Quelle: vgl. Natour, Ulrike: Die Selbstpflegedefizittheorie von D. E. Orem. Bedeutung für die Pflegewissenschaft und Anwendung in der Pflegepraxis, Hausarbeit, GRIN Verlag, München, 2005, S. 5

5.1 Die Selbstpflegedefizittheorie

Die Selbstpflegedefizittheorie nach Dorothea Orem ist eine, die gleichermaßen am meisten diskutiert und angewendet wird.

Quelle: vgl. Meleis, Afaf Ibrahim: Pflegetheorie, Bern, Verlag Hans Huber, 1999, S. 606

Kerngedanke der Theorie nach Orem ist, dass der Mensch danach strebt, die Gesundheit und das Wohlbefinden aufrechtzuerhalten, indem er für sich selbst Sorge trägt.

Orem benennt in den frühen 1970er-Jahren fünf Annahmen, die die Grundlage für ihre Pflegetheorie bilden:

„1. Menschen benötigen einen ständigen gezielten Austausch mit anderen und ihrer Umgebung, um am Leben zu bleiben und in Übereinstimmung mit den natürlichen menschlichen Begabungen zu funktionieren.

2. Die menschliche Handlung, die Kraft, überlegt zu handeln, wird in Form von Selbstpflege und Hilfe für andere bei der Feststellung von Bedürfnissen und der Verabreichung von notwendigen Eingaben ausgeführt.

3. Erwachsene Menschen erfahren Entziehungen in Form von Begrenzungen ihrer Handlungsmöglichkeit bei der Selbstpflege und der Hilfe für andere, einschließlich der Verabreichung der lebenserhaltenden und funktionsregulierenden Eingaben.

4. Es kommt zu menschlichem Handeln bei der Entdeckung, Entwicklung und Übertragung von Wegen und Mitteln, um die Bedürfnisse festzustellen und Eingaben für sich selbst und andere zu machen.

5. Gruppen von Menschen mit strukturierten Beziehungen sammeln Aufgaben und weisen Verantwortungen für die Pflege von Gruppenmitgliedern an, die unter Entziehungen leiden, um die erforderliche bewusste Eingabe für sich selbst und andere zu machen."

Quelle: Deutscher Pflegeverband (DPV) e. V.: Informationsblatt der Arbeitsgruppe Psychosomatik/Psychotherapie des Deutschen Pflegeverbandes (DPV): Pflegemodell nach Orem, http://www.dpv-online.de/pdf/agergeb/Orem.pdf, S. 3, Zugriff am 10.06.2016

Es handelt sich bei dem Pflegemodell nach Orem um ein ganzheitliches Pflegemodell. Dieses Modell besteht aus drei Teilkonzepten:

1. Theorie der Selbstpflege
2. Theorie des Selbstpflegedefizits
3. Theorie der Pflegesysteme

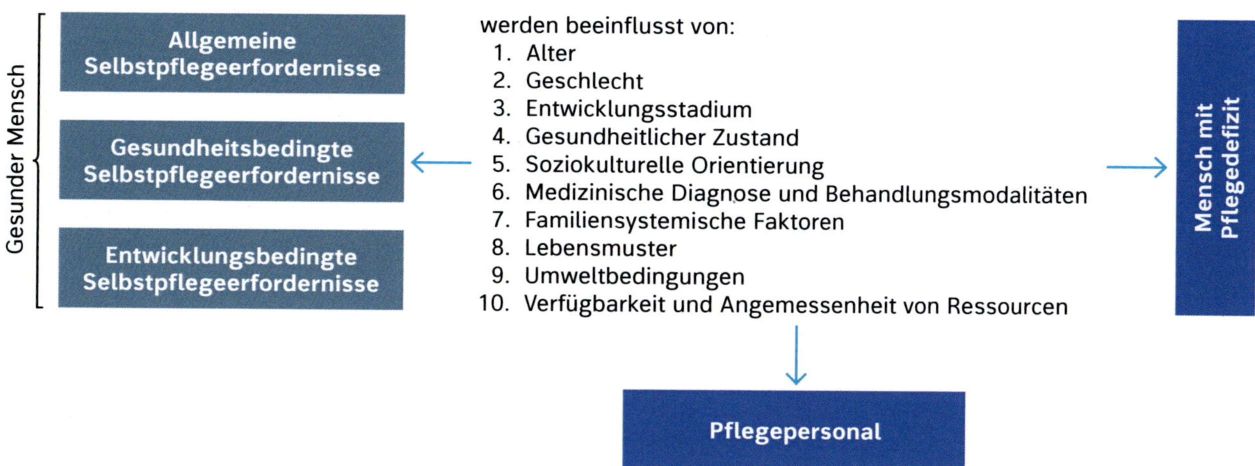

5.1.1 Theorie der Selbstpflege

In diesem Teilbereich beschreibt Orem, wie die Selbstpflege von Menschen funktioniert, welche Bereiche sie umfasst und wie sie beeinflusst wird.

Laut Orem wird die Selbstpflege bewusst und zielgerichtet ausgeführt. Es geht hierbei um das

„Verhalten, das sich in konkreten Lebenssituationen auf das Selbst oder die Umwelt richtet, um diejenigen Faktoren zu regulieren, welche die eigene Entwicklung und Funktionalität im Interesse von Leben, Gesundheit oder Wohlbefinden beeinflussen".

Quelle: Natour, Ulrike: Die Selbstpflegedefizittheorie von D. E. Orem. Bedeutung für die Pflegewissenschaft und Anwendung in der Pflegepraxis, Hausarbeit, GRIN Verlag, München, 2005, S. 6

Orems Modell geht davon aus, dass ein gesunder Mensch

- sich selbst pflegen kann,
- weiß, wann er Hilfe benötigt,
- sich um adäquate Hilfe bemüht und diese Informationen verstehen kann, wenn er sie erhält, und
- entsprechend den Informationen handelt.

Die Aussage, dass ein gesunder Mensch immer nach diesem Prinzip handelt, ist jedoch kritisch zu sehen, da es immer irgendwelche Ausnahmen gibt.

Beispiel
Einige Menschen nehmen trotz ausreichender Informationen keine Hilfe an, weil diese Hilfe ihnen zu teuer oder zu aufwendig erscheint.

Außerdem geht Orem davon aus, dass jeder Mensch frei wählen kann, somit ist sein Selbstpflegeverhalten eine bewusste und geplante Handlung. Realistisch ist jedoch, dass die Willens- und Entscheidungsfreiheit vieler Menschen eingeschränkt ist (bedingt z. B. durch Ängste oder Unterdrückung).

Sobald Menschen, auch Kinder, Hilfe bei der Selbstpflege benötigen, spricht Orem von Abhängigenpflege bzw. **Dependenzpflege**. Somit sind Kinder naturgemäß je nach Alter nie vollständig unabhängig.

Zur Dependenzpflege gehören konkrete Handlungen, die von Angehörigen, Freunden oder Bekannten für den Abhängigen übernommen werden.

Bei der **Dependenzpflegekompetenz** handelt es sich um

„die Fähigkeit […], den […] Bedarf an komplexen und zielgerichteten Handlungen für einen anderen Menschen zu erkennen und durchzuführen. Damit übernimmt er die Selbstpflege für einen anderen […]. Zur Dependenzpflegekompetenz gehört nicht nur, Maßnahmen durchzuführen, sondern auch Erfordernisse zu erkennen und einzuschätzen."

Quelle: Goebel, Dirk: Pflege Modell D. Orem, in: Altenpflege Ausbildung, http://www.altenpflegeschueler.de/pflege/pflege-modell-d-orem/, Zugriff am 10.06.2016

Dependenz-Handelnde arbeiten häufig mit Berufsgruppen der Gesundheitsversorgung zusammen.

Der Zweck der Selbst- und Abhängigenpflege ist es, den therapeutischen Selbstpflegebedarf zu erfüllen. Damit meint Orem Selbstpflegehandlungen, die ein Mensch benötigt, um seine Selbstpflegeerfordernisse zu erreichen.

Statt Lebensaktivitäten spricht Orem von **Selbstpflegekompetenz**. Ihr Modell dient vielen nachfolgenden Modellen als Grundlage. Nach Orem benötigt jeder Mensch Selbstpflegekompetenz.

Selbstpflegekompetenz ist die Fähigkeit, sich selbst zu pflegen/zu versorgen.

Orem kategorisiert die Selbstpflegekompetenz in drei Bereiche. Diese nennt sie **Selbstpflegeerfordernisse.**

Allgemeine Selbstpflegeerfordernisse

- „angemessene Zufuhr von Nahrung, Flüssigkeit und Sauerstoff
- Körperpflege und Ausscheidungen
- Balance bei Aktivität und Ruhe; ausgeglichenes Verhältnis zwischen sozialer Interaktion und Alleinsein

- Vorsorge treffen gegen Gefahren für Wohlbefinden und Gesundheit
- Unterstützung der Gruppenintegration unter Einbezug des Strebens nach Normalität“

Quelle: Natour, Ulrike: Die Selbstpflegedefizittheorie von D. E. Orem. Bedeutung für die Pflegewissenschaft und Anwendung in der Pflegepraxis, Hausarbeit, GRIN Verlag, München, 2005, S. 7

Gesundheitsbedingte Selbstpflegeerfordernisse

- „Beobachtung von Krankheitszeichen und der Effektivität von Behandlungen
- Sicherstellung von angemessener medizinischer Unterstützung
- korrekte Durchführung medizinischer Verordnungen
- Anpassung der Lebensweise und des Selbstbildes“

Quelle: Natour, Ulrike: Die Selbstpflegedefizittheorie von D. E. Orem. Bedeutung für die Pflegewissenschaft und Anwendung in der Pflegepraxis, Hausarbeit, GRIN Verlag, München, 2005, S. 7

Entwicklungsbedingte Selbstpflegeerfordernisse

- „ungestörter Ablauf der menschlichen Entwicklungsstadien
- nachteilige Auswirkungen von Lebensereignissen lindern bzw. verbessern“

Quelle: Natour, Ulrike: Die Selbstpflegedefizittheorie von D. E. Orem. Bedeutung für die Pflegewissenschaft und Anwendung in der Pflegepraxis, Hausarbeit, GRIN Verlag, München, 2005, S. 7

Es gibt zehn Faktoren, die sowohl den Selbstpflegenden als auch das Pflegepersonal beeinflussen:

„1. Alter
2. Geschlecht
3. Entwicklungsstadium
4. Gesundheitlicher Zustand
5. Soziokulturelle Orientierung
6. Medizinische Diagnose und Behandlungsmodalitäten
7. Familiensystemische Faktoren
8. Lebensmuster
9. Umweltbedingungen
10. Verfügbarkeit und Angemessenheit von Ressourcen“

Quelle: Natour, Ulrike: Die Selbstpflegedefizittheorie von D. E. Orem. Bedeutung für die Pflegewissenschaft und Anwendung in der Pflegepraxis, Hausarbeit, GRIN Verlag, München, 2005, S. 7

5.1.2 Theorie des Selbstpflegedefizits

In diesem Teilkonzept geht es um mögliche Gründe für Defizite in der Selbstpflege.

Ein Defizit/Mangel der Pflege liegt vor, wenn die Selbstpflegekompetenz, also die Fähigkeit, sich selbst zu pflegen oder zu versorgen, beeinträchtigt ist.

Dies gilt auch für die Abhängigenpflege. So kann zum Beispiel bei einem einjährigen Kind ein Selbstpflegedefizit entstehen, wenn seine Bezugsperson, von der es abhängig ist, plötzlich krankheitsbedingt ausfällt.

Die Selbstpflegedefizite können entfallen, wenn Fertigkeiten erlernt werden.

> ***Beispiel***
> *Mögliche Beeinträchtigungen, die zu Selbstpflegedefiziten führen können:*
> 1. *Herr Kurz ist nicht in der Lage, seine Nahrung und Getränke selbstständig vorzubereiten, aufgrund einer Hemiparese rechts.*
> 2. *Herr Kurz nimmt nicht wahr, dass er stetig an Gewicht verliert. Herr Kurz handelt von sich aus nicht.*
> 3. *Herr Kurz hat aufgrund des Apoplex seine Arbeit verloren. Herr Kurz ist nicht in der Lage, sich eine neue Beschäftigung oder ein Hobby zu suchen.*
>
> *Diese Selbstpflegedefizite entfallen, wenn*
> 1. *Herr Kurz lernt, Nahrung und Getränke mit der linken Hand vorzubereiten und zu sich zu nehmen,*
> 2. *Herr Kurz begreift, dass er stetig an Gewicht verliert, und zum Arzt geht,*
> 3. *Herr Kurz seinen Apoplex akzeptiert und sich nun einem neuen Hobby widmet (z. B. dem Angeln).*

Modell der Selbstpflege nach Orem

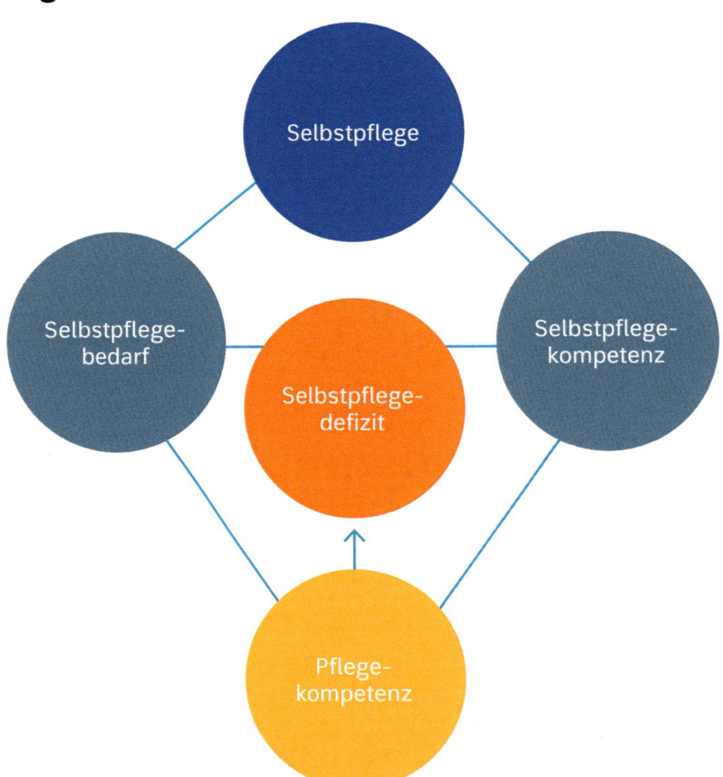

5.1.3 Theorie der Pflegesysteme

Orem hat bereits erkannt, dass nur so viel Pflege wie nötig gegeben werden sollte (später ressourcenorientierte Pflege). Um auf diese Weise pflegen zu können, ist eine gute Analyse der Selbstpflegekompetenz notwendig. Die Hilfeleistung teilt Orem in drei Bereiche auf:

1. **Das vollständig kompensierende Pflegesystem**
   Bei diesem Pflegesystem ist der Pflegebedürftige komplett passiv in den Verrichtungen. Alle pflegerischen Handlungen werden von einer Pflegekraft übernommen.
2. **Das teilweise kompensierende Pflegesystem**
   Hier werden einige Selbstpflegemaßnahmen von dem Pflegebedürftigen selbstständig durchgeführt. Bei den Selbstpflegedefiziten übernimmt die Pflegekraft die Handlungen, so sind Patient und Pflegekraft gemeinsam an der Pflege beteiligt.

3. **Das unterstützend-erzieherische Pflegesystem**
   Bei diesem Pflegesystem ist die Pflegekraft motivierend, anleitend oder unterstützend tätig.

Diese Pflegesysteme sind als dynamische Systeme zu verstehen. So ist möglich, dass in einer Pflegesituation für einen Menschen alle drei Pflegesysteme zutreffen.

Nachdem die Pflegesysteme den Selbstpflegedefiziten zugeordnet wurden, muss die Pflegekraft überlegen, welche Methode der Unterstützung sinnvoll ist. Orem bietet fünf Methoden an:

„1. Handeln für den anderen
2. Anleitung des anderen
3. physische und psychische Unterstützung des anderen
4. Bereitstellung und Aufrechterhaltung einer entwicklungsfördernden Umwelt
5. Unterrichtung des anderen"

Quelle: Natour, Ulrike: Die Selbstpflegedefizittheorie von D. E. Orem. Bedeutung für die Pflegewissenschaft und Anwendung in der Pflegepraxis, Hausarbeit, GRIN Verlag, München, 2005, S. 10

Diese Methoden können beliebig miteinander kombiniert werden.

Beispiel

1. *Herr Kurz ist nicht in der Lage, seine Nahrung und Getränke selbstständig vorzubereiten, aufgrund einer Hemiparese rechts.*
   Hier kann eine vollständig kompensierende Pflege stattfinden. Dabei handelt die Pflegekraft für Herrn Kurz.
2. *Herr Kurz nimmt nicht wahr, dass er stetig an Gewicht verliert. Herr Kurz handelt von sich aus nicht.*
   Hier kann eine teilweise kompensierende Pflege stattfinden, indem die Pflegekraft Herrn Kurz anleitet, sein Gewicht regelmäßig zu kontrollieren und zu dokumentieren. Herr Kurz führt diese Handlungen selbstständig aus.
3. *Herr Kurz hat aufgrund des Apoplex seine Arbeit verloren. Herr Kurz ist nicht in der Lage, sich eine neue Beschäftigung/Hobby zu suchen.*
   Hier kann eine unterstützend-erzieherische Pflege stattfinden, wenn die Pflegekraft bei Herrn Kurz physische und psychische Unterstützung leistet.

Zusammenfassung

Das ganzheitliche Pflegemodell nach Orem besteht aus drei Teilkonzepten:

1. Theorie der Selbstpflege
2. Theorie des Selbstpflegedefizits
3. Theorie der Pflegesysteme

Theorie der Selbstpflege

In diesem Teilbereich beschreibt Orem, wie die Selbstpflege von Menschen funktioniert, welche Bereiche sie umfasst und wie sie beeinflusst wird.

Orems Modell geht davon aus, dass ein gesunder Mensch

- sich selbst pflegen kann,
- weiß, wann er Hilfe benötigt,
- entsprechend den Informationen handelt.

Selbstpflegekompetenz ist die Fähigkeit, sich selbst zu pflegen/zu versorgen. Orem kategorisiert die Selbstpflegekompetenz in drei Bereiche:

- Allgemeine Selbstpflegeerfordernisse
- Gesundheitsbedingte Selbstpflegeerfordernisse
- Entwicklungsbedingte Selbstpflegeerfordernisse

Es gibt zehn Faktoren, die sowohl den **Selbstpflegenden** als auch das **Pflegepersonal** beeinflussen:

„1. Alter
2. Geschlecht
3. Entwicklungsstadium
4. Gesundheitlicher Zustand
5. Soziokulturelle Orientierung
6. Medizinische Diagnose und Behandlungsmodalitäten
7. Familiensystemische Faktoren
8. Lebensmuster
9. Umweltbedingungen
10. Verfügbarkeit und Angemessenheit von Ressourcen“

Quelle: Natour, Ulrike: Die Selbstpflegedefizittheorie von D. E. Orem. Bedeutung für die Pflegewissenschaft und Anwendung in der Pflegepraxis, Hausarbeit, GRIN Verlag, München, 2005, S. 8

Theorie des Selbstpflegedefizits

In diesem Teilkonzept geht es um mögliche Gründe für Defizite in der Selbstpflege. Ein Defizit/Mangel der Pflege liegt vor, wenn die Selbstpflegekompetenz beeinträchtigt ist. Dies gilt auch für die Abhängigenpflege. Die Selbstpflegedefizite können entfallen, wenn Fertigkeiten erlernt werden.

Theorie der Pflegesysteme

Es sollte nur so viel Pflege wie nötig erfolgen. Dafür ist eine gute Analyse der Selbstpflegekompetenz notwendig. Die Hilfeleistung teilt Orem in drei Bereiche auf:

- Das **vollständig kompensierende Pflegesystem**: Der Pflegebedürftige ist komplett passiv in den Verrichtungen. Alle pflegerischen Handlungen werden von einer Pflegekraft übernommen.
- Das **teilweise kompensierende Pflegesystem**: Einige Selbstpflegemaßnahmen werden von dem Pflegebedürftigen selbstständig durchgeführt. Bei den Selbstpflegedefiziten übernimmt die Pflegekraft die Handlungen.
- Das **unterstützend-erzieherische Pflegesystem**: Die Pflegekraft ist motivierend, anleitend oder unterstützend tätig.

Aufgabe 16

Erklären Sie folgende Begriffe in eigenen Worten:

a) Selbstpflege
b) Selbstpflegekompetenz
c) Selbstpflegeerfordernisse
d) Selbstpflegedefizit
e) Dependenzpflege
f) Dependenzpflegekompetenz

5.2 Der Pflegeprozess nach Orem

Die sechsjährige Jule hat im Kinderzimmer mit einer Kerze gespielt. Sie wollte es sich gemütlich machen, so wie Papa und Mama dies im Wohnzimmer tun. Dabei ist die Kerze umgekippt und auf die Malsachen gefallen. Schnell geriet alles in Brand. Jule hat versucht, die Flammen zu löschen, dies gelang ihr nicht. Als die Mutter Jule aus dem Kinderzimmer rettet, hat Jule bereits schwere Verbrennungen an den Händen, an den Armen und im Gesicht.

Jule kommt in eine Spezialklinik für Brandverletzungen. Hier wird Jule operiert, denn an einigen Stellen an den Händen muss die Haut transplantiert werden.

Orem definiert den Pflegeprozess als ein System, in dem festgestellt wird, warum eine Person pflegebedürftig ist. Es wird ein Plan für die Versorgung dieses pflegebedürftigen Menschen erstellt und die Pflege entsprechend durchgeführt.

Der Pflegeprozess nach Orem umfasst drei Schritte:

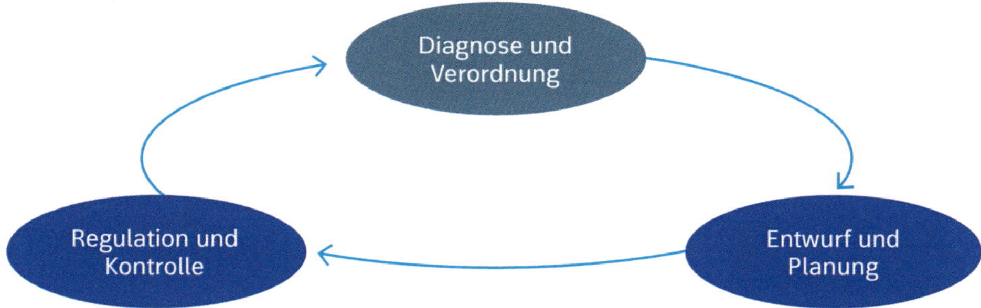

Im ersten Schritt werden die Ursachen für den Pflegebedarf ermittelt, den sogenannten therapeutischen Selbstpflegebedarf. Für die Erstellung einer Pflegediagnose analysiert die Pflegekraft die Selbstpflegeerfordernisse und die Selbstpflege- bzw. Abhängigenkompetenz, um die Selbstpflegedefizite zu erkennen.

Orem spricht dabei von **untersuchendem Vorgehen**. Sie beschreibt fünf Kriterien von Informationen, die für die Erstellung hilfreich sein können:

„1. Die Pflegeperson stellt die Anforderungen fest, die an die Selbstfürsorge des Patienten selbst gestellt werden.

2. Die Pflegeperson versucht herauszufinden, inwieweit der Patient in der Lage ist, seine Probleme selbst zu lösen. Mithilfe dieser Informationen entscheidet die Pflegeperson, ob ihr Eingreifen erforderlich ist und in welchem Ausmaß der Patient Hilfe benötigt, um sein Gleichgewicht wiederzuerlangen.

3. Hat die Pflegeperson ein Defizit in den Selbsthilfemöglichkeiten festgestellt, so versucht sie als nächstes, die Gründe dafür herauszufinden. Orem nennt vier große Bereiche, aus denen ein Defizit entstehen könnte:
   - Ungenügendes Wissen des Patienten über die neue Situation und die daraus entstehenden Mehrbelastungen; das Informationsdefizit führt dazu, dass der Patient nicht angemessen auf die Situation reagieren kann.
   - Fehlende Fähigkeiten des Patienten, die durch die neue Situation entstandenen Anforderungen zur Selbstfürsorge zu bewältigen.

- Fehlende Motivation des Patienten zur Selbstfürsorge.
- Der individuelle Entwicklungsstand des Patienten und seine Vorerfahrungen ermöglichen es ihm nicht, die Selbstfürsorge auszuführen.

4. Die Pflegeperson prüft, inwieweit es die Verfassung des Patienten zulässt, an der Selbstfürsorge beteiligt zu werden.

5. Die Pflegeperson muss die Ressourcen des Kranken ermitteln, die ihm zur Genesung zur Verfügung stehen, und es ihm ermöglichen, seine Selbstfürsorge in Zukunft wieder allein auszuführen."

Quelle: Deutscher Pflegeverband (DPV) e. V.: Informationsblatt der Arbeitsgruppe Psychosomatik/Psychotherapie des Deutschen Pflegeverbandes (DPV): Pflegemodell nach Orem, http://www.dpv-online.de/pdf/agergeb/Orem.pdf, S. 6, Zugriff am 10.06.2016

Zu diesem ersten Schritt des Pflegeprozesses gehört auch die Pflegeverordnung. Hier geht es um die Pflegehandlungen, die dazu dienen, die Selbstpflegeerfordernisse zu erfüllen. Des Weiteren sollte die Pflegekraft in diesem Schritt das geeignete Pflegesystem aussuchen. Orem geht davon aus, dass es sich hierbei um einen kontinuierlichen Prozess handelt, weil man im Laufe der Zeit den zu Pflegenden immer besser kennenlernt.

Beispiel

Ausschnitt einer möglichen Pflegeanamnese für Jule nach Orem

Leistungskomponente	Selbstpflegedefizit
angemessene Zufuhr von Nahrung und Flüssigkeit	Keine selbstständige Nahrungsaufnahme möglich aufgrund der Brandverletzungen an Händen, Armen und Gesicht.
angemessene Zufuhr von Luft/Sauerstoff	Keine Defizite
Körperpflege	Selbstpflegedefizit bei der Körperpflege, aufgrund der Brandverletzungen an Händen, Armen und Gesicht.
Ausscheidung	Keine Defizite bei Ausscheidung, benötigt aber Hilfe bei der Reinigung und beim Aufsuchen der Toilette
Beobachtung der Krankheitszeichen und der Effektivität von Behandlungen Sicherstellung angemessener medizinischer Unterstützung Korrekte Durchführung medizinischer Verordnungen Anpassung der Lebensweise und des Selbstbildes	Aufgrund des Alters noch nicht möglich (Abhängigenpflege)

Quelle: vgl. Schädle-Deininger, Hilde und Villinger, Ulrike: Praktische Psychiatrische Pflege, Köln, Psychiatrie Verlag, 1997, S. 370–387

Im zweiten Schritt wird die eigentliche Pflegeplanung erstellt. Die Planung richtet sich nach dem Pflegesystem:

- vollständig kompensierendes,
- teilweise kompensierendes oder
- unterstützend-erzieherisches Pflegesystem.

Berücksichtigt wird auch die Art und Weise des Helfens:

- Handeln für einen anderen,
- einen anderen führen oder leiten,

- physische und psychische Unterstützung zur Verfügung stellen,
- eine hilfreiche Umgebung schaffen,
- die Entwicklungen positiv unterstützen und
- jemanden unterrichten.

Aus diesen beiden Aspekten entwickelt die Pflegekraft Maßnahmen und Ziele.

„In der Ausführung des Pflegeplans sind beide, Pflegekraft und Patient, aktiv beteiligt. [...] Orem sieht die Pflege nicht als eine einseitige Handlung der Pflegeperson, sondern versteht sie als Interaktion zwischen Patient und Pflegeperson."

Quelle: Deutscher Pflegeverband (DPV) e. V.: Informationsblatt der Arbeitsgruppe Psychosomatik/Psychotherapie des Deutschen Pflegeverbandes (DPV): Pflegemodell nach Orem, http://www.dpv-online.de/pdf/agergeb/Orem.pdf, S. 7, Zugriff am 10.06.2016

Wichtig ist dabei, dass der Mensch mit Selbstpflegedefiziten von sich aus den Wunsch verspüren sollte, wieder mehr Selbstpflegekompetenzen zu erhalten.

Ausschnitt einer möglichen Pflegeanamnese für Jule nach Orem

In der ersten Woche auf der Intensivstation wird Jule nach dem vollständig kompensierenden Pflegesystem versorgt. Sie ist aufgrund der Schwere der Verletzungen nicht in der Lage, ihre Selbstpflegebedürfnisse zu erfüllen. Alle pflegerischen Handlungen werden von den Pflegekräften übernommen.

Selbstpflegedefizite/ Selbstpflegekompetenzen	Pflegeziel	Selbstpflegetätigkeiten/Pflegemaßnahmen des Pflegepersonals
Es besteht das Risiko der Exsikkose, da Jule nicht selbstständig Flüssigkeit zu sich nehmen kann, aufgrund der Brandverletzungen an Händen/Armen und Gesicht.	Flüssigkeitszufuhr von 1,5 Liter am Tag ist gewährleistet.	Jule erhält um ca. 7:00 Uhr, 13:00 Uhr und 18:00 Uhr eine NaCl-Infusion i. v. (20 Tr./Min.)

Auf der normalen Krankenstation wird zunehmend das teilweise kompensierende Pflegesystem eingesetzt. Hier werden einige Selbstpflegemaßnahmen von Jule selbstständig durchgeführt. Bei den Selbstpflegedefiziten übernimmt die Pflegekraft weiterhin die Handlungen, so sind die Pflegekräfte und Jule gemeinsam an der Pflege beteiligt.

Selbstpflegedefizite/ Selbstpflegekompetenzen	Pflegeziel	Selbstpflegetätigkeiten/Pflegemaßnahmen des Pflegepersonals
Es besteht das Risiko der Exsikkose, da Jule nicht selbstständig Flüssigkeit zu sich nehmen kann, aufgrund der Brandverletzungen an Händen/Armen und Gesicht.	Flüssigkeitszufuhr von 1,5 Liter am Tag ist gewährleistet.	Die Pflegekraft bereitet alle Getränke vor, dabei werden Wünsche erfragt und berücksichtigt. Das Pflegepersonal reicht in der Zeit von 7:00 bis 20:00 Uhr alle 2 Stunden und bei Bedarf ca. 150–200 ml an.
R: Jule äußert Wünsche bezüglich ihrer Getränke.		
R: Jule äußert ein Durstgefühl.		
R: Jule trinkt gerne Milch.		

Jule wird zunehmend nach dem unterstützend-erzieherischen Pflegesystem versorgt. Sie soll lernen, sich trotz der Verbände anzuziehen und zu essen und zu trinken. Das Pflegepersonal ist motivierend, anleitend und unterstützend tätig.

Selbstpflegedefizite/ Selbstpflegekompetenzen	Pflegeziel	Selbstpflegetätigkeiten/Pflegemaßnahmen des Pflegepersonals
Es besteht das Risiko der Exsikkose, da Jule nicht selbstständig Flüssigkeit zu sich nehmen kann, aufgrund der Brandverletzungen an Händen/Armen und Gesicht. R: Jule äußert Wünsche bezüglich ihrer Getränke. R: Jule äußert ein Durstgefühl. R: Jule trinkt gerne Milch.	Flüssigkeitszufuhr von 1,5 Liter am Tag ist gewährleistet.	Die Pflegekraft bereitet alle Getränke vor, dabei werden Wünsche erfragt und berücksichtigt. Das Pflegepersonal leitet Jule an und motiviert sie, in der Zeit von 7:00 bis 20:00 Uhr alle 2 Stunden ca. 150–200 ml selbstständig einzunehmen. Dabei wird eine Tasse mit zwei Henkeln benutzt. Bei Bedarf unterstützt das Pflegepersonal.

Im letzten Schritt werden die geplanten Maßnahmen durchgeführt, dies bezeichnet Orem als **Regulation**. Besonderheiten und Ergebnisse werden im Berichteblatt vermerkt.

In der **Kontrolle** geht es um die Bewertung der ausgeführten Maßnahmen. Die Kontrolle sollte regelmäßig in festgelegten Zeitabständen erfolgen, zum Beispiel jede Woche (KH) oder alle drei Monate (ambulante/stationäre Pflege).

Ein weiteres Beispiel für eine Pflegeplanung nach Orem sehen Sie in der folgenden Musterpflegeplanung.

Beispiel

Auszug aus einer Musterpflegeplanung nach Orem am Beispiel Nahrungszufuhr

Selbstpflegekompetenzen (K) Selbstpflegedefizite (D)	Pflegeziele	Selbstpflegetätigkeit Maßnahmen vom Pflegepersonal	Kontrolle
K: Frau M. kann vorbereitete Mahlzeiten selbstständig zu sich nehmen	das Gewicht ist stabil	Frau M. isst weiterhin selbstständig	am 11.03.20..
K: Frau M. hat einen BMI von 21	keine Gewichtsreduktion		BMI liegt weiterhin bei 21
D: Frau M. isst unregelmäßig, bedingt durch kognitive Einschränkungen und fehlende Tagesstruktur infolge einer Alzheimer-Demenz	Frau M. akzeptiert die vorgegebene Tagesstruktur	Das Pflegepersonal bietet Frau M. eine Tagesstruktur, durch die Mahlzeiten, Tagesangebote, Gespräche usw.	Frau M. nimmt an den Tagesangeboten teil
		Das Pflegepersonal führt 1 x pro Monat eine Gewichtskontrolle durch	Maßnahmen wie geplant weiterführen

Zusammenfassung

Orem definiert den Pflegeprozess als ein System, in dem festgestellt wird, warum eine Person pflegebedürftig ist. Es wird ein Plan für die Versorgung dieses pflegebedürftigen Menschen erstellt und die Pflege durchgeführt.

Der Pflegeprozess nach Orem umfasst drei Schritte.

1. Diagnose und Verordnung
2. Entwurf und Planung
3. Regulation und Kontrolle

■ ***Aufgabe 17***

Erstellen Sie in der Praxis für einen zu Pflegenden, den Sie gut kennen, eine Pflegeanamnese nach Dorothea Orem.
Ein Musterdokument finden Sie beim Deutschen Pflegeverband (DPV) e. V. (unter: http://www.dpv-online.de/pdf/agergeb/Anleitung_Pflegeplanung.pdf, S. 3), oder halten Sie sich an die Struktur, die im Buch vorgegeben wird.

■ ***Aufgabe 18***

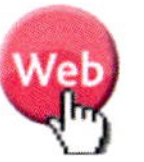

Erstellen Sie nach der Pflegeanamnese für diesen zu Pflegenden auch eine Pflegeplanung nach Orem. Nutzen Sie dafür die vorgegebene Struktur oder die Online-Vorlage unter BuchPlusWeb („Pflegeplanungsdokument nach Orem“).

5.3 Überleitung von Kindern in das häusliche Umfeld/ die ambulante Versorgung

Nach einer Woche auf der Intensivstation kommt Jule auf die normale Station. Hier erhält sie Krankengymnastik, um die Beweglichkeit der Hände zu fördern. Die Eltern werden in der Narbenpflege angeleitet.

Nach drei Wochen soll Jule nach Hause entlassen werden. Den Eltern wird nahegelegt, sich Hilfe bei der Wundversorgung von einem ambulanten Pflegedienst zu holen.

Jules Eltern informieren sich im Internet über den ambulanten Kinderpflegedienst. Ihnen gefällt der Pflegedienst „Sonnenkinder“ sehr gut. Beim Lesen entdecken sie, dass dieser Pflegedienst nach dem Pflegemodell von Dorothea Orem pflegt. Sie fragen sich, was dies für die Pflege ihrer Tochter bedeutet. Die sechsjährige Jule wird heute endlich nach Hause entlassen. Die Eltern haben den ambulanten Kinderpflegedienst „Sonnenkinder“ für die Pflege der Brandwunden bestellt.

Sobald ein Mensch Hilfe bei der Selbstpflege benötigt, spricht Orem von Abhängigenpflege bzw. Dependenzpflege. Somit sind Kinder naturgemäß je nach Alter nie vollständig unabhängig.

Wenn ein Kind krank wird, löst dies oft existenzielle Ängste und Sorgen aus. Die Eltern sind meist zu Beginn nicht in der Lage, umfassend und langfristig zu denken und zu planen. Hier leistet der ambulante Pflegedienst einen großen Beitrag an Unterstützung, Schulung und

Übernahme, sodass Eltern und Kind die Möglichkeit haben, mit der neuen Lebenssituation umzugehen.

Der Bereich der Dependenzpflege aus dem Pflegemodell nach Orem lässt sich gut auf die Betreuung kranker Kinder durch den ambulanten Pflegedienst übertragen. Eltern und Kind werden nach Orem als eine Einheit gesehen, dies bedeutet für eine professionelle pflegerische Betreuung, dass die Eltern unbedingt in die Pflege integriert werden müssen. Nur so können Eltern die Fähigkeit entwickeln, die Dependenzpflege ihres Kindes gut durchzuführen.

5.3.1 Pflegeüberleitungsbögen

Der Anteil von Kinderkrankenpflegeangeboten im ambulanten Bereich beträgt in Deutschland nur ca. 1 % gegenüber dem der Erwachsenenpflege. Was ist zu beachten bei einer Entlassung vom Krankenhaus in das häusliche Umfeld?

Die Pflegeüberleitung sollte mit einem Schwerpunkt auf den Selbstpflegekompetenzen und den Dependenzpflegekompetenzen erfolgen, um eine möglichst hohe Zufriedenheit zu erzielen.

Pflegeüberleitungsbögen sind dabei ein sinnvolles Instrument. Sie werden bei jeglichen Entlassungen und Verlegungen von pflegebedürftigen Menschen eingesetzt. Das bedeutet, dass jeder Pflegedienst, jede Pflege- oder klinische Einrichtung bei der Aufnahme eines pflegebedürftigen Menschen einen Pflegeüberleitungsbogen bekommt. Diese Bögen dienen dazu, versorgungsrelevante professionelle Informationen und Situationseinschätzungen an die Aufnahmeinstanzen weiterzuleiten. Hierdurch soll die Versorgungsqualität und -kontinuität gewährleistet werden.

„Der Expertenstandard regelt nicht das organisatorische Vorgehen des Entlassungsmanagements innerhalb der jeweiligen Einrichtungen (Absprachen in direkter Form zwischen allen Beteiligten oder Einsatz einer koordinierenden Vermittlungsinstanz). Er stellt vielmehr in Rechnung, dass viele Einrichtungen bereits über Ansätze einer systematischen Patientenentlassung verfügen, die sich mit Hilfe des Expertenstandards optimieren lassen. Gleichwohl empfiehlt der Standard mit Bezug auf internationale Studien, dass im Entlassungsprozess die Pflegefachkraft aufgrund ihrer Nähe zu Patienten und Angehörigen die entscheidende Koordinationsfunktion einnimmt. Das heißt jedoch nicht, dass sie alle Schritte des Entlassungsmanagements selbst durchführt. Die vorliegende Literaturstudie zeigt, dass die Wirksamkeit eines zentral organisierten Entlassungsmanagements mit dafür spezialisierten Pflegeexperten besser belegt ist, als ein Entlassungsmanagement durch Bezugspflegekräfte. Ein gelungenes Entlassungsmanagement kann nur in multidisziplinärer Zusammenarbeit erreicht werden, in der auch die anderen Berufe, wie Medizin, Sozialarbeit, Physiotherapie, Ergotherapie, Logopädie oder Psychologie ihren Anteil spezifisch wahrnehmen."

Quelle: Deutsches Netzwerk für Qualitätsentwicklung in der Pflege (Hrsg.): Auszug aus der Veröffentlichung zum Expertenstandard „Entlassungsmanagement in der Pflege", 1. Aktualisierung 2009, https://www.dnqp.de/fileadmin/HSOS/Homepages/DNQP/Dateien/Expertenstandards/Entlassungsmanagement_in_der_Pflege/Entlassung_Akt_Auszug.pdf, S. 11, Zugriff am 01.02.2017

Ziel des Expertenstandards ist die Versorgung aller Menschen mit einem individuellen Entlassungsmanagement, um eine kontinuierliche und bedarfsgerechte Versorgung nach einem Aufenthalt in einer professionellen Versorgungseinrichtung sicherzustellen.

Eine Entlassung kann schnell zu Versorgungslücken führen. Um dem entgegenzuwirken, wurde der Expertenstandard erstellt. Das Assessmentinstrument Expertenstandard gibt Hilfestellung bei der Auswahl an Beratungs-, Koordinations- und Schulungsleistungen. Mit der

Evaluation am Ende des Entlassungsmanagementprozesses stellt die Pflegefachkraft die bedarfsgerechte Versorgung des zu Pflegenden sicher.

Im Allgemeinen gilt, dass die ambulante Pflege einen stationären Aufenthalt bei Kindern verkürzt oder sogar verhindert. Ein mögliches Trennungstrauma, das aufgrund wiederholter Krankenhausaufenthalte entstehen kann, kann so vermieden oder zumindest reduziert werden. Denn bei der Familie fühlt sich ein Kind meist wohl und geborgen. Eltern und Angehörige sollten nach dem Pflegemodell von Orem in ihrer Pflegekompetenz berücksichtigt und gestärkt werden, um möglichst viele Tätigkeiten der Dependenzpflege selbst ausführen zu können.

5.3.2 Case Management

Tipp:* *Dieses Thema finden Sie ausführlich im Themenheft „Kompetente Pflege: Arbeitsorganisation und Qualitätsmanagement in Pflegeberufen" (978-3-427-16116-5).

Bei dem 15-jährigen Elias wird ein Tumor im Oberschenkelknochen (Osteosarkom) festgestellt. Nach einer 10-wöchigen Chemotherapie wird der Tumor operativ entfernt. Elias wird zwei Wochen nach der Therapie entlassen. Nun soll eine Chemotherapie mit Zytostatika für 18 Wochen lang fortgesetzt werden (postoperative Chemotherapie). Das Ärzteteam rät den Eltern, einen ambulanten Dienst zur Unterstützung zu kontaktieren.

Da die Eltern mit dieser komplexen Situation überfordert sind, unterstützt der Case Manager Konstantin Wegener die Familie.

In vielen Fällen ist es sinnvoll, die Entlassung aus dem stationären in den ambulanten Bereich mithilfe von Case Management zu gestalten.

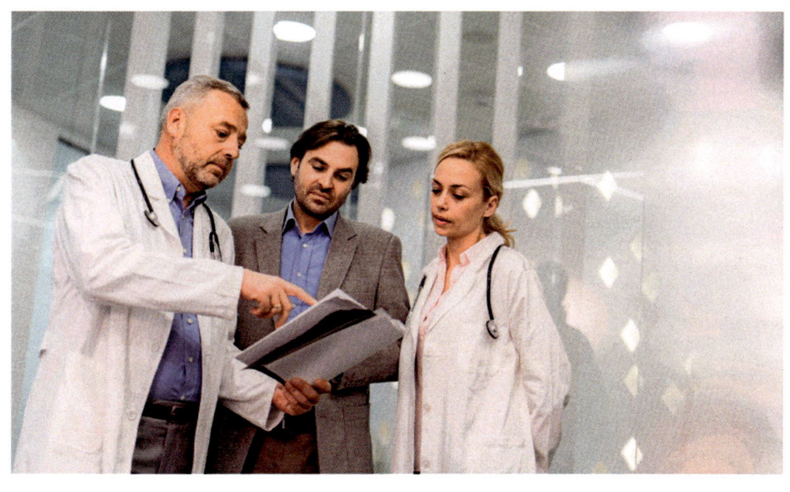

Bei Case Management handelt es sich um die Organisation eines „Falls" (womit in der Pflege komplexe Situationen einer hilfsbedürftigen Person in Bezug auf seine Ressourcen, Probleme und Bedürfnisse gemeint sind, nicht die Person an sich).

Case Management ist eine Weiterentwicklung der herkömmlichen Sozialarbeit und des Schnittstellen- und Entlassungsmanagements. Ziel des Entlassungsmanagements ist die Sicherstellung der poststationären Versorgung und die Vermeidung von Störungen in der Kontinuität der Versorgung der hilfsbedürftigen Personen. Case Management kann hier genutzt werden, um den Expertenstandard „Entlassungsmanagement" erfolgreich umzusetzen.

Case Management bezieht sich immer auf einen Einzelfall und kann somit nicht standardisiert werden, zum Beispiel „Maßnahme A für alle Suchtpatienten". Dieser Einzelfall kann sich auf einzelne Personen oder einzelne Organisationen (Einrichtungen, Stationen, Wohnbereiche, ...) beziehen.

Case Management, zu Deutsch Fallmanagement, steht für eine Organisation von bedarfsgerechten Hilfeleistungen. Der Versorgungsbedarf einer hilfsbedürftigen Person ist beim Case Management zeitlich begrenzt und schnittstellenübergreifend (Schnittstellen können Einrichtungen, Dienstleistungen und Ämter sein). Case Manager implementieren, koordinieren, überwachen und evaluieren die geeigneten Hilfeleistungen.

Die Deutsche Gesellschaft für Care und Case Management e. V. (dgcc) beschreibt in ihren Rahmenempfehlungen den Zweck des Case Managements wie folgt:

Der Case Manager **begleitet**, **unterstützt**, **berät** und **versorgt** den zu Pflegenden/die Organisation mit optimal aufeinander abgestimmten Hilfeleistungen.

Quelle: vgl. Deutsche Gesellschaft für Care und Case Management e. V. (Hrsg.): Rahmenempfehlungen zum Handlungskonzept Case Management, Heidelberg, medhochzwei Verlag, 2. Auflage 2011

Der Case Manager vollzieht seine Handlungen

- transparent und
- auf den Einzelfall bezogen,
- er fördert die Eigenverantwortung (Subsidiarität) der hilfsbedürftigen Person/Einrichtung,
- er steuert die Hilfeleistungen „aus einer Hand" (→ vgl. Primary Nursing Modell) und optimal aufeinander abgestimmt.

Das Case Management verfolgt dabei folgende Ziele:

- den individuellen Versorgungsbedarf abzudecken und sicherzustellen,
- bei der Bewältigung von sozialen und gesundheitlichen Problemen zu unterstützen und
- Hilfestellung bei der Gestaltung des Alltags zu bieten.

Voraussetzungen und mögliche Aspekte, um einen Anspruch auf Case Management zu rechtfertigen, liegen vor, wenn

- Schnittstellen überwunden werden sollen,
- Fehlhandlungen (Fehlallokationen) vermieden werden sollen,
- die Hilfe effektiv und effizient gestaltet werden soll,
- die Eigennützlichkeit (Egoismen) von Leistungs- und Kostenträgern überwunden werden soll,
- folgende Sozialgesetzbücher (SGB) zutreffen: SGB II für die Wiedereingliederung in die Beschäftigung, SGB V für die Betreuung von Patienten in der integrierten Versorgung, SGB XI für die Pflegeberatung und SGB XII für die Wiedereingliederung in das Berufsleben,
- der Expertenstandard Entlassungsmanagement in der Pflege umgesetzt wird.

Case Manager haben folgende wesentliche Aufgaben:

- Verbesserung der Kommunikation und Koordination zwischen der hilfsbedürftigen Person und der Einrichtung.
- Information der hilfsbedürftigen Person über ihre Rechte und Einsetzen für die Umsetzung dieser Rechte.
- Erkennen der Ressourcen der hilfsbedürftigen Person oder der Einrichtung. Ziel ist es, die Ressourcen gezielt zu fördern und zu optimieren im Hinblick auf die Subsidiarität.
- Steuerung der Hilfeleistungen, damit eine bedarfsgerechte Versorgung der hilfsbedürftigen Person sichergestellt ist. Dabei sind wesentliche Aufgaben die Koordination, die Überwachung und die Evaluation der Hilfeleistungen.
- Implementierung neuer Prozesse sowie Koordination, Überwachung und Evaluation dieser Prozesse.

Case Management kann nur in bestimmten „Fällen“ angewandt werden. Dazu müssen fünf Kriterien vorliegen:

1. eine komplexe Problemlage
2. eine hohe Akteursdichte
3. Schwierigkeiten bei der Umsetzung der Regelversorgung (Compliance-Probleme)
4. fehlende Ressourcen des Betroffenen
5. die Einwilligung des Betroffenen

Beispiel
Bei dem 15-jährigen Elias treffen alle fünf Kriterien zu:
1. *Komplexe Problemlage (schwere Diagnose, junges Alter, Schule, Pflegesituation, Behandlung, Zukunftsangst, ...)*
2. *Hohe Akteursdichte (Ärzte, Pflegekräfte, Physiotherapeuten, Hauslehrer)*
3. *Schwierigkeiten bei der Umsetzung (Angst der Eltern, Angst von Elias, Schwierigkeit, einen Hauslehrer zu finden)*
4. *Fehlende Ressourcen (Elias empfindet die Behandlung als sehr lang, er sieht die Schonung des Beines nicht ein, er lehnt den Unterricht zu Hause ab)*
5. *Einwilligungen der Eltern und von Elias liegen vor*

Die Grundvoraussetzungen für die Anwendung von Case Management sind sowohl die Bereitschaft des Betroffenen, aktiv an dem Hilfeprozess mitzuarbeiten, als auch die Bereitschaft, Eigenverantwortung (Subsidiarität) zu übernehmen. Des Weiteren müssen Angaben zur Frequenz und Dauer vorliegen.

Die Frequenz bezieht sich auf die Häufigkeit, mit der Case-Management-Prozesse angewandt werden können. Die Dauer bezieht sich auf die Zeit, die für den gesamten Case-Management-Prozess angesetzt wird. Case Management kann mehrmals für bestimmte Zeiträume eingesetzt werden.

In Bezug auf die Entlassung von chronisch kranken Kindern in den ambulanten Bereich ist Case Management sinnvoll, weil eine komplexe Problemlage mit vielen Akteuren vorliegt (Physiotherapeuten, Psychologen, usw.). Hinzu kommt, dass es den Eltern und Betroffenen häufig schwer fällt, die neue Lebenssituation zu akzeptieren. Fehlende Ressourcen können insbesondere vorliegen, wenn es um Wund- oder Portsystemversorgungen geht.

Zusammenfassung

Pflegeüberleitungsbögen dienen dazu, versorgungsrelevante professionelle Informationen und Situationseinschätzungen weiterzuleiten. Hierdurch soll die Versorgungsqualität und -kontinuität gewährleistet werden.

Case Management steht für die Organisation eines „Falls“. Case Manager begleiten, unterstützen, beraten und versorgen den zu Pflegenden mit optimal aufeinander abgestimmten Leistungen. Dabei erstellen sie schnittstellenübergreifend ein individuelles Netzwerk für den Betroffenen/die Organisation.

Case Management steht oft im Zusammenhang mit einer Entlassung (Entlassungsmanagement) aus dem Krankenhaus, mit komplexen Umstrukturierungen von langer Dauer oder mit mehreren Frequenzen.

Aufgabe 19

Sammeln Sie in Kleingruppen Pflegeüberleitungsbögen aus Ihren Einrichtungen, aus ambulanten Diensten oder aus dem Internet, bzw. direkt von einem Anbieter.
Vergleichen Sie die gesammelten Pflegeüberleitungsbögen im Plenum und stellen Sie die Vor- und Nachteile der jeweiligen Pflegeüberleitungsbögen dar.

Aufgabe 20

Erstellen Sie in Kleingruppen einen eigenen Pflegeüberleitungsbogen. Welche Bereiche sind Ihnen beim Entlassungsmanagement wichtig? Stellen Sie Ihre Ergebnisse im Plenum vor.

Aufgabe 21

Was würden Sie im Hinblick auf das Pflegemodell nach Orem in Bezug auf die Kinderkrankenpflege ändern?

Aufgabe 22

Der Case Manager Konstantin Wegener besucht Elias noch im Krankenhaus, um gemeinsam mit Elias seine Aufgaben und seine Ziele zu klären. Er fragt Elias nach seinen Wünschen: Elias möchte gerne nach Hause und er hätte nie gedacht, dass er die Schule mal so vermissen würde!
Beim Pflegepersonal und bei den Therapeuten erkundigt sich Konstantin Wegener nach der Pflegesituation und nach Elias Mitarbeit an seiner Genesung. Ebenso nach dem Stand der ärztlichen Behandlung. Herr Wegener möchte vor der Entlassung bereits die Versorgung zu Hause regeln.
a) Beschreiben Sie Case Management ausführlich, auf das Fallbeispiel bezogen.
b) Wie kann die Hilfeleistung für Elias konkret aussehen?
c) Wie sieht die Umsetzung aus?
d) Welche Angebote sind seitens des Case Managers sinnvoll?

Aufgabe 23

Haben Sie schon mal Kontakt mit Case Management gehabt? Erläutern Sie, in welchem Zusammenhang (entweder im Plenum oder schriftlich in Kleingruppen).

6 Pflegeprozess nach den Aktivitäten des täglichen Lebens von Schwester Liliane Juchli

Die Gesundheits- und Krankenpflegeschülerin Sabine Gerlach ist im ersten Ausbildungsjahr. Sie hat zurzeit im Unterricht das Thema Pflegetheorien und -modelle. Auf der Arbeit fragt sie ihre Kollegen, nach welcher Theorie denn im St. Johannes Krankenhaus gearbeitet wird. Nach Liliane Juchli, daher auch ATL, lautet die Antwort.

Sabine Gerlach fragt sich jetzt, wie sich ein Pflegemodell eigentlich auf die Dokumentation der Pflege auswirkt.

■ ***Aufgabe 24***

Sammeln Sie im Plenum Ideen zur Fragestellung: Wie wirken sich Pflegemodelle auf die Dokumentation aus? Besprechen Sie diese Sammlung erneut am Ende des Kapitels.

Liliane Juchli wurde am 19. Oktober 1933 in Nussbaumen/Obersiggenthal in der Schweiz geboren. Juchli ist Krankenschwester und Ordensschwester. Sie gehört dem Orden der Barmherzigen Schwestern vom Heiligen Kreuz an.

Schwester Juchli hat mit ihrem Pflegelehrbuch und dem Pflegemodell der Aktivitäten des täglichen Lebens die Entwicklung der Pflege seit den 1960er-Jahren maßgeblich beeinflusst und vorangetrieben.

Liliane Juchli legte der Pflege in den 1980er-Jahren ein neues, ganzheitliches Menschenbild zugrunde, das sie aufgrund persönlicher Erfahrungen mit Erschöpfung, Depression und anschließender Gesundung entwickelt hatte. Pflege sollte

> „wesentlich enger als bisher an den körperlichen und seelischen Bedürfnissen des Menschen in seiner Gesamtheit orientiert sein – und zwar sowohl des Pflegebedürftigen als auch des Pflegenden. Diese neue Herangehensweise führte zu einer weiteren Professionalisierung und Aufwertung der Pflegeberufe."

Quelle: Georg Thieme Verlag, Pressemitteilung: Schwester Liliane Juchli – Die „Grande Dame" der Pflege, https://www.thieme.de/de/pflege/Schwester-Liliane-Juchli-Die-Grande-Dame-der-Pflege-37686.htm, Zugriff am 16.02.2017

Schwester Juchlis Pflegemodell beruht auf den Ideen von Maslow und Henderson, deren Grundgedanken sie weiterentwickelte. 1972 sprach Juchli noch von Grundbedürfnissen. 1981 änderte sie dies in Aktivitäten des täglichen Lebens (ATL). Diese Aktivitäten des täglichen Lebens sind vergleichbar mit den Grundbedürfnissen nach Henderson (siehe Seite 33) und Roper (siehe Seite 34).

Da es sich um ein ganzheitliches Pflegemodell handelt, stehen die Aktivitäten des Lebens nie für sich, sondern im Zusammenhang mit:

- „der Mensch als Individuum und Beziehungswesen (Eigenwelt, Mitwelt, Umwelt, Überwelt),
- Gesundheit und gesund Leben, Krankheit und Krankheitsbewältigung,
- Gesundheits- und Krankenpflege bzw. Handlungskonzepte der Pflege (Pflegeprozess)."

Quelle: Juchli, Liliane: Pflege. Praxis und Theorie der Gesundheits- und Krankenpflege, Stuttgart, Thieme Verlag, 1997, S. 88

Gesamtrahmen der Pflege nach Juchli

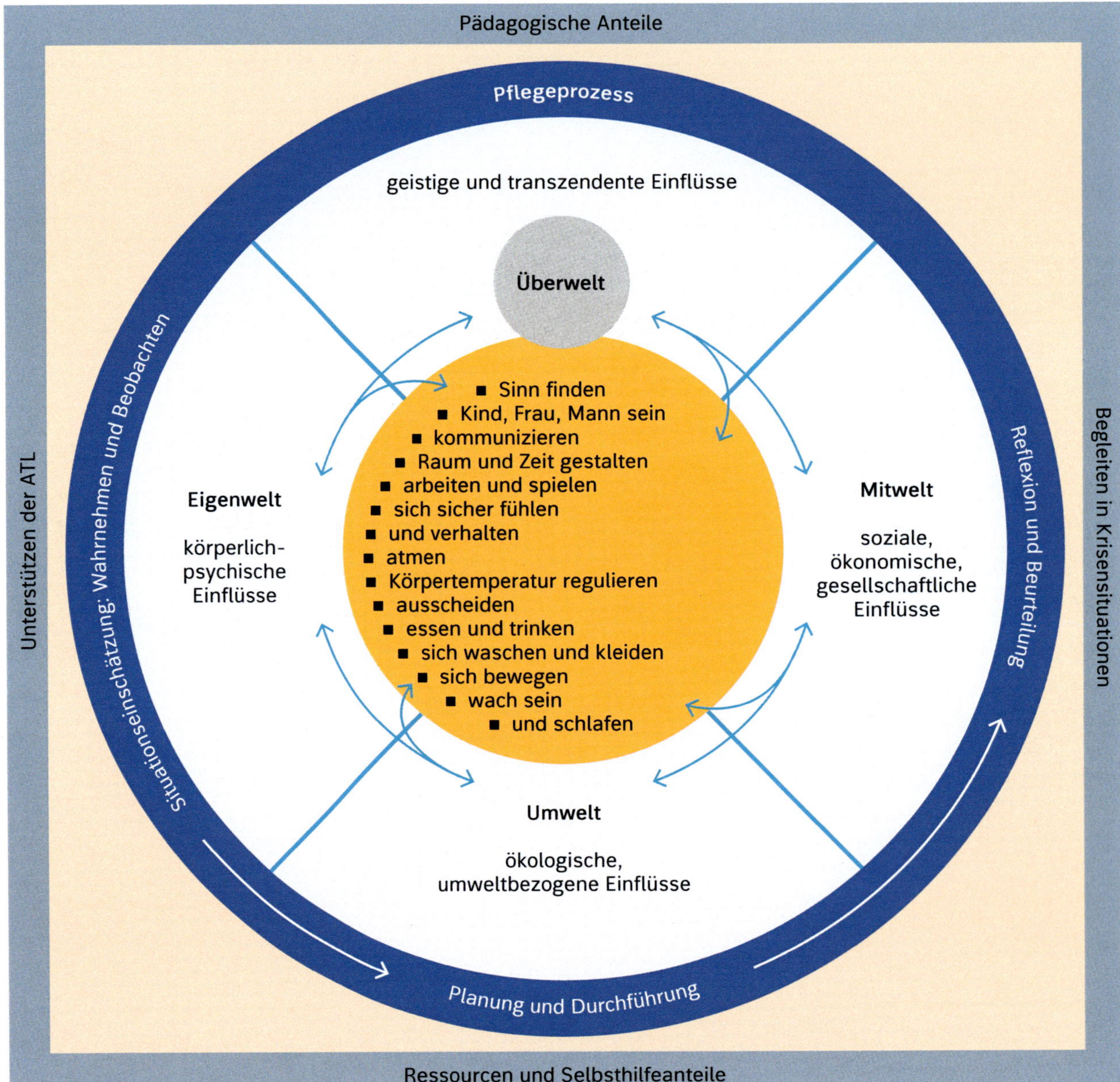

Die Aktivitäten des täglichen Lebens (ATL)

Den Gesamtrahmen der Pflege beschreibt Juchli mit den Aktivitäten des täglichen Lebens (ATL):

1. **Wach sein und schlafen**
   Schlafgewohnheiten sind tief im Menschen verwurzelt. Störungen treffen daher den ganzen Menschen.

2. **Sich bewegen**
   Die Bewegung steht eng in Verbindung mit den anderen ATL. Die Erhaltung und Förderung hat daher einen positiven Einfluss auf alle Lebensbereiche.
3. **Sich waschen und kleiden**
   Professionelle Pflege zeichnet sich durch ein besonderes Fachwissen aus, welches weit über das hinausgeht, was allgemein unter Körperpflege verstanden wird.
4. **Essen und trinken**
   Das Ziel der Pflege ist eine gesunde Ernährung, die Förderung der Esskultur und die Hilfe zur Selbsthilfe bei Essstörungen, -problemen oder -behinderungen.
5. **Ausscheiden**
   Ein professioneller Umgang mit Ausscheidungen heißt auch, mit einer respektvollen Haltung in den Intimbereich eines Menschen zu treten (Privatsphäre).
6. **Körpertemperatur regulieren**
   Hier geht es um den gesunden Umgang mit Kälte und Wärme, sowie die gezielte Unterstützung des Pflegepersonals bei Störungen.
7. **Atmen**
   Atmen bedeutet Leben. Die kompetente und sachgerechte Unterstützung bei der Atmung kann daher als Lebenshilfe gesehen werden.
8. **Sich sicher fühlen und verhalten**
   Sicherheit bedeutet Verlässlichkeit, hauptsächlich in Bezug auf Hygiene- und Schutzmaßnahmen. Kranke Menschen brauchen zusätzliche Bezugspersonen.
9. **Raum und Zeit gestalten, arbeiten und spielen**
   Hier geht es um die Alltagsgestaltung und die Ordnung der Zeit, d. h die Gestaltung von Arbeitszeit und Freizeit, von Aktion und Muße.
10. **Kommunizieren**
    Die Kommunikation ist ein Schlüsselelement der Pflege. Sie muss geübt und gelernt/gepflegt werden.
11. **Kind, Frau, Mann sein**
    Werte wie Distanz, Nähe, Berührung, Leiblichkeit und Sexualität sollten in der Pflege thematisiert und integriert werden.
12. **Sinn finden im Werden, Sein, Vergehen**
    (auch bekannt unter Lebenssinn, Sinnkrise, Sterben)

Quelle: vgl. Juchli, Liliane: Pflege. Praxis und Theorie der Gesundheits- und Krankenpflege, Stuttgart, Thieme Verlag, 1997, S. 74–86

Das Pflegepersonal sollte in der Lage sein, Menschen in Krisensituationen und im Sterben kompetent zu begleiten. Und, wie oben bereits erwähnt, den Menschen als Individuum und Beziehungswesen zu sehen, unter Beachtung des Zusammenspiels zwischen Gesundheit und gesundem Leben, Krankheit und Krankheitsbewältigung sowie des Pflegeprozesses.

Aus diesen drei Bereichen hat Juchli zehn **Leitlinien/Thesen** abgeleitet:

1. Der Mensch ist eine Ganzheit und Einheit von Körper, Seele und Geist.
2. Der Mensch ist Person und als solche ein Individuum und Beziehungswesen.
3. Der Mensch ist ein Fragender und Suchender. Der Mensch ist ein religiöses Wesen, auch wenn er diese Dimension für sich nicht erkennt.

4. Gesundsein heißt, ein gelingendes Leben führen zu können, trotz erschwerenden Umständen.
5. Gesundheit ist lernbar.
6. Die Motivation der Pflege ist der Mitmensch.
7. Die Kategorien der Pflege sind:
   - Selbsthilfeanteile der Pflege. Dieser Aspekt beinhaltet Anleitung, Unterstützung und Förderung der Ressourcen. Sind aufgrund der Erkrankung nur wenige Ressourcen vorhanden oder kann ein Mensch diese nicht aktivieren, ist es Aufgabe des Pflegepersonals, Coping-Strategien (Bewältigungsstrategien) mit ihm zu entwickeln (auch bekannt als Hilfe zur Selbsthilfe).
   - Pädagogische Anteile. Das Pflegepersonal hat die Aufgabe, in dem Prozess des Lernens bei Gesundsein, Gesundheitsbildung und des Lebens in neuen Situationen (chronische Erkrankungen, Amputationen, Lähmungen etc.) zu unterstützen.
   - Ressourcenorientierte Anteile. Ressourcen sind alle Aspekte, die sich am Gesunden orientieren. Das Hervorlocken, Aktivieren und Unterstützen von Ressourcen ist eine wichtige Aufgabe der Pflege.
   - Begleitung in Krisensituationen des Lebens. Hier geht es um das Mitgehen und Dabeibleiben in schwierigen Lebenssituationen. Es ist wichtig, einem Menschen Kraft zu geben, um Ängste und Leiden auszuhalten.
   - Unterstützung der ATL. Mit Unterstützung ist die Übernahme der notwendigen Hilfe in Bezug auf die ATL des zu Pflegenden gemeint, aber auch prophylaktische Maßnahmen zur Prävention und die Erfüllung von ärztlichen Delegationen.
8. Pflege ist immer interdisziplinär zu sehen.
9. Die „berufliche Pflege“ sollte sich ihrer Profession bewusst sein und dennoch mit den „Laienpflegern“ zusammenarbeiten, um ein optimales Milieu für den zu Pflegenden zu schaffen.
10. Pflegen ist eine Kunst. Nächstenliebe und der Wunsch, zu helfen, sind ihre Motivation. Das Ziel der Pflege ist eine Kultur der Pflege, die auf wissenschaftlichen Erkenntnissen abgestützt ein eigenes Pflegeverständnis entwickelt.

Quelle: vgl. Juchli, Liliane: Pflege. Praxis und Theorie der Gesundheits- und Krankenpflege, Stuttgart, Thieme Verlag, 1997, S. 17.

Juchli beschreibt in ihrem Modell den gesamten Pflegeprozess. Das bedeutet, wenn sich eine Einrichtung wie das St. Johannes Krankenhaus für die Pflege nach Juchli entscheidet, sieht diese Einrichtung den Patienten, wie Juchli dies beschreibt. Die Leitlinien gelten dann als Grundsätze der Einrichtung.

Der Pflegeprozess und die ATL werden als helfendes Instrument betrachtet, immer mit der Sichtweise, dass der Mensch als Individuum und Ganzes wahrgenommen wird.

6.1 Der Pflegeprozess nach Juchli

Die Gesundheits- und Krankenpflegeschülerin Sabine Gerlach soll nun den Pflegeprozess nach Juchli praktisch kennenlernen. Ihre Praxisanleitung möchte, dass Sabine bei der neuen Patientin Julia Ronaldo mit der Pflegeanamnese beginnt.

Bei der Pflegeprozessplanung nach Juchli steht der Mensch als Individuum und Beziehungswesen im Vordergrund. Der Pflegeprozess wird als ein „individueller Problemlösungs- und Beziehungsprozess“ *(Quelle: Juchli, Liliane: Pflege. Praxis und Theorie der Gesundheits- und Krankenpflege, Stuttgart, Thieme Verlag, 1997, S. 90)* gesehen. Juchli legt bei der Planung des Pflegeprozesses Wert auf die Berücksichtigung der aus der Biografie gewonnenen Erkenntnisse. Der Pflegeprozess sollte individuell sein, dazu müssen alle Fähigkeiten, Ressourcen und Probleme berücksichtigt werden.

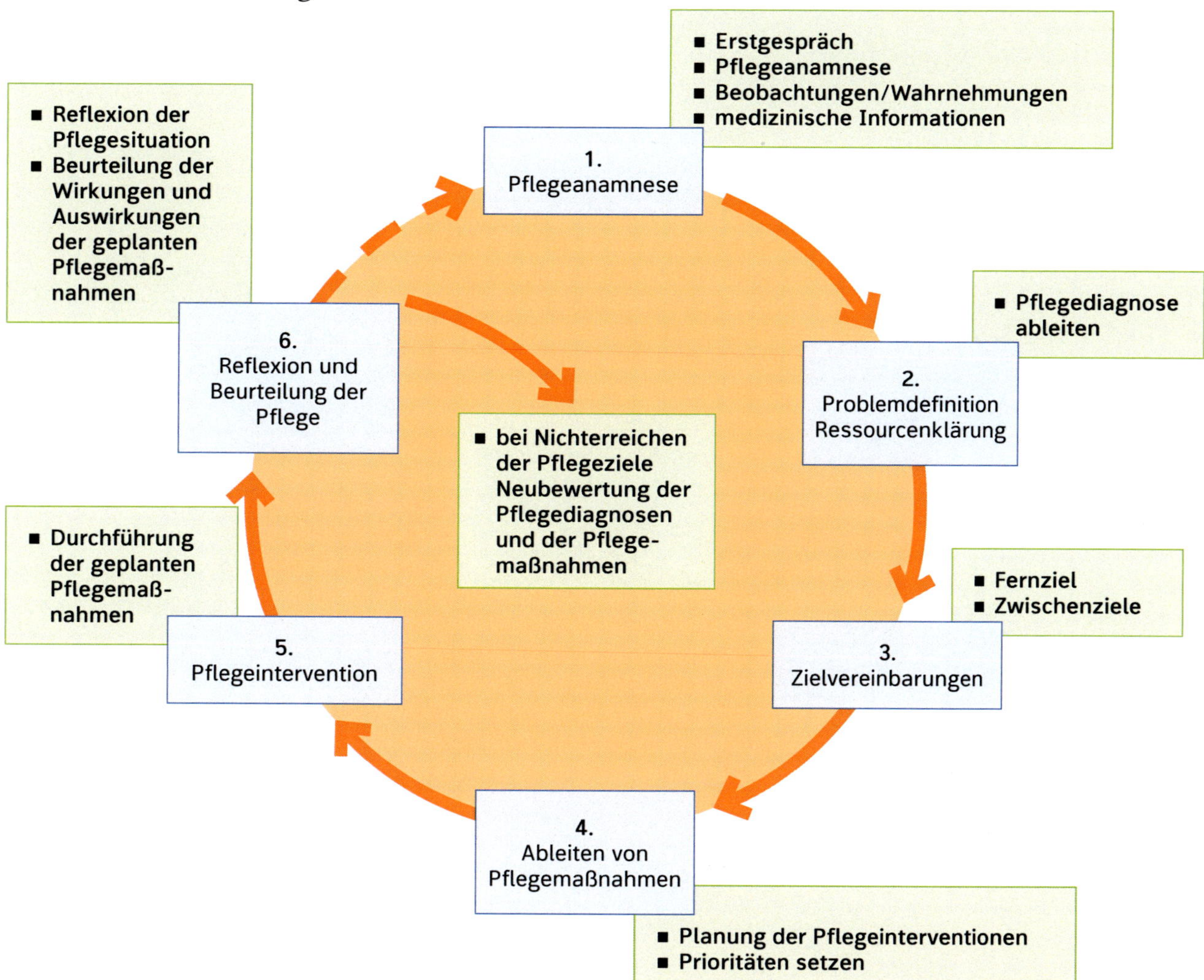

Pflegeprozess nach Juchli

Juchli betont dabei immer wieder, dass die ATL nur als Raster bei der Informationssammlung dienen, es gilt immer den ganzen Menschen wahrzunehmen. Das bedeutet, dass die Pflegefachkraft nicht einzelne ATL abarbeitet, sondern schaut, wie es dem zu Pflegenden geht, wie dieser sich fühlt, und dabei alle ATL im Blick hat. Dieser ganzheitliche Pflegeansatz ist die große Kunst bei der Pflegeprozessplanung, da auch die Anamnese und die Pflegeplanung nach den ATL gegliedert sind. Diese Schwierigkeiten sollen die folgenden Beispiele verdeutlichen.

Julia Ronaldo, 44, wurde vom Internisten in das St. Johannes Krankenhaus überwiesen, da bei einer Gastroskopie (Magenspiegelung) ein Ulcus ventriculi (Magengeschwür) im fortgeschrittenen Stadium festgestellt wurde.

Die Auszubildende Sabine Gerlach macht das Aufnahmegespräch. Sie nimmt dazu die Anamnese zur Hand.

1. **Wach sein und schlafen**
   Sabine: „Haben Sie Schlafprobleme?"
   Frau R.: „Ja. Ich kann schlecht einschlafen."

2. **Sich bewegen**
   Sabine: „In der Bewegung sind Sie nicht eingeschränkt, oder?"
   Frau R.: „Nein, wieso? Weil ich Magenschmerzen habe?"

3. **Sich waschen und kleiden**
   Für Sabine Gerlach ist offensichtlich, dass Frau Ronaldo dies alleine kann.

4. **Essen und trinken**
   Sabine: „Wie ist Ihr Ess- und Trinkverhalten?"
   Frau R.: „Was meinen Sie denn mit dieser Frage?"
   Sabine: „Was essen und trinken Sie in der Regel? Haben Sie Allergien?"
   Frau R.: „Nein, ich habe keine Allergien. Ich esse in letzter Zeit ziemlich unregelmäßig und gerne Fast Food, und, naja, zu viel Kaffee trinke ich wohl auch."
   Ergänzungen von Sabine: „Größe 1,68 m, Gewicht 88 kg, BMI 31"

5. **Ausscheiden**
   Sabine trägt auf dem Anamnesebogen ein:
   „Nicht gefragt, weil ich nicht wusste, wie."

6. **Körpertemperatur regulieren**
   Temperaturkontrolle: 36,9 °C

7. **Atmen**
   Sabine: „Sind Sie manchmal kurzatmig oder haben Sie andere Beschwerden bei der Atmung?"
   Frau R.: „Ich bin manchmal ein bisschen außer Atem, wenn ich die Treppen zu meiner Wohnung hochsteige. Ich wohne im dritten Stock, da ist das wohl normal, oder?"

8. **Sich sicher fühlen und verhalten**
   Sabine trägt auf dem Anamnesebogen ein:
   „Nicht nachgefragt, weil offensichtlich keine Einschränkungen vorliegen."

9. **Raum und Zeit gestalten, arbeiten und spielen**
   Sabine: „Wie gestalten Sie Ihren Alltag? Hobbys, Arbeit, was machen Sie so?"
   Frau R.: „Was hat das nun wieder mit meinem Magen zu tun?"
   Sabine: „Das gehört zur ganzheitlichen Versorgung, Frau Ronaldo."
   Frau R.: „Ach ja? Ich bin seit Kurzem arbeitslos und habe keine Hobbys."

10. **Kommunizieren**
    Sabine trägt auf dem Anamnesebogen ein:
    „Frau Ronaldo kann sich mitteilen."

11. **Kind, Frau, Mann sein**
    Sabine trägt auf dem Anamnesebogen ein:
    „Nicht gefragt, weil ich nicht wusste, wie."

12. **Sinn finden im Werden, Sein, Vergehen**
    Sabine: „Sind Sie aufgrund Ihrer Magenprobleme in einer Lebenskrise?"
    Frau R.: „Ich glaube nicht, dass Sie das etwas angeht. Ich möchte, dass Sie jetzt gehen."

■ ***Aufgabe 25***
Diskutieren Sie im Plenum über dieses Beispiel eines Erstgespräches/einer Pflegeanamnese.

■ ***Aufgabe 26***
Erstellen Sie eine Tabelle mit Pro- und Contra-Argumenten für eine gute Pflegeanamnese.

Die Gesundheits- und Krankenpflegerin Annika Jänike leitet Sabine Gerlach in diesem Monat an. Sie macht nun das Aufnahmegespräch während des morgendlichen Pflegerundgangs. Annika Jänike kennt die ATL und nutzt diese im Kopf als Leitfaden, dabei versucht sie, Frau Ronaldo ganzheitlich wahrzunehmen.

Annika: „Guten Morgen, Frau Ronaldo. Haben Sie gut geschlafen?"

Frau R.: „Geht so, ich kann furchtbar schlecht einschlafen."

Annika: „Oh, das ist ja nicht gut. Hatten Sie zu Hause diese Probleme auch, oder liegt es am Krankenhaus?"

Frau R.: „Ach, zu Hause war es auch nicht besser. Ich habe abends immer ein oder zwei Gläser Wein getrunken, damit ich besser schlafen konnte."

Annika: „Meistens gibt es einen Grund dafür, dass man vor lauter Grübeln nicht in den Schlaf kommt. Ist das bei Ihnen auch so?"

Frau R.: „Ich habe es eine Zeit lang auf den vielen Kaffee geschoben, aber ich denke, es liegt wohl an meiner jetzigen Lebenssituation. Ich habe meinen Arbeitsplatz verloren, nach zwanzig Jahren in dem Betrieb, und vier Wochen später verlässt mein Mann mich für eine Jüngere. 28 ist sie erst. Und er 46."

Annika: „Dann ist es ja kein Wunder, dass Sie nicht einschlafen können. Haben Sie gemeinsame Kinder?"

Frau R.: „Nein, leider war es uns nicht vergönnt, Kinder zu haben. Aber jetzt sollte ich wohl sagen, Gott sei Dank."

Annika: „Hat sich Ihre neue Lebenssituation auch auf andere Bereiche ausgewirkt, wie Hobbys oder Ihr Ess- und Trinkverhalten?"

Frau R.: „Ja, wahrscheinlich, wieso fragen Sie?"

Annika: „Ich vermute, dass bei Ihnen dadurch das Magengeschwür entstanden sein könnte. Stress oder eine hohe psychische Belastung in Kombination mit einer ungesunden Ernährung, viel Kaffee, Alkohol und fettige Nahrungsmittel, das verkraftet der Magen nicht. Rauchen Sie auch?"

Frau R.: „Ja, in letzter Zeit sogar ziemlich viel."

Annika: „Ich messe mal gerade Ihren Blutdruck, auch Puls und Temperatur, ist das in Ordnung?"

Frau R. nickt.

Annika notiert: RR: 140/80 mm Hg, Puls 68 Schläge/Min., Temperatur 36,9 °C

Annika: „Würden Sie mir Ihre Größe und Ihr Gewicht verraten?"

Frau R.: „Größe 168 cm, Gewicht 88 kg."

Annika: „Kommen Sie mit der verordneten Medikation zurecht? Vertragen Sie das Antibiotikum?"

Frau R.: „Ja."

Annika: „Dann sollten wir vielleicht mal gemeinsam überlegen, was Ihnen helfen könnte, Ihre Situation zu verbessern. Sie brauchen jetzt vor allem Ruhe und eine gute gesunde Ernährung."

■ ***Aufgabe 27***
Diskutieren Sie im Plenum über dieses Beispiel eines Aufnahmegespräches/einer Pflegeanamnese. Was ist anders als in der Pflegeanamnese von Sabine?

■ ***Aufgabe 28***
Vergleichen Sie beide Beispiele und ergänzen Sie die Tabelle mit Pro- und Contra-Argumenten von Aufgabe 26.

■ ***Aufgabe 29***
Stellen Sie beide Aufnahmegespräche in einem Rollenspiel dar.
Tauschen Sie danach Ihre Erfahrungen aus: Wie ging es Ihnen jeweils als Patient bzw. als Pflegekraft?

■ ***Aufgabe 30***
Führen Sie in der Praxis ein Aufnahmegespräch/eine Pflegeanamnese nach Juchli durch.
a) Halten Sie danach schriftlich fest, was Ihnen schwer oder leicht gefallen ist.
b) Wo sehen Sie persönlich Vor- und Nachteile bei dieser Art, den Pflegeprozess zu gestalten?

Zusammenfassung

Juchli beschreibt die Pflege mit den **Aktivitäten des täglichen Lebens (ATL)**:

1. Wach sein und schlafen
2. Sich bewegen
3. Sich waschen und kleiden
4. Essen und trinken
5. Ausscheiden
6. Körpertemperatur regulieren
7. Atmen
8. Sich sicher fühlen und verhalten
9. Raum und Zeit gestalten, arbeiten und spielen
10. Kommunizieren
11. Kind, Frau, Mann sein
12. Sinn finden im Werden, Sein, Vergehen (auch: Lebenssinn, Sinnkrise, Sterben)

Bei der **Pflegeprozessplanung** nach Juchli steht der Mensch als Individuum und Beziehungswesen im Vordergrund. Der Pflegeprozess sollte individuell sein, dazu müssen alle Fähigkeiten, Ressourcen und Probleme berücksichtigt werden (ganzheitlicher Pflegeansatz).

6.2 Die Pflegeplanung nach Juchli

Sabine Gerlach soll an der Pflegeplanung mitwirken. Ihre Praxisanleitung schlägt vor, dass Sabine bei Frau Ronaldo mit der Formulierung von Pflegediagnosen beginnt. Sabine ist der Unterschied zwischen Problem und Diagnose jedoch noch nicht klar.

Ein Hauptbestandteil des Pflegeprozesses ist die Pflegeplanung. In der Pflegeplanung werden alle pflegerelevanten Informationen, die im Pflegeprozess gesammelt wurden, aufgenommen und eine individuelle, ressourcenfördernde Pflege geplant, dokumentiert und evaluiert. Dies ist Aufgabe einer Pflegefachkraft.

Die Pflegeplanung nach Juchli besteht aus folgenden Elementen:

1. Problemdefinition, Ressourcenklärung. Daraus werden die Pflegediagnosen abgeleitet.
2. Zielvereinbarung.
3. Ableiten von Pflegemaßnahmen. Planung von Pflegeinterventionen und Setzen von Prioritäten.
4. Durchführung der Maßnahmen.
5. Reflexion und Beurteilung der Maßnahmen.

6.2.1 Probleme, Ressourcen und Pflegediagnosen erkennen und formulieren

Mithilfe der Informationssammlung (erster Schritt des Pflegeprozesses) lassen sich Probleme und Ressourcen bei der Pflege erkennen. Sie bilden die Grundlage für die Erstellung einer Pflegeplanung.

Leider gibt es sowohl im amerikanischen als auch im deutschen Pflegeraum sehr viele verschiedene Arten, Pflegeprobleme und Pflegediagnosen darzustellen. Hier sollen daher nur die Empfehlungen des MDS und der NANDA International[1] dargestellt werden.

Pflegeproblem

Ein Pflegeproblem besteht immer dann, wenn Beeinträchtigungen in der Selbstständigkeit des zu Pflegenden vorliegen und diese nicht von ihm eigenständig kompensiert (ausgeglichen) werden können.

Pflegeprobleme sind also nicht die Probleme, die die Pflegekraft bei der Versorgung des zu Pflegenden hat.

In eine Pflegeplanung werden nur die pflegerischen Probleme aufgenommen, keine medizinischen Diagnosen.

Pflegeprobleme sollten möglichst
- kurz und knapp,
- genau und detailliert sowie
- objektiv

formuliert werden.

„Die Pflegeproblembeschreibung enthält Angaben über Qualität, Quantität, Ursachen, Erklärungen, Zusammenhänge und Art der Beeinträchtigung."

Quelle: Medizinischer Dienst der Spitzenverbände der Krankenkassen e. V. (MDS): Grundsatzstellungnahme Pflegeprozess und Dokumentation, Handlungsempfehlungen zur Professionalisierung und Qualitätssicherung in der Pflege, https://www.mds-ev.de/fileadmin/dokumente/Publikationen/SPV/Grundsatzstellungnahmen/30_Pflegeprozess_Dok_2005.pdf, S. 20, Zugriff am 01.02.2017

---

[1] *Seit 2002 nennt sich diese Organisation „**N**orth **A**merican **N**ursing **D**iagnosis **A**ssociation **I**nternational" (vorher „**N**orth **A**merican **N**ursing **D**iagnosis **A**ssociation"). Es handelt sich dabei um ein Gremium aus Pflegeexperten und -expertinnen aus den USA, die sich mit der Entwicklung von Pflegediagnosen befassen.*

Ressourcen

Ressourcen sind die eigenen Fähigkeiten des zu Pflegenden, die bei der Pflege eingesetzt werden können. Die Ressourcen wirken sich auf die Pflegeziele und Pflegemaßnahmenplanung aus.

Ressourcen beeinflussen den Genesungsprozess positiv und helfen dem zu Pflegenden, seine Selbstständigkeit zu erhalten bzw. wiederherzustellen. Die Berücksichtigung von Ressourcen steigert das Selbstwertgefühl des zu Pflegenden und trägt maßgeblich zu einer professionellen Pflege bei.

Eine gute Pflegeplanung ist immer ressourcenorientiert.

Das PESR-Format

Ein gut formuliertes Pflegeproblem sollte aus den Punkten des **PESR** bestehen. Dies gibt der MDS in seinen Richtlinien vor. PESR steht für:

P = Problem:	Was hat der Pflegebedürftige?
E = Etiology (Ursache):	Warum hat er es?
S = Symptom:	Wie zeigt es sich?
R = Ressource:	Welche Fähigkeiten, Potenziale hat der Pflegebedürftige?

Quelle: Medizinischer Dienst der Spitzenverbände der Krankenkassen e. V. (MDS): Grundsatzstellungnahme Pflegeprozess und Dokumentation, Handlungsempfehlungen zur Professionalisierung und Qualitätssicherung in der Pflege, https://www.mds-ev.de/fileadmin/dokumente/Publikationen/SPV/Grundsatzstellungnahmen/30_Pflegeprozess_Dok_2005.pdf, S. 21, Zugriff am 01.02.2017

Für eine vollständig ausformulierte Problembeschreibung sind sechs Aspekte zu berücksichtigen:

„1. Betroffene Aktivität/Betroffene Funktion
Aussagen über Zustände, die Pflege erfordern

2. Problem/Art der Beeinträchtigung/Fähigkeit
Was zeigt sich?

3. Quantität/Qualität der Beeinträchtigung
Wie viel zeigt sich? Wie zeigt sich das Problem?

4. Ursachen, Zusammenhänge, Risikofaktoren
Warum tritt das Problem auf?

5. Ausdruck (Symptome/Beobachtungen und Äußerungen des Pflegebedürftigen)
Wo und wie zeigt sich das Problem (Betroffene Lebensaktivität aus Perspektive des Pflegebedürftigen)?

6. Ressourcen
Welche Fähigkeiten und Potenziale hat der Pflegebedürftige?“

Quelle: Medizinischer Dienst der Spitzenverbände der Krankenkassen e. V. (MDS): Grundsatzstellungnahme Pflegeprozess und Dokumentation, Handlungsempfehlungen zur Professionalisierung und Qualitätssicherung in der Pflege, https://www.mds-ev.de/fileadmin/dokumente/Publikationen/SPV/Grundsatzstellungnahmen/30_Pflegeprozess_Dok_2005.pdf, S. 21, Zugriff am 01.02.2017

> ***Beispiel***
> *Frau Sonnenschein hat im Sommer häufig eine Intertrigo. Diese entsteht, weil Frau Sonnenschein bei dem warmen Wetter nicht einsieht, dass sie sich in der Leistengegend und in der Bauchfalte gut waschen und abtrocknen muss. Nachdem Frau Sonnenschein vom Pflegepersonal über mögliche Maßnahmen aufgeklärt wurde, lässt sie diese zu.*

Wie kann man aus diesem Fallbeispiel ein Pflegeproblem formulieren? Indem man nach dem **PESR-Format** vorgeht.

> ***Beispiel***
> *ATL: sich waschen und kleiden*
> *P: erhöhtes Intertrigorisiko im Sommer*
> *E: mangelnde Hygiene durch fehlende Einsicht*
> *S: Hautdefekte unter der Bauchfalte/im Leistenbereich, Schmerzen*
> *R: die Betroffene lässt die Körperpflege vom Pflegepersonal zu*

Daraus folgt dann das **ausformulierte Pflegeproblem.**

> ***Beispiel***
> *Frau Sonnenschein hat ein erhöhtes Intertrigorisiko im Sommer, im Zusammenhang mit mangelnder Hygiene durch fehlende Einsicht. Es entstehen schmerzende Hautdefekte in der Bauchfalte/im Leistenbereich. Frau Sonnenschein lässt die Körperpflege und prophylaktische Maßnahmen vom Pflegepersonal zu.*

Pflegediagnosen

Pflegediagnosen sollen die Beschreibung der Pflegeprobleme erleichtern, indem eine einheitliche Fachsprache angestrebt wird. Die Verwendung von Pflegediagnosen bietet Pflege eine Chance, eine einheitliche Fachsprache in allen Pflegeberufen zu sprechen (Krankenpflege, Altenpflege, psychiatrische Pflege). Der Einsatz von standardisiert formulierten Pflegediagnosen soll helfen, die Wahrnehmungsfähigkeit der Pflegenden zu unterstützen und ihren Blick auf mögliche Pflegeprobleme zu richten.

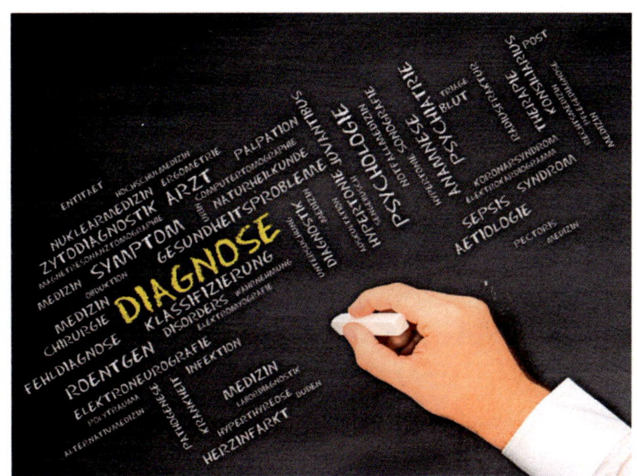

In Amerika wird seit den 1970er-Jahren an einem einheitlichen System für Pflegediagnosen gearbeitet. Die Definition der NANDA International gilt seit 1990 als allgemeingültige Definition:

> „Eine Pflegediagnose ist eine klinische Beurteilung der Reaktion von Einzelpersonen, Familien oder sozialen Gemeinschaften auf aktuelle und potenzielle Probleme der Gesundheit oder im Lebensprozess. Pflegediagnosen bilden die Basis zur Auswahl pflegerischer Maßnahmen, um Ergebnisse zu erreichen, für die die Pflege verantwortlich ist. (NANDA 1990)“

Quelle: Ehmann, Marlies und Völkel, Ingrid: Pflegediagnosen in der Altenpflege, München, Jena, Urban & Fischer, 2000, S. 1

Kernaussage der NANDA International ist, dass Pflege das Erkennen und Behandeln von menschlichen Reaktionen auf bestehende oder potenzielle Gesundheitsprobleme ist.

Übersetzt man das Wort Diagnose, bedeutet dies laut DUDEN „Beurteilung/Erkenntnis“. In der Medizin gibt es Standard-Diagnosen, die mit einer bestimmten Therapie verbunden sind.

Beispiel
Bei der Diagnose „akute Pneumonie“ weiß jeder Arzt weltweit, welche Therapie er anwenden muss, um das Problem zu beheben. Bei einer medizinischen Diagnose wird die Erkrankung auf einer physiologischen Funktionsstörung begründet.

Aufbau der Taxonomie

Taxonomie bedeutet Einordnung in ein bestimmtes System (aus dem Griechischen: táxis = Ordnung und nomos = Gesetz).

1. Bereich: Hiermit ist ein Wissensgebiet von Aktivitäten, Untersuchungen oder Interessen gemeint.
2. Klassen: Dies sind die Untergruppen zu den einzelnen Bereichen.
3. Pflegediagnosen: Hier wird die eigentliche Diagnose beschrieben, eingeteilt in die jeweilige Klasse und den entsprechenden Bereich.

Aufbau einer Pflegediagnose

- Diagnosetitel: Zusammenfassung des Zustandes bzw. der Beeinträchtigung,
- Definition,
- Kennzeichen und Merkmale: Typische Merkmale und Kennzeichen, die das Pflegepersonal beobachten kann.

Die NANDA-Taxonomie II ist in 13 Bereiche unterteilt. Diesen 13 Bereichen wurden die verschiedenen Klassen zugeteilt.

Bereich	Klasse
Gesundheitsförderung	Gesundheitsbewusstsein, Gesundheitsmanagement
Ernährung	Aufnahme, Verdauung, Stoffwechsel, Absorption, Hydration
Ausscheidung	Harnsystem, Verdauungssystem, Atmungssystem, Integumentsystem[1]
Aktivität/Ruhe	Schlaf/Ruhe, Selbstwertgefühl, Körperbild
Wahrnehmung/Kognition	Aufmerksamkeit, Orientierung, Empfinden/Wahrnehmung, Kognition, Kommunikation
Selbstwahrnehmung	Selbstkonzept, Selbstwertgefühl, Körperbild
Rollenbeziehung	Fürsorgerollen, Familienbeziehungen, Rollenverhalten
Sexualität	Sexuelle Identität, Sexualfunktion, Fortpflanzung
Coping/Stresstoleranz	Posttraumatische Reaktionen, Bewältigungsreaktionen, Neurobehavioraler Stress
Lebensgrundsätze	Werte, Überzeugungen
Sicherheit/Schutz	Infektion, Umgebungsbezogenes Befinden, Physisch, Verletzung, Gewalt, Umweltgefahren
Befinden	Körperliches Befinden, Soziales Befinden
Wachstum/Entwicklung	Wachstum, Entwicklung

Quelle: Hellmann, Stefanie: Formulierungshilfen für die Pflegeplanung nach den AEDL und den Pflegediagnosen, Hannover, Brigitte Kunz Verlag, 2006, S. 14/15

---

[1] *Integumentum (lat.) = Decke, Hülle, äußere Haut (Quelle: Pschyrembel: Klinisches Wörterbuch, Berlin, New York, Verlag Walter de Gruyter, 259. Auflage 2002, S. 803). Hier ist die Haut als Organ gemeint: Wie funktioniert die Haut und welche Aufgaben übernimmt sie?*

Die Pflegediagnosen sind aus der wissenschaftlichen Arbeit amerikanischer Pflegeexperten bzw. -expertinnen entstanden. Um diese Pflegediagnosen zu ordnen, hat die NANDA ein Klassifizierungssystem erstellt. Dieses Klassifizierungssystem ist unabhängig vom jeweiligen Pflegemodell einsetzbar.

Die Erstellung einer Pflegediagnose beginnt mit der **Pflegediagnostik**.

Die Pflegediagnostik umfasst die Punkte Informationssammlung sowie Erkennen und Benennen von Pflegeproblemen und Ressourcen aus dem gesamten Pflegeprozess. Beide Aspekte zusammen ergeben die Pflegediagnose.

Beispiel

Beobachtungen:

Frau Müller kann sich nicht selbstständig anziehen oder ausziehen.
Frau Müller äußert keine Wünsche bezüglich ihrer Kleidung.
Frau Müller ist antriebsarm, sie zeigt keine Motivation, beim An- und Entkleiden mitzuhelfen.

Ursachen:

Hemiparese links, Antriebslosigkeit.

Möglichkeiten zur Bewältigung:

- *Frau Müller wird stets aufgefordert, beim Ankleiden mitzuwirken. Für eigenständige Leistungen beim Ankleiden wird Frau Müller vom Pflegepersonal gelobt.*
- *Frau Müller erhält Ergotherapie, damit sie lernt, die Defizite durch die Hemiparese auf der linken Seite auszugleichen; Stärkung der rechten Seite.*
- *Frau Müller erhält nach ärztlicher Anordnung Antidepressiva, um die Antriebslosigkeit zu reduzieren.*

*Diese Informationen ergeben folgenden **Pflegediagnosetitel:***
Selbstversorgungsdefizit beim An- und Entkleiden.

Ziel der Pflegediagnosen ist es, dass nun jede Pflegekraft über mögliche Symptome, Ursachen, Assessmentmöglichkeiten, Ziele und Maßnahmen der Pflege im Bereich des An- und Entkleidens Bescheid weiß.

Beispiel

Einordnung:

Taxonomie II
Bereich: Aktivität und Ruhe
Klasse: Körperbild
Pflegediagnose: Selbstversorgungsdefizit beim An- und Entkleiden.

Beispiel für eine NANDA-Pflegediagnose

Gesundheitsdefizit einer Gemeinschaft
Domäne 1: Gesundheitsförderung, Klasse 2: Gesundheitsmanagement

Definition

Vorliegen eines oder mehrerer Gesundheitsprobleme oder Faktoren, die das Wohlbefinden verschlechtern oder das Risiko für Gesundheitsprobleme vergrößern, die von Gemeinschaften erlebt werden

Bestimmende Merkmale	
– Auftreten von Risiken in Bezug auf den Krankenhausaufenthalt, die von einer Gemeinschaft oder Populationen erfahren werden – Auftreten von Risiken in Bezug auf physiologische Zustände, die von einer Gemeinschaft oder Populationen erfahren werden – Auftreten von Risiken in Bezug auf psychologische Zustände, die von einer Gemeinschaft oder Populationen erfahren werden – Auftreten von Gesundheitsproblemen, die von einer Gemeinschaft oder Populationen erfahren werden	– Kein verfügbares Programm, um das Wohlbefinden einer Gemeinschaft oder von Populationen zu steigern – Kein verfügbares Programm, um ein oder mehrere Gesundheitsprobleme einer Gemeinschaft oder von Populationen zu verhindern – Kein verfügbares Programm, um ein oder mehrere Gesundheitsprobleme einer Gemeinschaft oder von Populationen zu reduzieren – Kein verfügbares Programm, um ein oder mehrere Gesundheitsprobleme einer Gemeinschaft oder von Populationen zu beheben

Beeinflussende Faktoren	
– Fehlender Zugang zu öffentlichen Gesundheitsanbietern – Fehlende Experten in der Gemeinschaft – Begrenzte Ressourcen – Programm mit zu geringem Budget – Programm mit inadäquater Unterstützung in der Gemeinschaft – Programm mit inadäquater Zufriedenheit der Klienten	– Programm mit inadäquatem Evaluationsplan – Programm mit inadäquaten Outcome-/Ergebnis-Daten – Programm richtet sich nur teilweise auf das Gesundheitsproblem

Quelle: NANDA International: Pflegediagnosen: Definitionen & Klassifikation 2012–2014, http://www.recom-shop.eu/media/pdf/leseprobe_nanda-i-pflegediagnosen_2012-2014_recom.pdf, S. 18, Zugriff am 29.06.2016

Die Auszubildende Sabine Gerlach hat den Unterschied zwischen der einfachen Problem- und Ressourcen-Beschreibung und der differenzierten Formulierung von Pflegediagnosen jetzt verstanden. Sabine entdeckt auch Ähnlichkeiten zwischen dem Pflegeprozess und der Erstellung einer Pflegediagnose. Sie erstellt ein Schaubild und zeigt dies ihrer Praxisanleitung.

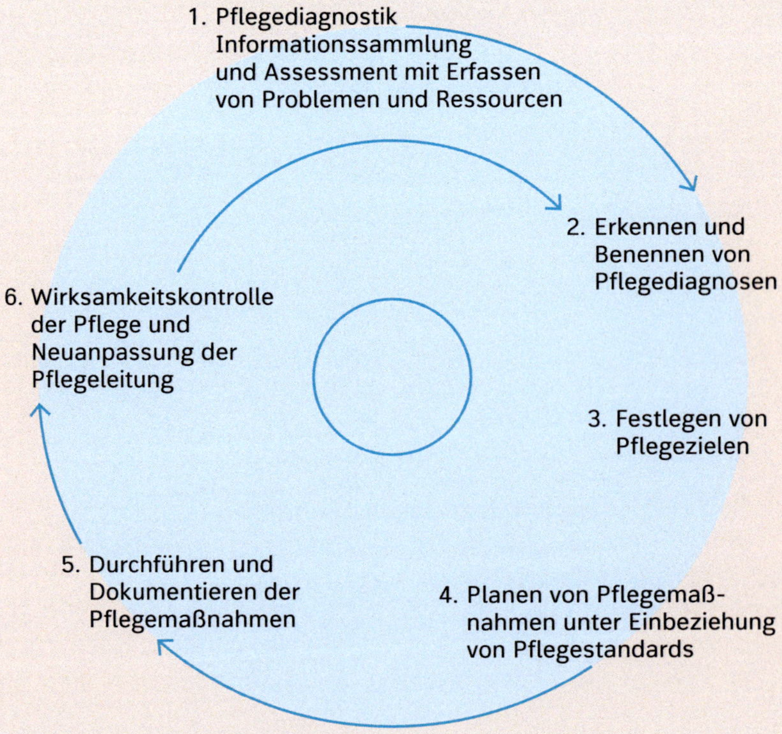

Prozesshafte Darstellung einer Pflegediagnose

Tipp: Eine Übersicht der NANDA-Pflegediagnosen finden Sie unter: *http://www.recom-shop.eu/media/pdf/leseprobe_nanda-i-pflegediagnosen_2012-2014_recom.pdf*

■ ***Aufgabe 31***

Formulieren Sie zu den folgenden Fällen jeweils Pflegeprobleme. Gehen Sie dabei nach dem PESR-Format vor.

a) ATL „sich bewegen“

Querverweis ATL: Ausscheiden können, sich kleiden können, sich pflegen können, mit existenziellen Erfahrungen und Ängsten umgehen können.

P: Situationsinkontinenz, bedingt durch das langsame Gehen infolge einer Polioerkrankung 1959 (Kinderlähmung)

E: verlangsamtes Gangbild, ataktische Gangstörungen der Extremitäten infolge von Polio

S: Bewohner nässt ein, bevor er die Toilette erreicht
Mazerierte Haut im Intimbereich
Häufiger Kleidungswechsel
Leidensdruck

R: Bewohner akzeptiert Hilfe vom Pflegepersonal
Bewohner meldet sich zu den Toilettengängen
Pflegeproblem: ...

b) ATL „sich sicher fühlen und verhalten“

Der zu Pflegende ist psychisch auffällig, lehnt die Einnahme von Medikamenten ab. Sieht die Notwendigkeit nicht ein. Schlägt nach dem Pflegepersonal und schreit, vor allem bei der Medikamentengabe.
Vom Arzt lässt der zu Pflegende sich Medikamente geben.
PESR: ...
Pflegeproblem: ...

c) ATL „wach sein und schlafen“

Frau Kowalski kann abends nicht einschlafen, dadurch ist sie tagsüber antriebsarm. Sie lebt zunehmend isoliert, da sie tagsüber viel im Sessel sitzt. Sie akzeptiert Einschlafhilfen wie Musik, warme Milch, Tee oder Lesen. Meist helfen diese jedoch nicht. Frau Kowalski lehnt die Einnahme von Schlafmitteln ab.
PESR: ...
Pflegeproblem: ...

■ ***Aufgabe 32***

Sammeln Sie Ihnen bekannte Pflegediagnosen (gut im Plenum möglich).

6.2.2 Zielvereinbarungen formulieren

Es gibt verschiedene Arten von Pflegezielen. Es geht bei dem Pflegeziel aber immer darum, welches Ergebnis der zu Pflegende, das Pflegeteam und/oder eventuelle Betreuer/Angehörige in einem bestimmten Zeitraum erreichen wollen.

Pflegeziele beschreiben, welche Fortschritte und Ressourcen mit bestimmten Pflegemaßnahmen erreicht werden sollen. Ein Pflegeziel kann sich auf den Gesundheitszustand, auf das Verhalten, auf bestimmte Fähigkeiten oder auf messbare Befunde beziehen.

Man unterscheidet zwischen Erhaltungs-, Rehabilitations- und Bewältigungszielen, diese Ziele können noch in Fern- und Nahziele gegliedert werden.

Erhaltungsziele konzentrieren sich auf die Erhaltung des Ist-Zustandes sowie der vorhandenen Ressourcen und Fähigkeiten. Unter **Rehabilitationszielen** versteht man in erster Linie die Verbesserung des Zustandes, aber auch diejenigen Schritte, die vom Ist- zum Soll-Zustand führen. Mit **Bewältigungszielen** ist die Bewältigung der veränderten Lebensbedingungen gemeint.

Quelle: vgl. Pflege-ABC: Pflegeplanung, http://www.pflege-abc.info/pflege-abc/artikel/pflegeplanung.html, Zugriff am 03.06.2016

Nahziele beschreiben Ziele, die unmittelbar erreicht werden sollen.

Beispiele

- *Frau Rau reduziert ihr Gewicht bis Ende der Woche um 300 Gramm.*
- *Herr Mügge nimmt bis zum 30. September an dem Handwerksbeschäftigungsangebot teil.*
- *Charlotte kann sich bis zum 31. Oktober selbstständig im Rollstuhl fortbewegen.*

Fernziele beschreiben Ziele, die in einem bestimmten Zeitraum erreicht werden sollen, diese bauen häufig auf den Nahzielen auf.

Beispiele

- *Frau Rau reduziert ihr Gewicht im kommenden Halbjahr (bis zum 31. März) um 6 Kilogramm.*
- *Herr Mügge wird bis zum 31. März soziale Kontakte in der Alten- und Pflegeeinrichtung Haus Großeichen geknüpft haben.*
- *Charlotte kann sich bis zum 31. Dezember mit der Hilfe einer Begleitperson mit einem Unterarmgehwagen selbstständig fortbewegen.*

Eine Hilfestellung ist, wenn Pflegeziele anhand der SMART-Regel formuliert werden.

S	Spezifisch und konkret. Daher sollte die Formulierung möglichst kurz und bündig sein.
M	Messbar und überprüfbar, um das Ergebnis sichern zu können.
A	Attraktiv, positiv formuliert.
R	Realistisch.
T	Terminiert und überprüfbar, um das Ergebnis sichern zu können.

■ ***Aufgabe 33***

Finden Sie negative und positive Formulierungsbeispiele für die SMART-Regel.
Muster:
– Das Pflegepersonal hilft beim Ankleiden.
+ Das Pflegepersonal trifft mit Frau Stein eine Auswahl, was sie anziehen möchte.

6.2.3 Pflegemaßnahmen planen

Pflegemaßnahmen beziehen sich immer auf das jeweilige Pflegeproblem und die entsprechend abgeleitete Zielsetzung sowie auf die bestehenden Ressourcen.

Pflegemaßnahmen sollen die bestehenden Pflegeprobleme wenn möglich lösen oder zumindest reduzieren, sie sollen vorhandene Ressourcen unterstützen und nach Möglichkeit dazu beitragen, die festgelegten Pflegeziele zu erreichen. Pflegemaßnahmen sind, wie das Wort sagt, Maßnahmen, die den Pflegebedarf beschreiben, es handelt sich dabei also nicht um die Beschreibung einer medizinischen Therapie. Die Pflegemaßnahmen sind laut MDS für alle Pflegeakteure verbindlich.

Es gibt drei Arten von Pflegemaßnahmen.

- **Vollständig kompensatorische Pflegemaßnahmen**, das heißt, der zu Pflegende benötigt eine vollständige Übernahme der Pflegemaßnahme von der Pflegeperson.

> ***Beispiel***
> *Ganzwaschung im Bett*

- **Teilweise kompensatorische Pflegemaßnahmen**, das heißt, der zu Pflegende benötigt Hilfe bei einem Teilbereich der Pflegemaßnahmen von der Pflegeperson.

> ***Beispiel***
> *Gesicht und Oberkörper werden eigenständig gewaschen. Die Pflegeperson wäscht die verbleibenden Körperteile.*

- **Unterstützende Pflegemaßnahmen**, dazu gehören Anleitung und Beratungssituationen.

> ***Beispiele***
> – *Der zu Pflegende wird angeleitet, sich das Gesicht und den Oberkörper selbstständig zu waschen.*
> – *Der zu Pflegende wird bei der Hautpflege beraten, welches Produkt sinnvoll ist.*

Bei der Formulierung der Pflegemaßnahmen muss genau erkennbar sein, in welcher Art und Weise die durchzuführende Pflegemaßnahme erfolgen soll. Dabei hilft es, sich die Maßnahme unter folgenden Gesichtspunkten anzuschauen:

- Wer
- macht was,
- wann,
- wie oft,
- wo? Und:
- Wie führe ich die Maßnahme durch?

Quelle: vgl. Medizinischer Dienst der Spitzenverbände der Krankenkassen e. V. (MDS): Grundsatzstellungnahme Pflegeprozess und Dokumentation, Handlungsempfehlungen zur Professionalisierung und Qualitätssicherung in der Pflege, https://www.mds-ev.de/fileadmin/dokumente/Publikationen/SPV/Grundsatzstellungnahmen/30_Pflegeprozess_Dok_2005.pdf, S. 30, Zugriff am 01.02.2017

6.2.4 Durchführung dokumentieren

Sabine Gerlach kommt nach einem langen Wochenende wieder zum Dienst. Sie soll heute zuerst Herrn Phillips versorgen.

Herr Phillips äußert Schmerzen im linken Bein. Sabine fällt auf, dass das Gehen erschwert ist. Sie schaut im Berichteblatt nach, ob Herr Phillips vielleicht gestürzt ist. Sabine liest in der Dokumentation von Herrn Phillips mindestens zehnmal „hatte Stuhlgang" oder „wurde geduscht". Ansonsten findet sie: „Herr P. war mit der Tochter draußen spazieren", „Herr P. hat schlecht gegessen". Schließlich entdeckt Sabine endlich die Angabe: „Herr P. hat Schmerzen", und im Eintrag zwei Tage später: „Herr P. sagt, dass das Bein weh tut." In einem Eintrag vor drei Tagen entdeckt Sabine: „Herr P. hat rückläufige Hämatome am Bein."

Sabine Gerlach stellt entsetzt fest, dass ihr die Informationen aus der Dokumentation nicht weiterhelfen.

In diesem Fallbeispiel hat die Gesundheits- und Krankenpflegeschülerin Sabine festgestellt, dass ihr die Informationen aus der Dokumentation keine Auskunft über die Ursache der Schmerzen im linken Bein liefern. Dies führt zu der Frage: Wie muss ich etwas dokumentieren, damit alle Mitarbeiter des interdisziplinären Teams ausreichend informiert sind?

Ziel der Dokumentation der Durchführung ist die Beschreibung des Ist-Zustandes des zu Pflegenden. Dabei werden folgende Punkte berücksichtigt:

- Abweichungen bei den Pflegezeiten.
  Grundlage für eine Höherstufung der Pflegegrade.
- Abweichungen von geplanten Maßnahmen.
  Dies dient als Grundlage bei der Evaluation der Pflegeplanung.
- Beschwerden von dem zu Pflegenden, von Angehörigen oder Betreuern.
  Wichtig, um ggf. als Entlastung des Pflegepersonals/der Einrichtung zu dienen.
- Die Kontinuität der Pflege.
  Zum einen ist eine Kontinuität in der Anwesenheit der gleichen Mitarbeiter ein Qualitätsmerkmal (Bezugspflege).
  Und zum anderen belegt dies eine Kontinuität in der Fortsetzung von Maßnahmen, Ereignissen und Beobachtungen.
- Die Dokumentation kann auch als Minipflegeplanung bei kurzfristigen Pflegeproblemen genutzt werden.

Beispiel
Herr Koslaw wäscht sich normalerweise selbst am Waschbecken. Wegen einer Grippe wird er nun für ein paar Tage im Bett versorgt und auch im Bett gewaschen.

- Ist die zu pflegende Person nicht in der Einrichtung/zu Hause, muss dies im Verlaufsbericht vermerkt werden.
- Alle Eintragungen in der Dokumentation bzw. des Verlaufsberichtes dienen der Absicherung gegen juristische Haftungsansprüche.

Fünf Tipps für einen guten Eintrag in die Dokumentation

Eine Hilfe bei der Eintragung im Verlaufsbericht bieten die folgenden fünf Regeln:

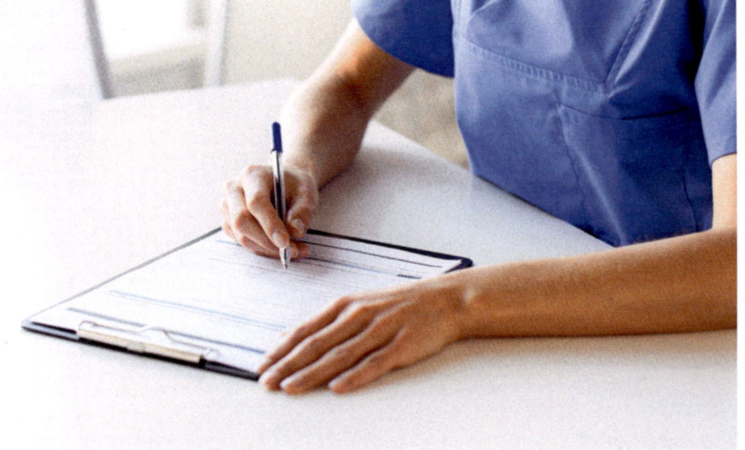

1. Formulieren Sie im Pflegebericht treffend und genau, ohne zu bewerten.

Tragen Sie immer so ein, dass der zu Pflegende und seine Bevollmächtigten es im Zweifelsfall lesen können. Bewerten Sie das Verhalten des Bewohners nicht.

Beispiel
Statt „Frau D. schreit uns ständig an“, sollte die Pflegekraft die Situation beschreiben: „Frau D. ist mit der Pflegemaßnahme nicht einverstanden, weil sie laut eigener Aussage schlecht geschlafen hat.“

2. Tragen Sie nicht nur die Besonderheiten ein, sondern auch Ihre Reaktionen darauf.

> **Beispiel**
> *„Frau D. äußert Schwindel. Blutdruckkontrolle ergab einen Blutdruck von 90/50 mm Hg. Frau D. wurde ins Bett mobilisiert. Hausarzt wurde informiert. Hausarzt ordnet Folgendes an: …"*
> 26.07.20../14:41 Uhr
> TC

3. Achten Sie auf einen kontinuierlichen Pflegebericht.

Es muss erkennbar sein, dass die Pflegekraft die Informationen der vorangegangenen Schicht liest und darauf reagiert. Ebenso muss deutlich sein, dass alle Pflegekräfte die Prozesse nach dem Schema „Vorfall – Handlung – Ergebnis" bis zum Ende verfolgen.

> **Beispiel**
> *Wenn Herr Dunkel morgens das Frühstück ablehnt, weil er keinen Hunger hat, müssen Folgeeintragungen erfolgen, ob Herr Dunkel die nächste Mahlzeit einnimmt.*
> *Wenn nicht: Gibt es Gründe hierfür?*
>
> *Konkrete Eintragungen sähen beispielsweise so aus:*
> *8:45 Uhr Herr Dunkel lehnt das Frühstück ab, er hat keinen Hunger. Alternativen möchte Herr D. auch nicht.*
> *12:20 Uhr Herr D. lehnt das Mittagessen ab.*
> *13:05 Uhr Ein Gespräch mit Herrn D. geführt. Er macht sich große Sorgen um den Arztbesuch beim Urologen morgen früh, daher hat er keinen Appetit. Ihm hat das Gespräch sichtlich gut getan. Bitte beobachten.*

4. Formulieren Sie so knapp wie möglich.

Um detailliert zu dokumentieren, müssen Sie keinen ellenlangen ausformulierten Roman schreiben: Erstens haben Sie gar nicht so viel Zeit, und zweitens hat auch kein anderer die Zeit dazu, das alles zu lesen.

5. Tragen Sie unklare oder sinnlose Aussagen erst gar nicht ein.

Hiermit sind Eintragungen gemeint, die keinerlei Aussagekraft haben und somit keine Informationen bieten, oder die an eine andere Stelle in der Dokumentation gehören.

> **Beispiel**
> *„Frau Mücke hat gut mitgemacht bei der Grundpflege."*
> *Was ist mit „gut" gemeint? Welche Tätigkeiten hat Frau Mücke selbstständig übernommen? Warum haben Sie das als „gut" empfunden bzw. was war anders als sonst?*
>
> *Bessere Formulierung:*
> *„Frau Mücke hat sich heute nach Aufforderung zum ersten Mal selbstständig das Gesicht gewaschen."*

Quelle: vgl. PPM PRO PflegeManagement Verlag & Akademie: Mit 5 Regeln zum aussagekräftigen Pflegebericht in der Altenpflege, https://www.ppm-online.org/mit-5-regeln-zum-aussagekraeftigen-pflegebericht-in-der-altenpflege/, Zugriff am 01.02.2017

Das Sturzprotokoll – Welche Rolle spielen Zusatzdokumente im Pflegeprozess?

Nach einem Fallgespräch im Team ergibt sich folgendes Protokoll bezüglich Herrn Phillips Schmerzen im linken Bein und zu den geleisteten Eintragungen im Verlaufsbericht:

„Herr Phillips ist am 12.10.20.. in seinem Zimmer auf dem Fußboden hockend vorgefunden wurden. Es wurde kein Sturzprotokoll erstellt.

Ab sofort sind alle Mitarbeiter angehalten, bei jedem Sturz ein Sturzprotokoll zu erstellen und an die Pflegedienstleitung weiterzuleiten, eine Kopie wird in der Akte bei der ATL Mobilisation hinterlegt.

Ggf. wird die ATL evaluiert.

Im Verlaufsbericht muss der Sturz vermerkt werden, inklusive Maßnahmen, und eine Kontinuität dieser Maßnahmen muss in den folgenden Tagen erkennbar sein."

Wie wichtig das Dokumentieren von Stürzen sein kann, wird am folgenden Vorfall deutlich:

„Ein Beispiel dafür aus Wuppertal. Hier stürzte eine Seniorin nach dem Toilettengang und zog sich einen Oberschenkelhalsbruch zu. Dokumentiert wurde der Unfall so:

„Frau K. (wurde) auf den Toilettenstuhl gesetzt. Beim Wiederankleiden stand sie am festgestellten Bett und hielt sich mit beiden Händen fest. Direkt hinter ihr stand der festgestellte Toilettenstuhl und neben ihr eine Pflegekraft. Ohne erkennbaren Anlass [...] kippte Frau K. zur Seite. Obwohl die anwesende Pflegekraft sie noch teilweise halten konnte, glitt sie [...] auf den Boden."

Nach Aussage der Pflegekraft konnte sie die Bewohnerin nicht halten, weil sie sich gerade gebückt hatte, um der Seniorin die Hosen hochzuziehen. In der Pflegeplanung wurde zwar vermerkt, dass die Bewohnerin am Bettgitter stehen könne, jedoch fand sich dort auch die Warnung:

„Maßnahmen: Bewohnerin nie alleine stehen lassen."

Es wurde letztlich teuer. Die Einrichtung musste rund 7.000 € Schadensersatz und die Gerichtskosten zahlen. (OLG Düsseldorf, Urteil vom 17. Januar 2012, Az. I-24 U 78/11)"

Quelle: pqsg.de, Online-Magazin für die Altenpflege: Mustervorlage „Sturzprotokoll/Ereignisprotokoll", http://www.pqsg.de/seiten/openpqsg/hintergrund-sturzprotokoll.htm, Zugriff am 03.06.2016

Ein Sturz kann zu Änderungen des Pflegebedarfs führen, siehe Schaubild.

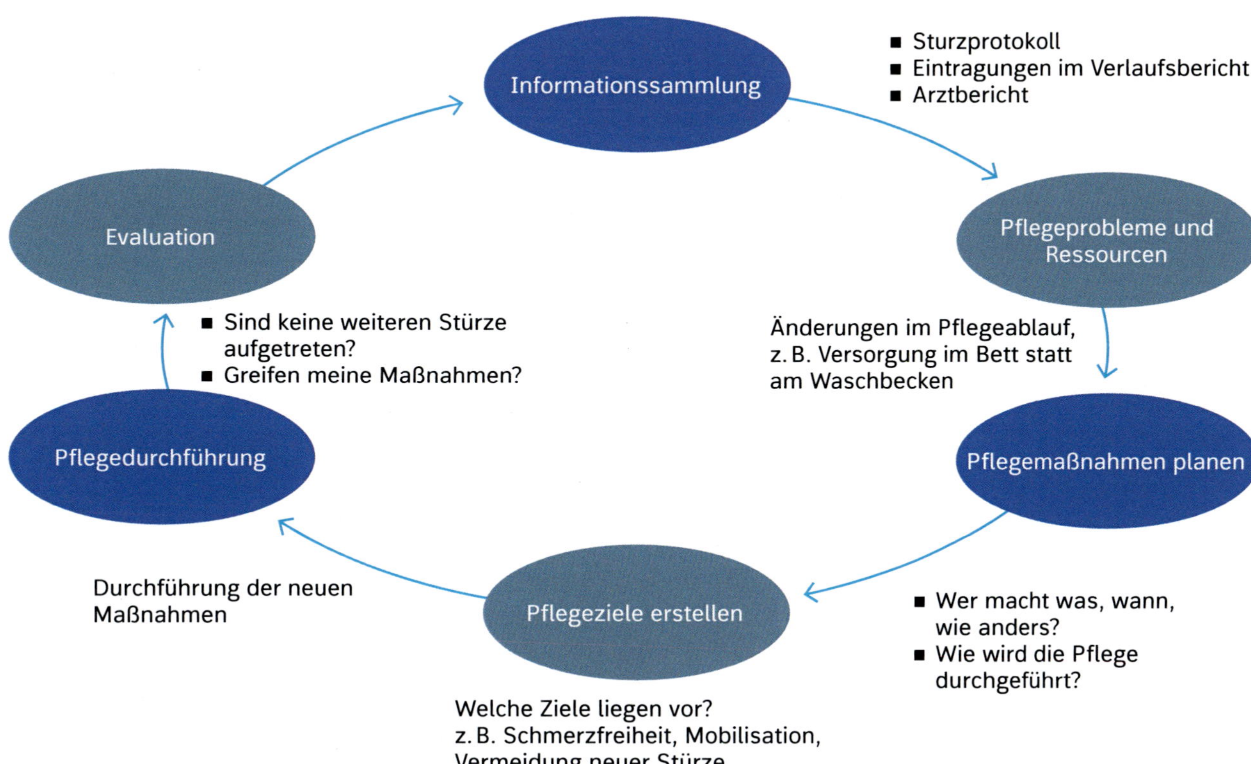

Pflegeprozess am Beispiel eines Sturzes

■ *Aufgabe 34*

Korrigieren Sie das Fallbeispiel „Herr Phillips". Welche Fehler fallen Ihnen auf? Wie sollte die Situation beschrieben werden?

■ *Aufgabe 35*

Sabine Gerlach findet folgende Eintragungen im Verlaufsbericht. Korrigieren Sie bitte diese Eintragungen:

a) „Frau C. klingelt ständig"
b) „Frau D. jammert heute viel und ist weinerlich."
c) „Herr S. ist aggressiv"
d) „Herr S. ist unruhig"
e) „Frau M. hatte Stuhlgang"
f) „Frau L. hat gut beim Waschen geholfen"
g) „Herr K. akzeptiert die Braunüle nicht."
h) „Vorsicht, Patient beißt!"
i) „Frau S. hat eine Rötung unter der Brust."
j) „Herr F. wurde heute Nacht mehrmals gepampert."

■ *Aufgabe 36*

Schauen Sie in Ihre Einrichtungen:

a) Welcher Ablauf liegt bei Ihnen bei einem Sturz vor?
b) Halten Sie einen Sturz schriftlich in einem Sturzprotokoll fest.
c) Welche Konsequenzen hat dieser Sturz für den zu Pflegenden?
d) Stellen Sie diese Konsequenzen im Pflegeprozess dar (siehe Schaubild auf dieser Seite oben).
e) Vergleichen Sie im Plenum verschiedene Sturzprotokolle. Halten Sie dabei die Vor- und Nachteile der jeweiligen Protokolle fest.

6.2.5 Reflexion und Beurteilung der Maßnahmen (Evaluation)

Beim Evaluieren wertet die Pflegefachkraft die geleisteten Pflegehandlungen aus. Ihre Aufgabe dabei ist es, Beobachtungen und Ereignisse auf Relevantes für die Pflegeplanung zu filtern, sowie das pflegerische Handeln zu analysieren.

Informationen bekommt die Pflegefachkraft durch

- eigenes Beobachten während des pflegerischen Handelns,
- Beobachtungen vom Pflegeteam, entnommen aus dem Verlaufsbericht und durch Fallbesprechungen,
- Überprüfen der Pflegeplanung.

Inhaltlich wird bei der Evaluation überprüft,

- ob es Schwierigkeiten in der Umsetzung gab,
- wie der zu Pflegende auf die geplante Pflege reagiert → Effektivität,
- ob Ziele erreicht werden konnten,
- ob die Maßnahmen zum geplanten Ziel führen,
- ob die Probleme, Ressourcen und Pflegediagnosen noch so zutreffen.
- Fallbesprechung: Wie wird die aktuelle Pflegesituation im Pflegeteam eingeschätzt?
- Kann die Pflegequalität gesteigert werden?

Quelle: vgl. Brobst, Ruth A.; Georg, Jürgen (Hrsg.): Der Pflegeprozess in der Praxis, Bern, Verlag Hans Huber, 1999, S. 156f.

Die Evaluation von Zielen und Maßnahmen ist einfacher, wenn die Ziele und Maßnahmen präzise formuliert sind.

Beispiel
Die Zielformulierung „Frau Grüsli vermindert das Gewicht um 2 kg“ ist einfacher zu überprüfen als „Frau Grüsli bekommt keine Ödeme“, da zur Evaluation nur eine Gewichtskontrolle durchgeführt werden muss.

Evaluationen sollten entweder in einem festgelegten Zeitraum erfolgen (z.B. alle acht Wochen in der Altenpflege, täglich in der Gesundheits- und Krankenpflege) oder bei akuten Veränderungen (z.B. Apoplex, Fieber). Bei einer geplanten Auswertung ist es sinnvoll, Routinedaten (Flüssigkeitsbilanzierung, Vitalwerte, Schmerzprotokoll, ...) zu sammeln und diese mit vorherigen Ergebnissen zu vergleichen.

Hilfreich ist es, bei der Evaluation schematisch vorzugehen, wie in der folgenden Abbildung dargestellt.

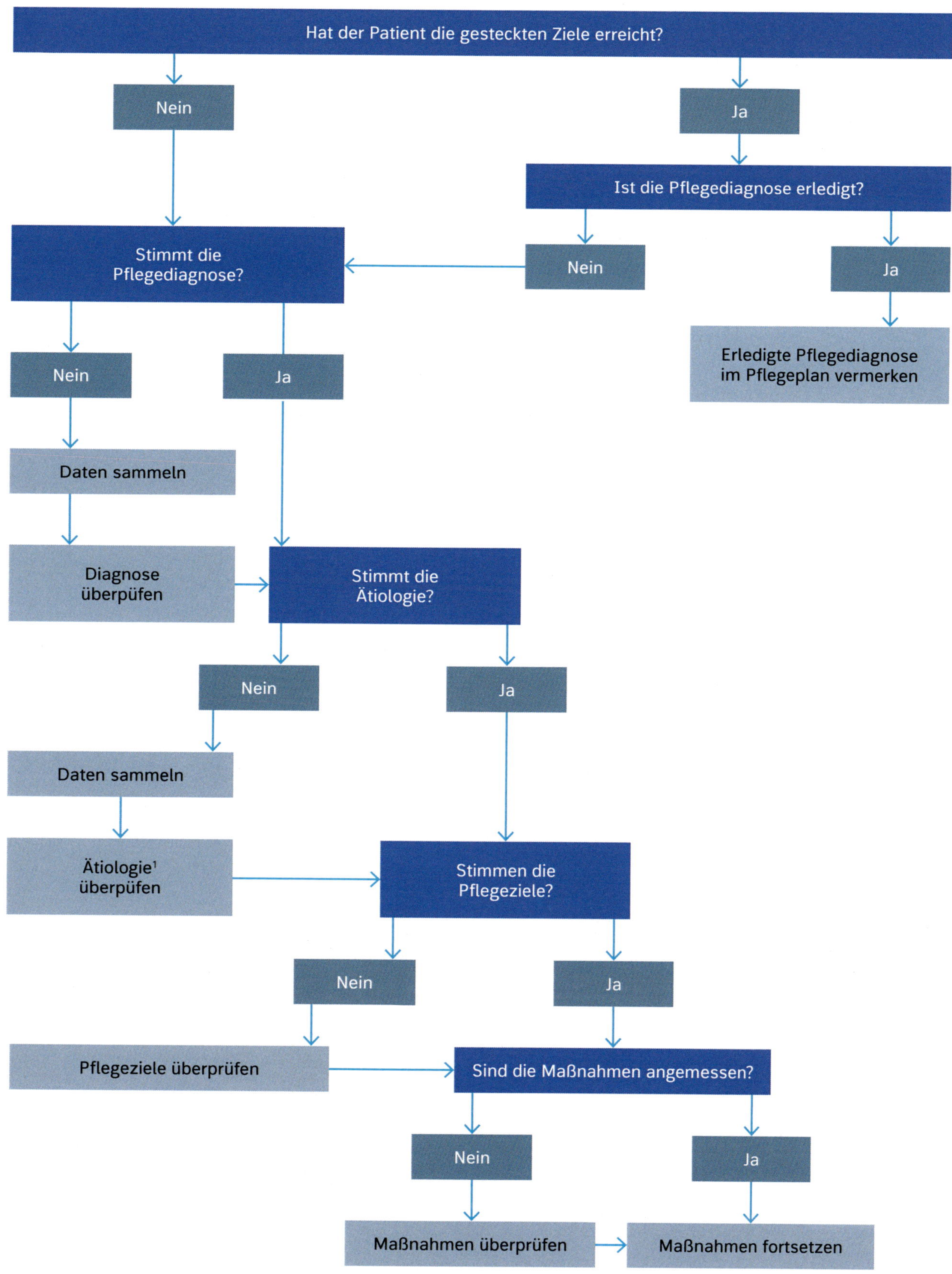

Ablauf einer Evaluation

---

[1] *Ätiologie: Lehre von den Ursachen, hier ist der Ursache der Erkrankung/Pflegesituation bzw. der Zusammenhang zwischen Ursache und Erkrankung gemeint. Lateinisch aetiologia < griechisch aitiología, zu: aitía = Grund, Ursache (vgl. http://www.duden.de/rechtschreibung/Aetiologie, Zugriff am 30.06.2016).*

Zusammenfassung

Die **Pflegeplanung** nach Juchli besteht aus folgenden Elementen:

1. Problemdefinition, Ressourcenklärung: Daraus werden die Pflegediagnosen abgeleitet.

Ein **Pflegeproblem** besteht immer dann, wenn Beeinträchtigungen in der Selbstständigkeit des zu Pflegenden vorliegen und diese nicht von ihm eigenständig kompensiert (ausgeglichen) werden können. Pflegeprobleme sollten möglichst kurz, genau und objektiv formuliert werden.

Ressourcen sind die eigenen Fähigkeiten des zu Pflegenden, die bei der Pflege eingesetzt werden sollten. Ressourcen beeinflussen den Genesungsprozess positiv und können die Selbstständigkeit erhalten bzw. wiederherstellen. Die Berücksichtigung von Ressourcen steigert das Selbstwertgefühl des zu Pflegenden und trägt maßgeblich zu einer professionellen Pflege bei.

Ein gut formuliertes Pflegeproblem sollte aus den Punkten des **PESR** bestehen.

„**P(roblem)**: Was hat der Pflegebedürftige?
E(tiology): Warum hat er es?
S(ymptom): Wie zeigt es sich?
R(essource): Welche Fähigkeiten, Potenziale hat der Pflegebedürftige?"

Quelle: Medizinischer Dienst der Spitzenverbände der Krankenkassen e. V. (MDS): Grundsatzstellungnahme Pflegeprozess und Dokumentation, Handlungsempfehlungen zur Professionalisierung und Qualitätssicherung in der Pflege, https://www.mds-ev.de/fileadmin/dokumente/Publikationen/SPV/Grundsatzstellungnahmen/30_Pflegeprozess_Dok_2005.pdf, S. 21, Zugriff am 01.02.2017

Pflegediagnosen sollen die Beschreibung der Pflegeprobleme erleichtern, indem eine einheitliche Fachsprache angestrebt wird. Der Einsatz von standardisiert formulierten Pflegediagnosen soll helfen, die Wahrnehmungsfähigkeit der Pflegenden zu unterstützen und ihren Blick auf mögliche Pflegeprobleme zu richten.

2. Zielvereinbarung

Es gibt verschiedene Arten von **Pflegezielen**. Es geht bei dem Pflegeziel aber immer darum, welches Ergebnis der zu Pflegende, das Pflegeteam und/oder eventuelle Betreuer/Angehörigen in einem bestimmten Zeitraum erreichen wollen.

Die Pflegeziele beschreiben, welche Fortschritte und Ressourcen mit bestimmten Pflegemaßnahmen erreicht werden sollen. Ein Pflegeziel kann sich auf den Gesundheitszustand, auf das Verhalten, auf bestimmte Fähigkeiten oder auf messbare Befunde beziehen.

Man unterscheidet zwischen Erhaltungs-, Rehabilitations- und Bewältigungszielen, diese Ziele können noch in Fern- und Nahziele gegliedert werden.

3. Ableiten von Pflegemaßnahmen; Planung von Pflegeinterventionen und Setzen von Prioritäten

Pflegemaßnahmen beziehen sich immer auf das jeweilige Pflegeproblem und die entsprechend abgeleitete Zielsetzung sowie auf die bestehenden Ressourcen. Pflegemaßnahmen sollen die bestehenden Pflegeprobleme lösen/reduzieren, vorhandene Ressourcen unterstützen und die festgelegten Pflegeziele nach Möglichkeit erreichen.

4. Durchführung der Maßnahmen

Eintragungen im Berichteblatt oder in Zusatzdokumenten wie Sturzprotokoll, Trink- und Ernährungsprotokoll, Vitalwertbeobachtungen.

5. Reflexion und Beurteilung der Maßnahmen (Evaluation)

Beim Evaluieren wertet die Pflegefachkraft die geleisteten Pflegehandlungen aus. Sie filtert dabei Beobachtungen und Ereignisse auf Relevantes für die Pflegeplanung und analysiert das pflegerische Handeln.

Aufgabe 37

Schauen Sie in Ihre Einrichtungen: Wie wird bei Ihnen evaluiert? Finden Fallbesprechungen statt?

Aufgabe 38

Die Krankenpflegerin Ludmilla versorgt seit einem Jahr Herrn Völker im häuslichen Umfeld. Herr Völker leidet seit Jahren an Alzheimer, er findet sich zu Hause, mit Unterstützung der Tochter und des Pflegedienstes, allerdings noch gut zurecht.
Im Winter rutscht Herr Völker auf einem vereisten Gehweg aus. Er kommt mit einer Oberschenkelhalsfraktur in das nahegelegene Krankhaus. Hier zeigt sich Herr Völker stark desorientiert. Er ruft immer wieder: „Hilfe, Hilfe, wo bin ich hier?“ und „Lassen Sie mich frei!“. Herr Völker verweigert jegliche Nahrung und Flüssigkeit, solange man ihm nicht sagt, wo er sich befindet.
Daraufhin bekommt Herr Völker Infusionen und einen Katheter gelegt. Damit er diese nicht entfernt, bekommt er zweimal täglich Diazepam. Nach zehn Tagen wird Herr Völker entlassen. Ludmilla kommt am nächsten Tag zur Versorgung vorbei.
Überlegen Sie, welche ATL evaluiert werden müssen, und begründen Sie Ihre Auswahl.

Aufgabe 39

Schauen Sie nach einer ähnlichen Situation in Ihrer Einrichtung.
a) Evaluieren Sie selbstständig die vorliegende Situation.
b) Welche Konsequenzen haben die Veränderungen für den zu Pflegenden? Stellen Sie dies im Pflegeprozess dar (wie in der Abbildung auf Seite 85).
c) Vergleichen Sie im Plenum verschiedene Evaluationen. Stellen Sie dabei erst die Ausgangssituation und dann die Veränderungen vor.

Aufgabe 40

***Erinnerung an Aufgabe 24** (siehe Seite 63): Sammeln Sie im Plenum erneut Ideen zur Fragestellung: Wie wirken sich Pflegemodelle auf die Dokumentation aus?*

7 Pflegeprozessmodell der fördernden Prozesspflege von Monika Krohwinkel

Das Konzept der Alten- und Pflegeeinrichtung Haus Großeichen soll überarbeitet werden. Der Pflegedienstleiter Thomas Westphal findet, dass die Arbeit nach Krohwinkel zu wenig erkennbar wird. Er schreibt:

„Bei Anwendung des Pflegemodells nach Krohwinkel werden die zu pflegenden Menschen und deren Angehörige bei uns in der Einrichtung in allen Phasen des Pflegeprozesses einbezogen. Das Ziel ist eine aktivierende und ganzheitliche Pflege, indem die Ressourcen des zu Pflegenden in den Vordergrund gestellt werden. Monika Krohwinkel geht davon aus, dass alle Menschen die gemeinsamen Grundbedürfnisse nach Nahrung, Kleidung, Liebe, Anerkennung sowie das Gefühl des Gebrauchtwerdens haben. Diese Grundbedürfnisse werden in den 13 Aktivitäten, Beziehungen und existenziellen Erfahrungen des Lebens abgebildet."

Der Pflegedienstleiter fragt im Team nach, ob diese Einleitung verständlich ist.

Die Pflegewissenschaftlerin Prof. Monika Krohwinkel wurde 1941 in Hamburg geboren. Sie war von 1993 bis 1999 Professorin für Pflege an der Evangelischen Hochschule Darmstadt. 1984 veröffentlichte sie ihr konzeptionelles Modell der Aktivitäten, Beziehungen und existenziellen Erfahrungen des Lebens. Dieses Modell wurde 1991 in einer Studie zu Apoplexiekranken erprobt und weiterentwickelt.

Quellen: vgl. Löser, Angela P.: Pflegekonzepte nach Monika Krohwinkel, Hannover, Schlütersche Verlagsgesellschaft, 2004, S. 140

Das **Modell der fördernden Prozesspflege** ist ein Modell, welches die Pflege personenbezogen, fähigkeits- und förderungsorientiert betrachtet. Die Ressourcen der zu Pflegenden stehen hier im Mittelpunkt.

Das Modell der fördernden Prozesspflege beinhaltet fünf Teilkonzepte:
1. AEDL-Strukturmodell
2. Rahmenmodell
3. Pflegeprozessmodell
4. Managementmodell
5. Modell zum reflektierenden Erfahrungslernen

Die Grundlagen für Krohwinkels Pflegemodell beschreiben vier Schlüsselkonzepte.

Mensch

Hiermit beschreibt Krohwinkel sowohl die pflegebedürftige Person als auch die Pflegekraft. Die pflegebedürftige Person mit ihren individuellen Bedürfnissen steht im Mittelpunkt und wird bei allen pflegerischen Entscheidungen mit einbezogen. Dies hat zur Folge, dass die pflegebedürftige Person das Recht und die Pflicht hat, mit angemessener Selbstpflege für ein gutes Pflegeergebnis zu sorgen.

Umgebung

Der Mensch und seine Umgebung sind offene, wechselseitig beeinflussbare Systeme. Die Umgebung prägt den Menschen und der Mensch prägt die Umgebung. Umgebung kann Sicherheit, Geborgenheit, Stimulation und Wertschätzung vermitteln.

Aufgabe der Pflegekräfte ist es, eine Umwelt zu schaffen, in der sich die zu Pflegenden wohlfühlen und die ihren Bedürfnissen entspricht.

Gesundheit und Krankheit

Gesundheit und Krankheit sind „dynamische Prozesse". Dies kann sich als Ressource (Fähigkeit) oder als Defizit (Problem) zeigen. Die Pflegeperson nimmt den zu Pflegenden mit seinen Fähigkeiten und Defiziten wahr und nutzt diese Wahrnehmung als Grundlage für die Pflegeplanung.

Pflege

Der Mensch steht für Krohwinkel im Mittelpunkt der Pflege. Das Pflegepersonal fördert die Unabhängigkeit, dies wird **fördernde Prozesspflege** genannt. Dabei spielt absolute Wertschätzung und Respekt gegenüber den Wünschen und Gewohnheiten eine bedeutende Rolle. Ziel der Pflege ist die Erhaltung und Wiederentdeckung von Ressourcen. Die pflegebedürftige Person soll ihre Aktivitäten und existenziellen Erfahrungen des Lebens (AEDL) allein oder mit Unterstützung realisieren können und dabei lernen, mit auftretenden Problemen in den Aktivitäten und existenziellen Erfahrungen des Lebens umzugehen und sich dabei weiterzuentwickeln.

7.1 Das AEDL-Strukturmodell

AEDL – Aktivitäten und existenzielle Erfahrungen des Lebens

AEDL steht für **A**ktivitäten und existenzielle **E**rfahrungen **d**es **L**ebens. Es handelt sich dabei um folgende 13 Einzelthemen:

1. Kommunizieren können
2. Sich bewegen können
3. Vitale Funktionen aufrechterhalten können
4. Sich pflegen können
5. Essen und trinken können
6. Ausscheiden können
7. Sich kleiden können
8. Ruhen, schlafen und sich entspannen können
9. Sich beschäftigen lernen und sich entwickeln können
10. Sich als Mann oder Frau fühlen und verhalten können
11. Für eine sichere und fördernde Umgebung sorgen können
12. Soziale Bereiche des Lebens sichern und Beziehungen gestalten können
13. Mit den existenziellen Erfahrungen des Lebens umgehen können

ABEDL – Aktivitäten, Beziehungen und existenzielle Erfahrungen des Lebens

Monika Krohwinkel entwickelte 1999 das Pflegemodell der AEDL weiter zu dem ABEDL-Modell. Sie ging davon aus, dass die Sichtweise der Pflegenden zu problemorientiert sei. Es müsse eine andere Sichtweise entwickelt werden: Was können die Menschen, welche Erfahrungen bzw. Fähigkeiten/Ressourcen bringen sie mit und wie gehen sie mit ihren Fähigkeiten um? Aufgabe der Pflege ist es, die Verantwortung zu übernehmen, wenn der Mensch im Umgang mit seinen Fähigkeiten hilfebedürftig wird.

Kritisch ist meiner Meinung nach zu sehen, dass Frau Krohwinkel die Lizenz für die Nutzung der ABEDL-Dokumentationssysteme und -Formulare nur an ein einziges Unternehmen, nämlich GODO Systems GmbH, vergab. Dieses Unternehmen sollte auch die Schulung des Pflegepersonals übernehmen. Dies ist der Grund, weshalb viele Einrichtungen die Einführung der ABEDL ablehnen. Daher wird in diesem Kapitel nur von den AEDL gesprochen.

Theorie der fördernden Prozesspflege

Krohwinkels Theorie der fördernden Prozesspflege wurde von verschiedenen Theoretikern beeinflusst, wie Rogers und Maslow (Psychologen), Peplau, Henderson, Roper und Orem.

Die AEDL sind eine Weiterentwicklung der Lebensaktivitäten nach Roper oder Juchli.

Krohwinkel ergänzt diese um die Aktivitäten

- mit existenziellen Erfahrungen des Lebens umgehen können und
- soziale Beziehungen und Bereiche sichern und gestalten können.

Bei dem Aspekt „mit existenziellen Erfahrungen des Lebens umgehen können“ geht Krohwinkel davon aus, dass sich positive und negative Erfahrungen des bisherigen Lebens auf die aktuelle Pflegesituation auswirken können, dadurch werden die Zufriedenheit und das psychische Wohlbefinden sowie die körperliche Verfassung beeinflusst. Drei einzelne Bereiche sind dabei zu berücksichtigen:

- die existenzgefährdenden Erfahrungen, z. B. Angst, Misstrauen, Trennung und Schmerz/Sterben,
- die existenzfördernden Erfahrungen, z. B. die Wiedergewinnung von Unabhängigkeit, Vertrauen, Integration, Hoffnung und Wohlbefinden,
- Erfahrungen, welche die Existenz fördern oder gefährden, z. B. die Wiedergewinnung von Unabhängigkeit, lebensgeschichtliche Erfahrungen, kulturgebundene Erfahrungen (Religion).

Die AEDL „soziale Beziehungen und Bereiche sichern und gestalten können“ wurde primär für Menschen nach einem Klinikaufenthalt konzipiert. Sie hat jedoch bei der Eingewöhnung und Gestaltung von sozialen Beziehungen bei einem Einzug in einer stationären Pflegeeinrichtung einen hohen Stellenwert gefunden, weil es schwierig ist, das soziale Umfeld bei einem Einzug in einer stationären Pflegeeinrichtung aufrechtzuerhalten. Die Einbeziehung von Angehörigen und Freunden durch das Pflegepersonal schafft eine gute Grundlage für die Gestaltung der Pflege.

Auch bei dieser Aktivität sind laut Krohwinkel drei einzelne Bereiche zu berücksichtigen:

- in Kontakt sein und bleiben,
- mit belastenden Beziehungen umgehen,
- unterstützende Beziehungen erhalten, erlangen oder wiedererlangen.

7.2 Das Rahmenmodell

Im Rahmenmodell betrachtet Krohwinkel den zu Pflegenden „als ein durch Erfahrungen geprägtes Lebenswesen“.

Quelle: Löser, Angela P.: Pflegekonzepte nach Monika Krohwinkel, Hannover, Schlütersche Verlagsgesellschaft, 2004, S. 39

Dabei gibt es drei übergeordnete Bereiche, die Einfluss auf das pflegerische Handeln haben.

1. Das primäre pflegerische Interesse

Hier richtet sich das Interesse der Pflegekraft auf die pflegebedürftige Person und ihre wichtigsten Bezugspersonen. Im Fokus stehen die Fähigkeiten, Bedürfnisse und Probleme in den einzelnen AEDL, hierbei ist ausschlaggebend, wie selbstständig die pflegebedürftige Person in der Ausführung der AEDL ist.

2. Die primäre pflegerische Zielsetzung

Die Zielsetzung sollte unter Berücksichtigung der Punkte Erhalten, Erlangen, Wiederherstellen der Unabhängigkeit, des Wohlbefindens und der Lebensqualität erfolgen.

3. Die primäre pflegerische Hilfeleistung

Die pflegerische Hilfeleistung erfolgt durch die fördernde Kommunikation mit der pflegebedürftigen Person und ihren Bezugspersonen. Dabei soll das Pflegepersonal die pflegebedürftige Person und ihre Bezugspersonen unterstützen, anleiten, beraten und fördern.

Im folgenden Schaubild soll die Vernetzung dieser einzelnen Bereiche verdeutlicht werden.

Übersicht der Vernetzung im Rahmenmodell

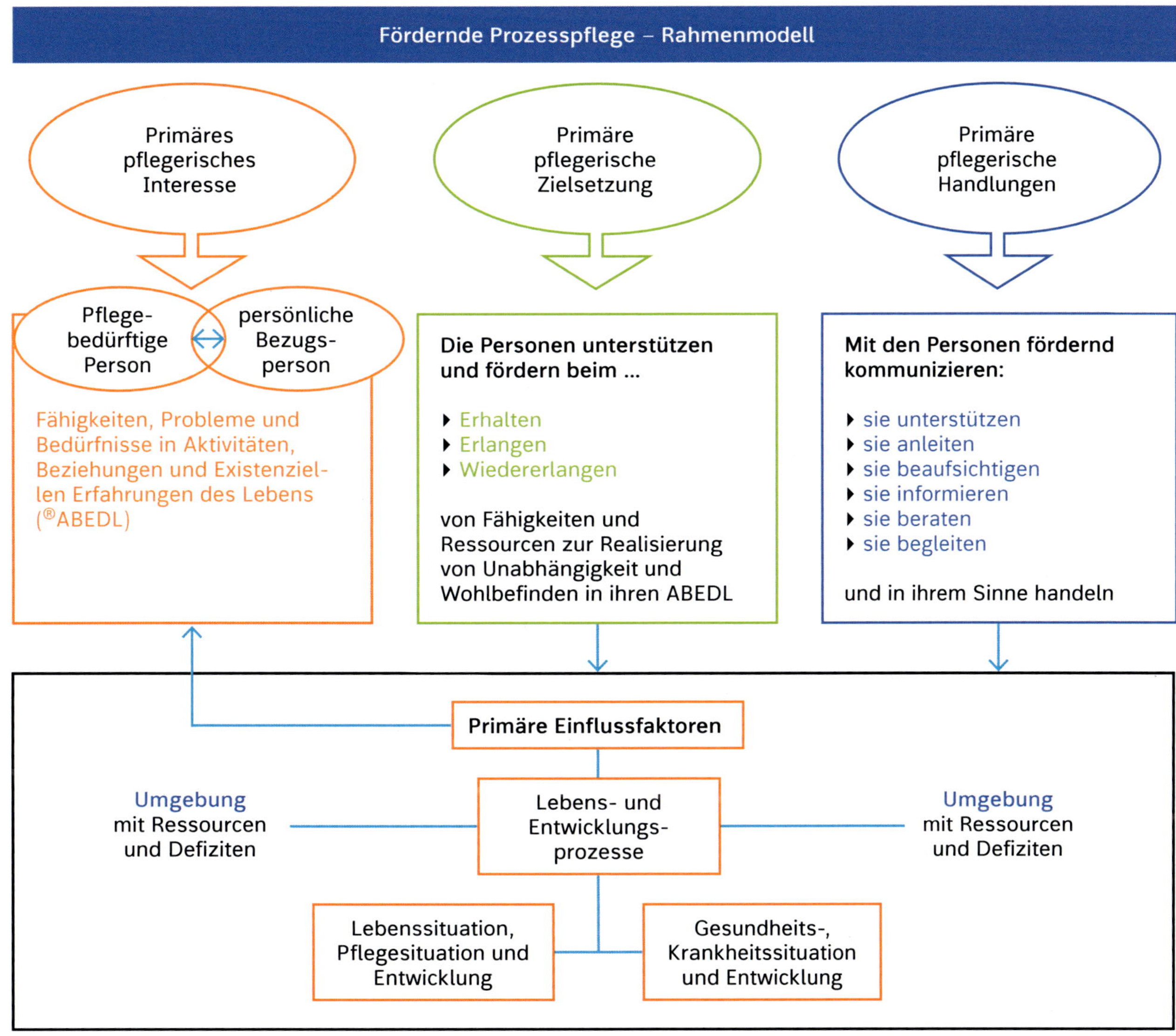

Quelle: Krohwinkel, Monika: Fördernde Prozesspflege mit integrierten ABEDLs: Forschung, Theorie und Praxis, Bern, Verlag Hans Huber, 2013, S. 55

7.3 Das Pflegeprozessmodell

Das Pflegeprozessmodell nach Krohwinkel ist vergleichbar mit dem WHO-Prozessmodell, es besteht aus den vier Phasen Erhebung, Planung, Durchführung und Auswertung.

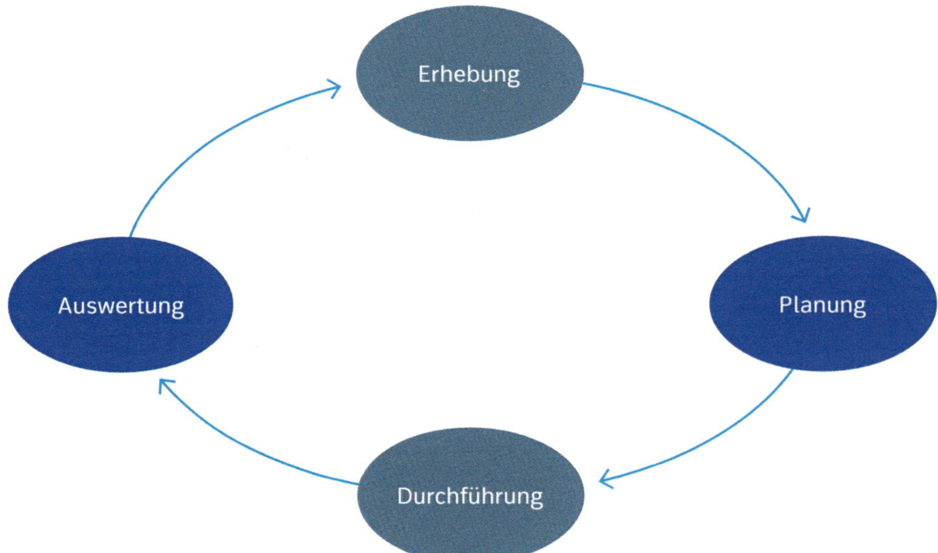

- In der ersten Phase werden nicht nur Informationen gesammelt, sondern auch die pflegerelevanten Fähigkeiten, Bedürfnisse und Probleme erkannt und beschrieben.
- In der Planungsphase werden die Maßnahmen erstellt.
- In der nächsten Phase werden diese Maßnahmen umgesetzt.
- In der letzten Phase geht es um die Auswertung der Wirksamkeit des Pflegeprozesses, ggf. werden die ersten drei Phasen überarbeitet. So entsteht ein Zyklus, das bedeutet ein Pflegekreislauf ohne Ende.

7.4 Das Managementmodell

Im Managementmodell geht es um die Verteilung/Organisation der Aufgaben und Verantwortungen in der Pflege. Grundlage für die Umsetzung des ganzheitlich-rehabilitierenden Pflegeprozesses sind zeitliche, materielle, personelle und strukturelle Ressourcen. Die zu bewältigende pflegerische Leistung besteht aus

1. direkte Pflege 2. Dokumentation der Pflege und durch	diese Aufgaben erfolgen eigenständig
3. Organisation und Koordination der Pflege	das Pflegepersonal
4. Mitarbeit bei der Diagnostik und Therapie	diese Aufgaben erfolgen nach Anordnung von Ärzten und Therapeuten
5. Kooperation im interdisziplinären Team	diese Aufgaben erfolgen berufsübergreifend

Um eine möglichst hohe Effektivität in der Umsetzung dieser pflegerischen Leistungen zu erreichen, betrachtet Krohwinkel auch diese in einem Prozess.

Erfassen → Direkte Pflege, das Pflegepersonal beobachtet und erfragt Fähigkeiten, Probleme und Bedürfnisse.

Planen → Pflegerische Einzelleistungen müssen geplant und beschrieben werden, damit diese für alle an der Pflege beteiligten Personen verfügbar sind.

Durchführen → Die Pflege muss koordiniert und organisiert werden. Zuständigkeiten müssen schriftlich festgelegt werden. Hierzu gehört auch die Mitarbeit an Diagnostik und Therapie, sowie die Zusammenarbeit mit verschiedenen Berufsgruppen. Die geplanten Maßnahmen werden durchgeführt und dokumentiert.

Auswerten → Die Planung und Durchführung der Pflege muss immer wieder überprüft und bei Abweichungen überarbeitet werden.

7.5 Das Modell zum reflektierenden Erfahrungslernen

Im fünften und letzten Teil des Pflegemodells geht Krohwinkel davon aus, dass das Pflegepersonal automatisch zu einem Erfahrungslernen kommt, wenn es nach dem beschriebenen Pflegeprozess arbeitet. Das Erfahrungslernen ist ein wichtiger Schritt, weil so ein neues Problembewusstsein angeregt wird. Nur so kann es zu neuen Handlungen in der Praxis kommen.

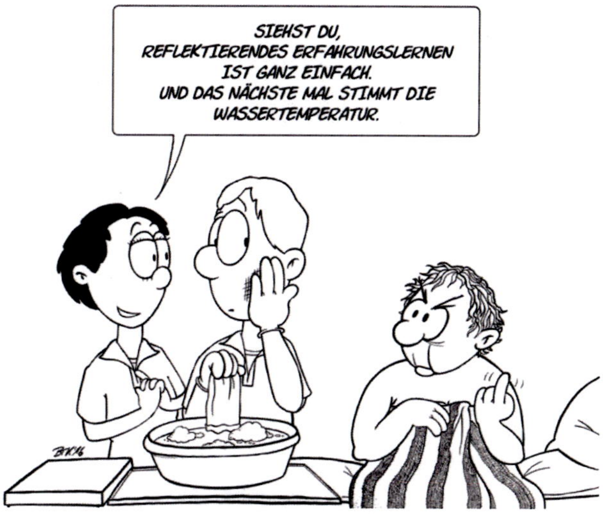

SIEHST DU, REFLEKTIERENDES ERFAHRUNGSLERNEN IST GANZ EINFACH. UND DAS NÄCHSTE MAL STIMMT DIE WASSERTEMPERATUR.

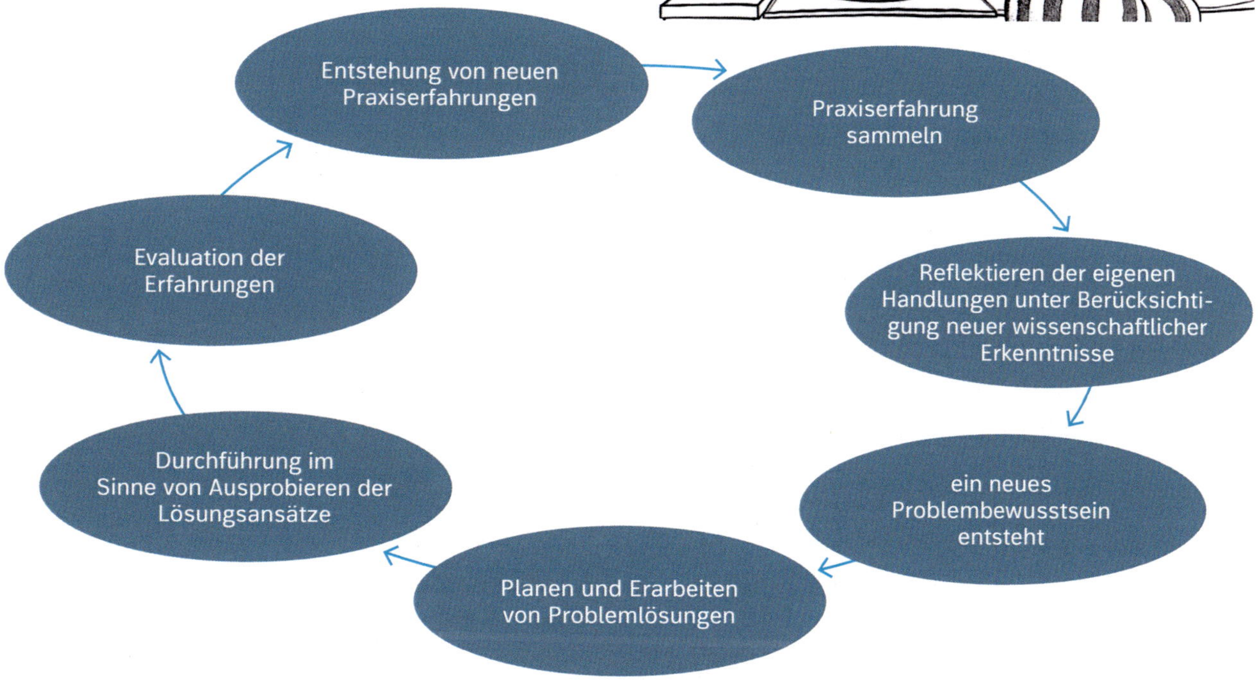

Entstehung von neuen Praxiserfahrungen
Praxiserfahrung sammeln
Reflektieren der eigenen Handlungen unter Berücksichtigung neuer wissenschaftlicher Erkenntnisse
ein neues Problembewusstsein entsteht
Planen und Erarbeiten von Problemlösungen
Durchführung im Sinne von Ausprobieren der Lösungsansätze
Evaluation der Erfahrungen

Nun stehen die Leitungen einer Einrichtung bzw. eines Pflegedienstes vor der großen Frage: Wie setze ich dieses Modell gezielt um? Wie leben wir in unserer Einrichtung/unserem Pflegedienst dieses Modell?

Im Qualitätshandbuch sollte ein schriftlich dargestellter Pflegeprozess erkennbar sein. Dieser bietet der Einrichtung/dem Pflegedienst die Sicherheit, dass sowohl alle Mitarbeiter als auch Außenstehende das pflegerische Geschehen nachvollziehen können.

Im Pflegekonzept sollten einrichtungsspezifische Umsetzungen des Pflegeprozesses erkennbar werden. Das bedeutet:

- Wer ist in unserer Einrichtung für die Pflegeplanung zuständig? (Bezugspflege, Bereichspflege)
- Welche Informationen werden in der Pflegedokumentation erfasst? (Stammdaten, Biografie, Ressourcen, Probleme, Ziele, ...)
- Wie ist der Prozess der Pflegeplanung geregelt? (Wer macht was wann? Teamgespräche, Fallbesprechungen, Übergabe)
- Wie gehen wir mit Veränderungen in der Pflege oder in der Pflegeplanung um?
- Wie wird gewährleistet, dass die Pflegeplanung bei der täglichen Arbeit genutzt wird? (Verbindung zwischen Theorie und Praxis)
- Wann und wie bald nach dem Einzug soll die Erstellung der Pflegeplanung fertig sein?
- Welches Evaluationsintervall legen wir als Einrichtung fest?

Quelle: vgl. Löser, Angela P.: Pflegekonzepte nach Monika Krohwinkel, Hannover, Schlütersche Verlagsgesellschaft, 2004, S. 94–96

Der MDK prüft nach § 112 f. SGB XI die Qualitätssicherung der Einrichtungen. Grundvoraussetzung dafür ist die schriftliche Darlegung eines Einrichtungskonzeptes.

§ 112 Sozialgesetzbuch XI – Qualitätsverantwortung

(1) Die Träger der Pflegeeinrichtungen bleiben, unbeschadet des Sicherstellungsauftrags der Pflegekassen (§ 69), für die Qualität der Leistungen ihrer Einrichtungen einschließlich der Sicherung und Weiterentwicklung der Pflegequalität verantwortlich. Maßstäbe für die Beurteilung der Leistungsfähigkeit einer Pflegeeinrichtung und die Qualität ihrer Leistungen sind die für sie verbindlichen Anforderungen in den Vereinbarungen nach § 113 sowie die vereinbarten Leistungs- und Qualitätsmerkmale (§ 84 Abs. 5).

(2) Die zugelassenen Pflegeeinrichtungen sind verpflichtet, Maßnahmen der Qualitätssicherung sowie ein Qualitätsmanagement nach Maßgabe der Vereinbarungen nach § 113 durchzuführen, Expertenstandards nach § 113a anzuwenden sowie bei Qualitätsprüfungen nach § 114 mitzuwirken. Bei stationärer Pflege erstreckt sich die Qualitätssicherung neben den allgemeinen Pflegeleistungen auch auf die medizinische Behandlungspflege, die soziale Betreuung, die Leistungen bei Unterkunft und Verpflegung (§ 87) sowie auf die Zusatzleistungen (§ 88).

(3) Der Medizinische Dienst der Krankenversicherung und der Prüfdienst des Verbandes der privaten Krankenversicherung e. V. beraten die Pflegeeinrichtungen in Fragen der Qualitätssicherung mit dem Ziel, Qualitätsmängeln rechtzeitig vorzubeugen und die Eigenverantwortung der Pflegeeinrichtungen und ihrer Träger für die Sicherung und Weiterentwicklung der Pflegequalität zu stärken.

Quelle: http://www.gesetze-im-internet.de/sgb_11/__112.html, Zugriff am 17.06.2016

Inhaltlich geht es bei diesem Gesetz um die Qualitätsverantwortung und Qualitätssicherung der pflegerischen Einrichtungen. Bei den Prüfkriterien handelt es sich um die allgemeinen Pflegeleistungen, die medizinische Behandlungspflege, um soziale Betreuung, Unterkunft und Verpflegung und ggf. Zusatzleistungen. Ziel dieser Überprüfungen ist es, Qualitätsmängeln rechtzeitig vorzubeugen.

Um all diese Punkte nachweisen zu können, muss es eine gute schriftliche Dokumentation aller Prozesse in der Einrichtung geben.

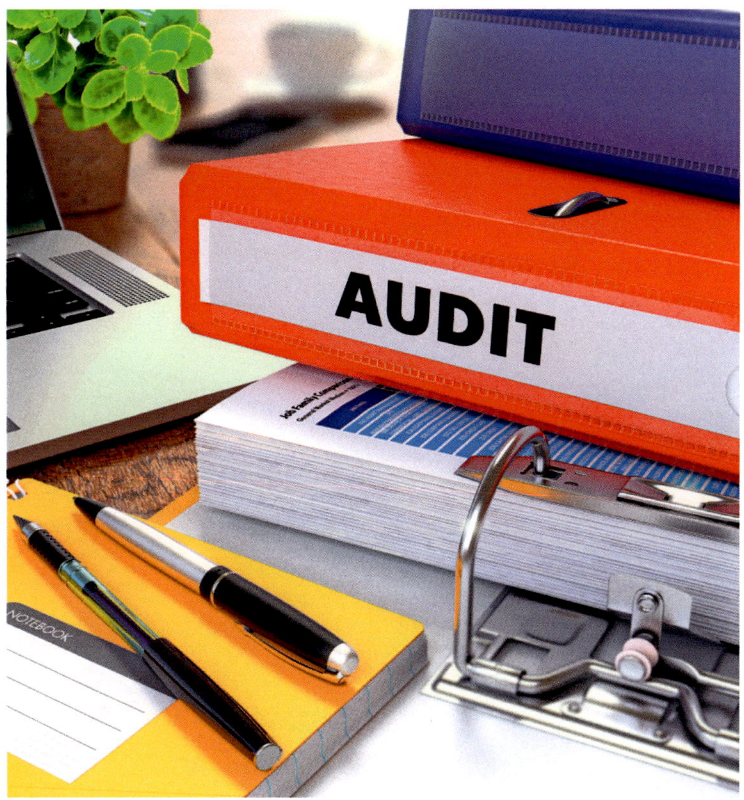

Beispiel

Die Pflegeeinrichtung Haus Großeichen schreibt in ihrem Qualitätshandbuch:

„Die Grundlage unserer Arbeit ist die prozesshafte Planung und Umsetzung der Pflegeplanung und Dokumentation. Diese Planung und Dokumentation erfolgt angelehnt an das Pflegeprozessmodell der fördernden Prozesspflege von Monika Krohwinkel. Wir haben uns als Einrichtung für dieses Modell entschieden, weil uns die existenziellen Erfahrungen der zu Pflegenden und ihre sozialen Beziehungen wichtig sind. Des Weiteren ist uns die ganzheitliche und ressourcenorientierte Pflege, welche die Grundlage von Krohwinkels Modell bildet, ein Anliegen."

7.6 Die Pflegeplanung nach Krohwinkel

Die Auszubildende Marianne Wolf hat sich die theoretischen Grundlagen des fördernden Prozessmodells noch einmal genau angeschaut und jetzt auch verstanden.

Ihre Ausbildungsleiterin möchte, dass Marianne für den neu eingezogenen Herrn Kim Dae Sayuri eine Pflegeplanung nach Krohwinkel erstellt.

Die Pflegeplanung nach Monika Krohwinkel erfolgt nach dem Pflegeprozessmodell:

Zuerst werden die Probleme und Ressourcen, Wünsche, Vorlieben und Bedürfnisse in einer Pflegeanamnese gesammelt.

In der Pflegeplanung werden

1. Pflegeprobleme und Ressourcen formuliert,
2. Pflegeziele erstellt,
3. Pflegemaßnahmen erstellt.
   Die Besonderheiten/Abweichungen bei der Durchführung der Pflege werden im Verlaufsbericht dokumentiert.
4. Die Evaluation der Pflegeplanung erfolgt in einem festgelegten Intervall.

Diese Prozessschritte erfolgen in der stationären Langzeitpflege für alle 13 AEDL, wobei der Schwerpunkt auf der ganzheitlichen und ressourcenorientierten Pflege liegt.

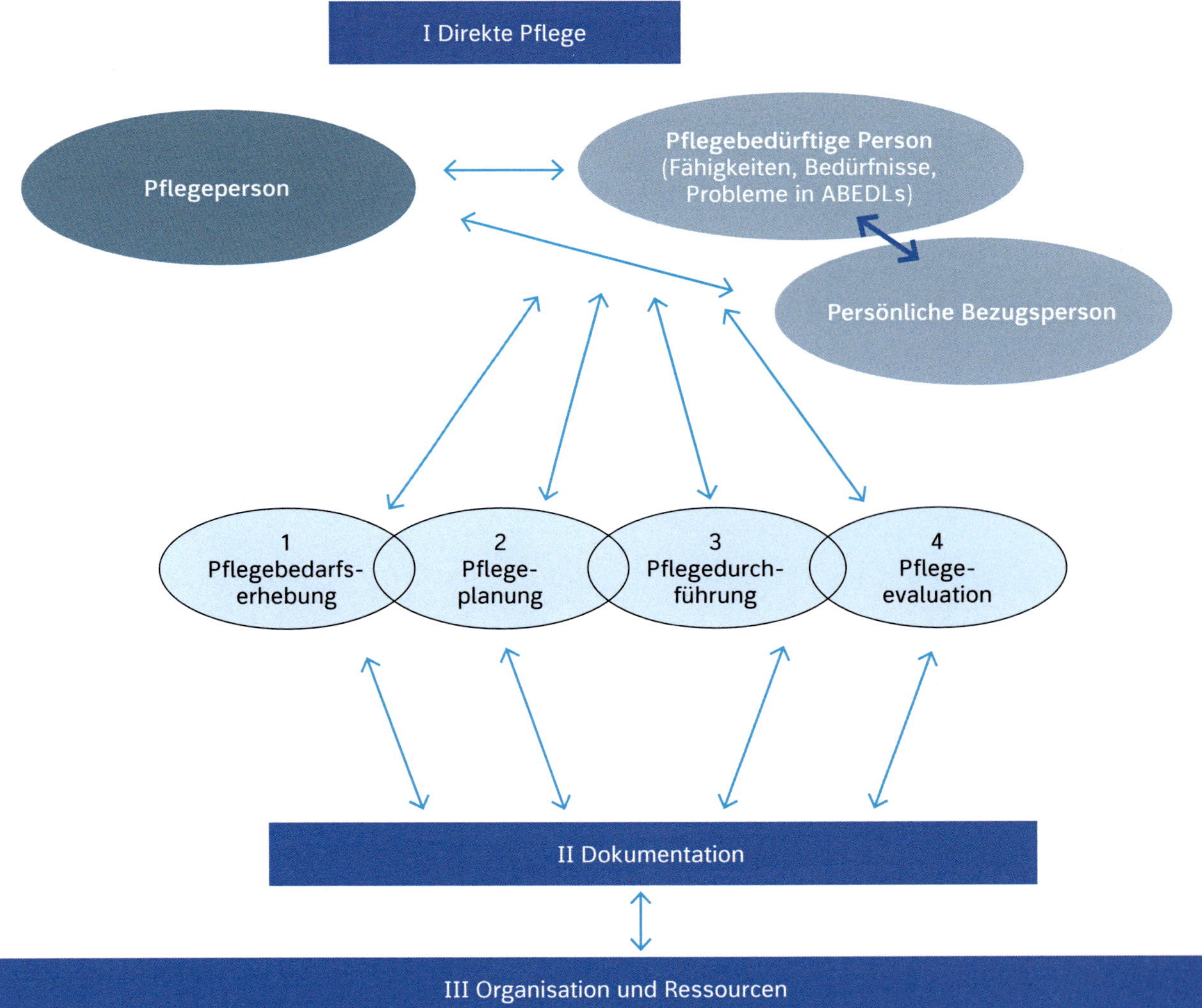

Übersicht der Untersuchungsebenen im Pflegeprozess nach Krohwinkel

7.6.1 Probleme, Ressourcen und Pflegediagnosen

Zu Beginn wird das Problem definiert und die Ressourcen werden geklärt. Daraus wird die Pflegediagnose abgeleitet.

Ein Pflegeproblem besteht immer dann, wenn Beeinträchtigungen in der Selbstständigkeit des zu Pflegenden vorliegen und diese nicht von ihm eigenständig kompensiert (ausgeglichen) werden können.

Pflegeprobleme sollten möglichst

- kurz und knapp,
- genau und detailliert sowie
- objektiv

formuliert werden.

Ressourcen sind die eigenen Fähigkeiten des zu Pflegenden, die bei der Pflege eingesetzt werden sollten. Ressourcen beeinflussen den Genesungsprozess positiv und helfen dabei, die Selbstständigkeit zu erhalten bzw. wieder herzustellen. Die Berücksichtigung von Ressourcen steigert das Selbstwertgefühl des zu Pflegenden und trägt maßgeblich zu einer professionellen Pflege bei.

Zunächst orientierte Krohwinkel sich stark an den Formulierungen der Pflegediagnosen nach der NANDA International (siehe Seite 73/74).

Seit 2013 nutzt Krohwinkel ein Assessment- und Diagnoseinstrument (GODO Systems) für die Beschreibung der Pflegediagnose.

Beispiel

Auszug aus dem Assessment- und Diagnoseinstrument zu „sich pflegen können"

Name | ④ sich als Person **pflegen** und dabei mit **existenziellen Erfahrungen umgehen**©

Kann	Fähigkeiten: vorhanden	fraglich vorhanden	noch nicht erkennbar	eingeschränkt	nicht vorhanden	Maßnahmen: BB	WBE	Anmerkungen zu Existenziellen Erfahrungen und anderem
1 sich waschen und abtrocknen								
Gesicht, Hals, Oberkörper								
Hände, Arme								
Unterkörper, Intimbereich vorn								
Intimbereich hinten								
Beine/Füße								
Rücken								
2 selbst duschen								
3 selbst baden								
4 Haut pflegen/Hautpflegemittel verwenden								
5 Rasieren/Bart pflegen								
6 Haare pflegen								
kämen/bürsten								
frisieren								
waschen und trocknen								
7 Nägel pflegen								
Hände								
Füße								
besonders zu beachten: Zustand von Haut, Schleimhäuten, Haaren, Nägeln								
8 den Mund pflegen								
Mund spülen								
Zähne reinigen und pflegen								
Zunge tmd Gaumen reinigen und pflegen								
Lippen pflegen								

O hat eigene Zälme O oben O unten O hat Teilprothese O oben O unten O hat Implantate O oben O unten O hat Vollprothese O oben O unten O hat keine Zähne O oben O unten

besonders zu beachten:
Veränderungen im Mund- und Rachenraum

Einschränkungen zuordnen und benennen (Ursachen aus anderen ABEDL's zuorden, Einflussfaktoren benennen)	(Rest-) Fähigkeiten zuordnen und konkretisieren

Gewohnheiten/Bedürfnisse (auch Vorlieben und Abneigungen) **Ressourcen** (Pflegemittel, Pflegehilfsmittel auch Kosmetika, Friseur) Was, wie, wann, wie oft

Quelle: Krohwinkel, Monika: Fördernde Prozesspflege mit integrierten ABEDLs: Forschung, Theorie und Praxis, Bern, Verlag Hans Huber, 2013, S. 153

7.6.2 Pflegeziele formulieren

Die Pflegeziele beschreiben den Wunsch, welche Fortschritte und Ressourcen mit bestimmten Pflegemaßnahmen erreicht werden sollen. Ein Pflegeziel kann sich auf den Gesundheitszustand, auf das Verhalten, auf bestimmte Fähigkeiten oder auf messbare Befunde beziehen.

Man unterscheidet zwischen Erhaltungs-, Rehabilitations- und Bewältigungszielen, diese Ziele können noch in Fern- und Nahziele gegliedert werden (siehe Seite 77/78).

Krohwinkel legt die Schwerpunkte bei der Formulierung der Pflegeziele auf folgende Aussagen:

- Die Pflegeziele dienen der Darstellung der individuellen, am aktuellen Pflege- und Versorgungsbedarf orientierten Pflege (Ist-Zustand).
- Pflegeziele sind dafür da, um die Pflegequalität und somit auch die Lebensqualität der zu Pflegenden stetig zu verbessern.
- Pflegeziele sollten die Ressourcen/Copings (Bewältigungsstrategien) und die sozialen Kontakte und Beziehungen berücksichtigen.

Quelle: vgl. Hellmann, Stefanie: Formulierungshilfen für die Pflegeplanung nach den AEDL und den Pflegediagnosen, Hannover, Brigitte Kunz Verlag, 2006, S. 9

7.6.3 Pflegemaßnahmen planen

Einblick in die Pflegeplanung von Marianne Wolf:

AEDL 1: Kommunizieren können

Probleme/Ressourcen	Pflegeziel	Pflegemaßnahmen	Evaluation
P: Herr Kim Dae Sayuri kommuniziert wenig, teilt keine Wünsche und Bedürfnisse mit, da er sich nicht verstanden fühlt, aufgrund der Sprachbarriere. Er fällt in seine Muttersprache zurück infolge der Demenz (Kim Dae Sayuri ist in Korea aufgewachsen).	1. Herr Kim Dae Sayuri teilt Wünsche mit. 2. Er fühlt sich vom Pflegepersonal und von Mitbewohnern verstanden. 3. Er erfährt mehr Selbstvertrauen durch die Verbesserung der Sprache. 4. Ressourcen sind erhalten.	1. Das Pflegepersonal stellt vor jeder Kommunikation den Blickkontakt her. 2. Jeder vom Pflegeteam spricht in kurzen, klaren Sätzen mit Herrn Kim Dae Sayuri. 3. Das Pflegepersonal beugt der sozialen Isolation vor, indem Herr Kim Dae Sayuri zu Gruppenangeboten und Sprachübungen motiviert wird, siehe AEDL 9 (Beschäftigung).	
R: Herr Kim Dae Sayuri kann sich nonverbal mitteilen. R: Mimik und Gestik von Kim Dae Sayuri sind eindeutig und verständlich.			

Pflegemaßnahmen beziehen sich immer auf das jeweilige Pflegeproblem und die entsprechend abgeleitete Zielsetzung sowie auf die bestehenden Ressourcen. Pflegemaßnahmen sind dafür da, die bestehenden Pflegeprobleme wenn möglich zu lösen oder zu reduzieren, vorhandene Ressourcen zu unterstützen und die festgelegten Pflegeziele nach Möglichkeit zu erreichen.

Pflegemaßnahmen sind, wie das Wort sagt, Maßnahmen, die den Pflegebedarf beschreiben, es handelt sich dabei nicht um eine Beschreibung einer medizinischen Therapie. Die Pflegemaßnahmen sind laut MDS für alle Pflegeakteure verbindlich.

Bei der Formulierung der Pflegemaßnahmen muss genau erkennbar sein, in welcher Art und Weise die durchzuführende Pflegemaßnahme erfolgen soll. Dabei hilft es, sich die Maßnahme unter folgenden Gesichtspunkten anzuschauen:

- Wer
- macht was,
- wann,
- wie oft,
- wo,
- und wie führe ich die Maßnahme durch?

7.6.4 Durchführung dokumentieren mithilfe des Berichteblatts

Die Auszubildende Marianne Wolf hat sich die theoretischen Grundlagen des fördernden Prozessmodells noch einmal genau angeschaut, denn ihre Ausbildungsleiterin hat vorgeschlagen, dass sie nun selbstständig ihre Beobachtungen zur Eingewöhnung von Herrn Kim Dae Sayuri in das Berichteblatt einträgt.

Jede Abweichung von der Pflegeplanung und jede Besonderheit über den zu Pflegenden muss im Berichteblatt dokumentiert werden: Zum einen als Nachweis und zum anderen für die Qualitätssicherung und Qualitätsweiterentwicklung.

Das Berichteblatt dient dazu, den Ist-Zustand der pflegebedürftigen Person darzustellen.

Der Pflegebericht ist die Grundlage für die Pflegeplanung bzw. die Evaluation der Pflegeplanung. Grundsätzlich gilt:

- Alle Eintragungen müssen mit Datum, Uhrzeit und Handzeichen versehen sein.
- Das Berichteblatt ist eine Urkunde (siehe Kapitel 1), daher gilt:
  - mit einem dokumentenechten Stift schreiben,
  - Durchstreichungen müssen leserlich bleiben,
  - lesbar und verständlich verfassen.

Sinnvoll ist es, bei jeder neuen Seite eine kurze Zusammenfassung der Pflege- und Betreuungssituation der vorherigen Seite darzustellen.

Marianne Wolf hat bereits die ersten Eintragungen im Berichteblatt vorgenommen.

Name:	Kim Dae Sayuri	**Verlaufsbericht**	
Zusammenfassung:			
Herr Kim Dae Sayuri ist am 1. Februar eingezogen. Er ist an Demenz erkrankt. Herr Kim Dae Sayuri spricht viel in seiner Muttersprache Koreanisch, fühlt sich dadurch von Mitbewohnern und Pflegepersonal unverstanden. MW			
Datum	**Uhrzeit**	**Bericht**	**Hdz.**
10.02.20..	13:15	Herr Kim Dae Sayuri findet sein Zimmer mehrmals nicht. Habe ein Foto von Herrn Kim Dae Sayuri im DIN-A4-Format an die Bewohnertür gehängt. Bitte beobachten, ob er sein Zimmer besser findet.	MW
	20:35	Herr Kim Dae Sayuri findet sein Zimmer viel besser. Er freut sich über das Türschild.	TC

Tipp: Siehe auch Berga, Joachim und Pangritz, Rüdiger: Pflegedokumentation für Ausbildung und Praxis, Köln, Bildungsverlag EINS, S. 157 f. (ISBN 978-3-427-06630-9).

7.6.5 Evaluieren

Beim Evaluieren wertet die Pflegefachkraft die Durchführung der geplanten Pflegemaßnahmen aus. Ihre Aufgabe dabei ist es, Beobachtungen und Ereignisse auf Relevantes für die Pflegeplanung zu filtern, sowie das pflegerische Handeln zu analysieren.

Informationen bekommt die Pflegefachkraft durch

- eigenes Beobachten während des pflegerischen Handelns,
- Beobachtungen vom Pflegeteam, entnommen aus dem Verlaufsbericht und durch Fallbesprechungen,
- Überprüfen der Pflegeplanung.

Inhaltlich wird im Rahmen der Evaluation überprüft,

- ob es Schwierigkeiten in der Umsetzung gab,
- wie die zu pflegende Person auf die geplante Pflege reagiert → Effektivität,
- ob die Ziele erreicht werden konnten,
- ob die Maßnahmen zum geplanten Ziel führen,
- ob die Probleme, Ressourcen und Pflegediagnosen noch zutreffen.
- Fallbesprechung: Wie wird die aktuelle Pflegesituation im Pflegeteam eingeschätzt?
- Kann die Pflegequalität gesteigert werden?

Quelle: vgl. Brobst, Ruth A.; Georg, Jürgen (Hrsg.): Der Pflegeprozess in der Praxis, Bern, Verlag Hans Huber, 1999, S. 156 f.

Die Evaluation von Zielen und Maßnahmen ist einfacher, wenn die Ziele und Maßnahmen präzise formuliert sind.

Beispiel
Die Zielformulierung „Herr Müller trinkt 1.500 ml in 24 Stunden" ist einfacher zu überprüfen als „Herr Müller trinkt ausreichend".

Evaluationen sollten in einem festgelegten Zeitraum (z. B. alle acht Wochen in der Altenpflege, täglich in der Gesundheits- und Krankenpflege) oder bei akuten Veränderungen (z. B. Apoplex, Fieber) erfolgen. Bei einer geplanten Auswertung ist es sinnvoll, Routinedaten (Flüssigkeitsbilanzierung, Vitalwerte, Schmerzprotokoll, ...) zu sammeln und diese mit vorherigen Ergebnissen zu vergleichen.

7.7 Die Pflegevisite

Die Eingewöhnungsphase von Herrn Kim Dae Sayuri ist abgeschlossen. Die Wohnbereichsleitung möchte Marianne Wolf heute zeigen, wie eine Dokumentationsvisite durchgeführt wird.

Marianne fragt sich: Was ist eine Dokumentationsvisite und welchen Zweck erfüllt sie?

Die Pflegevisite ist ein Instrument des Qualitätsmanagements der professionellen Gesundheits- und Krankenpflege oder Altenpflege. Sie dient dazu, den Pflegeprozess zu optimieren und somit die Pflegequalität zu steigern und weiterzuentwickeln.

Bei einer Pflegevisite handelt es sich „um einen regelmäßigen Besuch bei und ein Gespräch mit dem Klienten über seinen Pflegeprozess".

Quelle: Fröse, Sonja: Was Qualitätsbeauftragte in der Pflege wissen müssen, Hannover, Schlütersche Verlagsgesellschaft, 2011, S. 177

DAS SOLL EINE VISITE SEIN? MÜSSTEN SIE NICHT ERNST DREINSCHAUEN, AUF LATEIN NUSCHELN UND SICH ÜBER MEINEN KOPF HINWEG UNTERHALTEN?
PFLEGE-VISITE

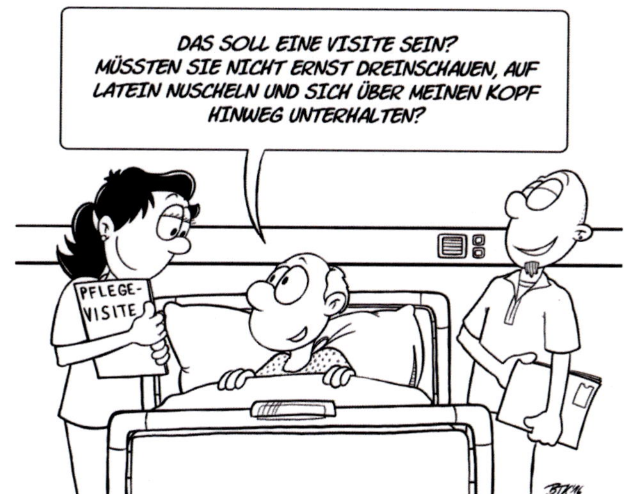

Es gibt verschiedene Arten der Pflegevisite: die Dokumentationsvisite und die Pflege-/Mitarbeitervisite (siehe Themenheft „Kompetente Pflege: Arbeitsorganisation und Qualitätsmanagement in Pflegeberufen", 978-3-427-16116-5). Hier steht die Dokumentationsvisite im Vordergrund.

Die Dokumentationsvisite beinhaltet:

- Kontrolle der Dokumentation auf Vollständigkeit, Inhalt und Kontinuität.
  - Das beinhaltet die gesamte Pflegeplanung, Prophylaxen, Berichteblatt, bei Bedarf Bewegungspläne, Einfuhrprotokolle, Wundprotokoll usw.
  - Auch die Akte an sich wird gesichtet (sauber, intakt?).
  - Sind alle Dokumentationsblätter vorhanden? (Stammblatt, Überleitungsbogen, Biografie usw.)
- Kontrolle der Pflege.
  Eine Pflegevisite dient in erster Linie als Abgleich mit dem Inhalt der Pflegeplanung. Sie kann aber auch als Kontrollinstrument für die Leistung der Mitarbeiter genutzt werden.
- Gespräche zwischen den Pflegekräften und den zu Pflegenden.
  So wird der zu Pflegende in den Pflegeprozess einbezogen. Die Bezugspflegekraft kann die Wirksamkeit ihrer Pflegeplanung überprüfen und kritisch hinterfragen. Ebenso prüft sie die Zufriedenheit und das Wohlbefinden des Betroffenen.
  Der zu Pflegende wiederum fühlt sich informiert und mit einbezogen, dies kann die Compliance (das Mitwirken an der Pflege/Behandlung) steigern. Durch die Informationen kann der Betroffene sein Krankheitsbild und die notwendigen Pflegemaßnahmen besser verstehen. Letztendlich kann ein Gespräch im Rahmen der Dokumentationsvisite auch die Beziehung zwischen der Pflegekraft und der zu pflegenden Person stärken.

Eine Visite sollte dem zu Pflegenden und der Bezugspflegekraft vorab mitgeteilt werden. Durchgeführt wird die Visite von der Wohnbereichsleitung, der Pflegedienstleitung oder von Qualitätsbeauftragten.

Beispiel für eine Pflegevisite

Dokumentationsvisitenprotokoll

Name des Bewohners/Kunden/Gastes/Patienten: ______________________

Verantwortliche Pflegefachkraft: ______________________

Allgemeines

Liegt eine Patientenverfügung vor, wenn Ja, wurde dies ordnungsgemäß dokumentiert?

☐ Ja ☐ Nein, folgende Mängel liegen vor: ______________________

Liegen richterliche Genehmigungen vor, wenn Ja, wurde dies ordnungsgemäß dokumentiert?

☐ Ja ☐ Nein, folgende Mängel liegen vor: ______________________

Wenn manuell gearbeitet wird:

Ist die Dokumentationsmappe intakt, vollständig und ordentlich geführt?

☐ Ja ☐ Nein, folgende Mängel liegen vor: ______________________

Dokumentation

Sind alle Stammdaten vollständig aufgenommen?

☐ Ja ☐ Nein, folgende Mängel liegen vor: ______________________

Ist ein Überleitungsbogen mit den wichtigsten Informationen vorbereitet?

☐ Ja ☐ Nein, folgende Mängel liegen vor: ______________________

Ist die Biografie vollständig?

☐ Ja ☐ Nein, folgende Mängel liegen vor: ______________________

Ist die Pflegeanamnese vollständig und aktuell?

☐ Ja ☐ Nein, folgende Mängel liegen vor: ______________________

Ist die Pflegeplanung vollständig und aktuell?

☐ Ja ☐ Nein, folgende Mängel liegen vor:

Sind die Probleme korrekt formuliert? ☐ Ja ☐ Nein, folgende Mängel liegen vor: __________

Sind Ressourcen erkannt worden? ☐ Ja ☐ Nein, folgende Mängel liegen vor: __________

Sind die Pflegeziele realistisch? ☐ Ja ☐ Nein, folgende Mängel liegen vor: __________

Ist eine ressourcenorientierte und aktivierende Pflege geplant/sind die Maßnahmen vollständig?

☐ Ja ☐ Nein, folgende Mängel liegen vor: ______________________

Wurde regelmäßig bzw. anlassbezogen evaluiert?

☐ Ja ☐ Nein, folgende Mängel liegen vor: ______________________

Sind alle notwendigen Risikoassessmentinstrumente vorhanden und aktuell?

☐ Ja ☐ Nein, folgende Mängel liegen vor: ______________________

Wenn ein Dekubitusrisiko vorliegt, liegt auch ein Bewegungsprotokoll vor?

☐ Ja ☐ Nein, folgende Mängel liegen vor: ______________________

Wenn ein Dehydrationsrisiko vorliegt, liegt auch ein Einfuhrprotokoll vor?

☐ Ja ☐ Nein, folgende Mängel liegen vor: ______________________

Wenn ein Sturzrisiko vorliegt, sind auch Maßnahmen zur Sturzprävention geplant?

☐ Ja ☐ Nein, folgende Mängel liegen vor: ______________________

Ist das Medikamentenblatt vollständig und aktuell?

☐ Ja ☐ Nein, folgende Mängel liegen vor: ______________________________

Sind alle Medikamentenanordnungen nachvollziehbar? Wird das Dokument „Kommunikation mit dem Arzt" richtig angewandt?

☐ Ja ☐ Nein, folgende Mängel liegen vor: ______________________________

Ist der Leistungsnachweis der Pflege vollständig und aktuell?

☐ Ja ☐ Nein, folgende Mängel liegen vor: ______________________________

Ist der Leistungsnachweis der Betreuung vollständig und aktuell?

☐ Ja ☐ Nein, folgende Mängel liegen vor: ______________________________

Werden im Berichteblatt alle wichtigen Informationen und Abweichungen von der Pflegeplanung eingetragen?

☐ Ja ☐ Nein, folgende Mängel liegen vor: ______________________________

Erfolgen Berichte von der Betreuung im Berichteblatt?

☐ Ja ☐ Nein, folgende Mängel liegen vor: ______________________________

Ist der Leistungsnachweis vollständig und aktuell?

☐ Ja ☐ Nein, folgende Mängel liegen vor: ______________________________

Werden Fallbesprechungen regelmäßig geführt?

☐ Ja ☐ Nein, folgende Mängel liegen vor: ______________________________

Auswertung der Visite

____

____

____

____

____

Datum: ______________________________

zur Kenntnis genommen am: ______________________________

______________________________ ______________________________

Unterschrift PDL (Durchführender) Unterschrift Bezugspflegekraft

Zusammenfassung

Das Modell der fördernden Prozesspflege nach Monika Krohwinkel betrachtet die Pflege personenbezogen sowie fähigkeits- und förderungsorientiert. Die Ressourcen des zu Pflegenden stehen im Mittelpunkt.

Die Grundlagen für Krohwinkels Pflegemodell beschreiben vier Schlüsselkonzepte:

- Mensch
- Umgebung
- Gesundheit und Krankheit
- Pflege

AEDL-Strukturmodell

AEDL steht für **A**ktivitäten und existenzielle **E**rfahrungen **d**es **L**ebens.

1. Kommunizieren können
2. Sich bewegen können
3. Vitale Funktionen aufrechterhalten können
4. Sich pflegen können
5. Essen und trinken können
6. Ausscheiden können
7. Sich kleiden können
8. Ruhen, schlafen und sich entspannen können
9. Sich beschäftigen lernen und sich entwickeln können
10. Sich als Mann oder Frau fühlen und verhalten können
11. Für eine sichere und fördernde Umgebung sorgen können
12. Soziale Bereiche des Lebens sichern und Beziehungen gestalten können
13. Mit den existenziellen Erfahrungen des Lebens umgehen können

Rahmenmodell

Im Rahmenmodell gibt es drei übergeordnete Bereiche, die Einfluss auf das pflegerische Handeln haben.

1. Das primäre pflegerische Interesse,
2. die primäre pflegerische Zielsetzung,
3. die primäre pflegerische Hilfeleistung.

Pflegeprozessmodell

Das Pflegeprozessmodell besteht aus den vier Phasen Erhebung, Planung, Durchführung, Auswertung.

In der ersten Phase werden Informationen gesammelt, zusätzlich werden die pflegerelevanten Fähigkeiten, Bedürfnisse und Probleme erkannt und beschrieben. In der Planungsphase werden die Maßnahmen erstellt. In der nächsten Phase werden diese Maßnahmen umgesetzt. In der letzten Phase geht es um die Auswertung der Wirksamkeit des Pflegeprozesses, ggf. werden die ersten drei Phasen überarbeitet (Zyklus).

Managementmodell

Hier geht es um die Verteilung/Organisation der Aufgaben und Verantwortungen in der Pflege. Um eine möglichst hohe Effektivität in der Umsetzung der pflegerischen Leistungen zu erreichen, betrachtet Krohwinkel auch diese in einem Prozess.

Modell zum reflektierenden Erfahrungslernen

Krohwinkel geht davon aus, dass es automatisch zu einem Erfahrungslernen kommt, wenn das Pflegepersonal nach ihrem Pflegeprozess arbeitet. Das Erfahrungslernen ist ein wichtiger Schritt, weil so ein neues Problembewusstsein angeregt wird. Nur so kann es zu neuen Handlungen in der Praxis kommen.

Pflegeplanung nach dem Pflegeprozessmodell

Zuerst werden Probleme und Ressourcen, Wünsche, Vorlieben und Bedürfnisse in einer Pflegeanamnese gesammelt. Dann erfolgt die Pflegeplanung:

1. Pflegeprobleme und Ressourcen formulieren.
2. Pflegeziele erstellen.
3. Pflegemaßnahmen festlegen (Besonderheiten/Abweichungen im Verlaufsbericht dokumentieren).
4. Evaluation der Pflegeplanung in festgelegten Intervallen.

Diese Prozessschritte erfolgen in der stationären Langzeitpflege für alle 13 AEDL, wobei der Schwerpunkt auf der ganzheitlichen und ressourcenorientierten Pflege liegt.

Probleme, Ressourcen und Pflegediagnosen

Zu Beginn definiert man das Problem und klärt die Ressourcen. Daraus wird die Pflegediagnose abgeleitet.

Ein **Pflegeproblem** besteht immer dann, wenn Beeinträchtigungen in der Selbstständigkeit des zu Pflegenden vorliegen und diese nicht von ihm eigenständig kompensiert werden können.

Ressourcen sind die eigenen Fähigkeiten des zu Pflegenden, die bei der Pflege eingesetzt werden sollten. Sie beeinflussen den Genesungsprozess positiv und helfen, die Selbstständigkeit zu erhalten bzw. wiederherzustellen. Die Berücksichtigung von Ressourcen steigert das Selbstwertgefühl des zu Pflegenden und trägt maßgeblich zu einer professionellen Pflege bei.

Pflegeziele formulieren

Die Pflegeziele beschreiben, welche Fortschritte und Ressourcen mit bestimmten Pflegemaßnahmen erreicht werden sollen. Ein Pflegeziel kann sich auf den Gesundheitszustand, das Verhalten, bestimmte Fähigkeiten oder messbare Befunde beziehen.

Pflegemaßnahmen planen

Bei der Formulierung der Pflegemaßnahmen muss genau erkennbar sein, in welcher Art und Weise die durchzuführenden Pflegemaßnahmen erfolgen sollen.

Durchführung dokumentieren

Besonderheiten und Abweichungen der Durchführung werden im **Berichteblatt** festgehalten. Das Berichteblatt dient dazu, den Ist-Zustand der pflegebedürftigen Person darzustellen.

Der Pflegebericht ist die Grundlage für die Pflegeplanung bzw. die Evaluation der Pflegeplanung.

Evaluieren

Die Pflegefachkraft wertet die Durchführung der geplanten Pflegemaßnahmen aus. Dabei filtert sie Beobachtungen und Ereignisse auf Relevantes für die Pflegeplanung und analysiert das pflegerische Handeln.

Evaluationen sollten in einem festgelegten Zeitraum oder bei akuten Veränderungen erfolgen. Bei einer geplanten Auswertung ist es sinnvoll, Routinedaten zu sammeln und diese mit vorherigen Ergebnissen zu vergleichen.

Dokumentationsvisite

Die Pflegevisite ist ein Instrument des Qualitätsmanagements in der professionellen Gesundheits- und Krankenpflege oder Altenpflege. Sie dient dazu, den Pflegeprozess zu optimieren und somit die Pflegequalität zu steigern und weiterzuentwickeln.

Aufgabe 41
Erklären Sie folgende Begriffe in eigenen Worten:
- *AEDL-Strukturmodell*
- *Rahmenmodell*
- *Pflegeprozessmodell*
- *Managementmodell*
- *Modell zum reflektierenden Erfahrungslernen*

Aufgabe 42
Fallen Ihnen zum Pflegeprozessmodell ähnliche Strukturen ein?

Aufgabe 43
Diskutieren Sie über das Modell zum reflektierenden Erfahrungslernen. Können Sie dazu Beispiele aus Ihrem Arbeitsalltag nennen?

Aufgabe 44
Sammeln Sie in Ihrer Einrichtung Pflegeziele. Sind diese genau definiert nach der SMART-Regel?

Aufgabe 45
Üben Sie in Ihrer Einrichtung gezielt das genaue Formulieren der Pflegeziele.

Aufgabe 46
Tragen Sie die folgenden Situationen korrekt im Berichteblatt ein.

a) Sie treffen Frau Pusteblume gegen 9:30 Uhr im Bademantel auf dem Wohnbereichsflur an. Sie sprechen Frau Pusteblume an und fragen nach, warum sie sich umgezogen hat. Sie antwortet Ihnen: „Na hören Sie mal, ich habe gerade geduscht. Ist doch logisch, dass ich im Bademantel durch mein Wohnzimmer gehe."

b) Sie haben gerade das Frühstück abgeräumt und sind auf dem Weg in das Dienstzimmer. Frau Meier läuft unruhig auf dem Flur hin und her. Gelegentlich putzt sie mit ihrem Taschentuch die Handläufe ab, als sie plötzlich innehält.
Sie sprechen die Bewohnerin an: „Frau Meier, alles in Ordnung?" Frau Meier dreht sich mit einem panischen Blick um: „Ich werde jetzt sterben!", sagt sie.

c) Sie kommen in das Zimmer von Frau Herbstwind und finden diese vor dem Bett liegend vor. Frau Herbstwind wimmert und stöhnt. Sie rufen eine zweite Pflegekraft hinzu. Zusammen mobilisieren Sie Frau Herbstwind in das Bett und schauen nach Verletzungen, dabei stellen Sie ein großes Hämatom am rechten Oberschenkel fest und eine Schürfwunde am rechten Ellenbogen.

Aufgabe 47
Schauen Sie, ob Sie die in Aufgabe 44 gesammelten Pflegeziele gut evaluieren können. Begründen Sie Ihre Antwort.

Aufgabe 48
Gehen Sie in Ihre Einrichtungen und führen Sie eine Pflegevisite durch. (Tipp: Nutzen Sie Ihre einrichtungsinternen Pflegevisitendokumente.)

a) Werten Sie anschließend Ihre Visite aus: Was ist Ihr Fazit? Wo gab es Schwierigkeiten oder Unklarheiten?

b) Stellen Sie Ihre Ergebnisse in der Klasse vor (Diskussionsrunde).

8 Psychobiografisches Pflegemodell nach Erwin Böhm

Die Auszubildende Emilia Dragulescu macht zurzeit ihr Psychiatriepraktikum auf der geriatrischen Station der Alten- und Pflegeeinrichtung Kleine, einem Kooperationsunternehmen der Alten- und Pflegeeinrichtung Haus Großeichen. Diese Einrichtung hat sich auf die Betreuung demenziell erkrankter Menschen spezialisiert und arbeitet nach dem psychobiografischen Modell nach Böhm.

Frau Brockmann sitzt am Tisch und isst ihr Mittagessen. Emilia kommt in den Speisesaal und verzieht angewidert das Gesicht. Sie spricht den Pfleger Achmet an. „Das ist ja ekelig! Die isst ja mit den Händen und hat überall Essensreste hängen."

Achmet antwortet ihr: „Liebe Emilia, wenn du die Menschen so siehst, wirst du nie eine Beziehung zu ihnen aufbauen können."

Wenn Emilia Menschen mit Demenz verstehen möchte, und das muss sie zwangsläufig, wenn sie in der Pflege arbeiten möchte, dann muss sie lernen, den Menschen zu verstehen. Dabei kann das psychobiografische Modell nach Böhm helfen.

Erwin Böhm wurde am 16.05.1940 in Wien geboren. Böhm ist ein österreichischer Pflegewissenschaftler. Sein Name steht für das psychobiografische Pflegemodell. Böhm ist ursprünglich gelernter Autospengler (Karosseur), er legte aber 1963 sein Examen als Krankenpfleger ab und machte danach etliche Zusatzausbildungen. Böhm gilt als Pionier des ganzheitlichen Pflegemodells, deshalb erhielt er im Jahr 2000 den Ehrentitel Professor, obwohl er keinen Hochschulabschluss hat.

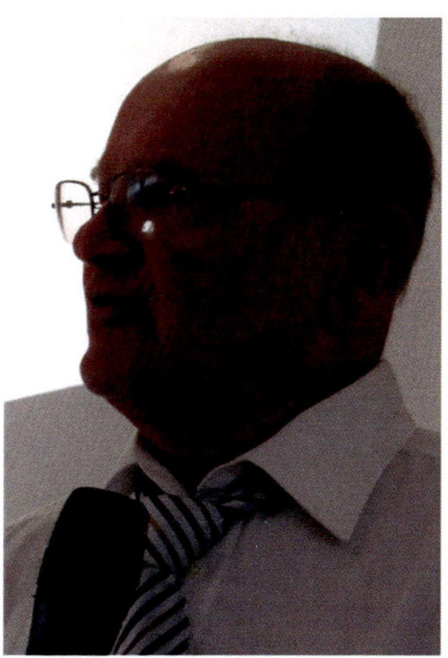

Erwin Böhm

Böhm ist in verschiedenen Fachgebieten der Psychiatrie, bevorzugt in der Psychogeriatrie tätig. Des Weiteren arbeitet er unter anderem als Autor und Seminarleiter, er ist auch Präsident der ENPP[1].

Quellen: vgl. http://members.aon.at/altenpflege-privat/Ethik_Religion/kap6/seite1.htm, Zugriff am 20.06.2016; vgl. Böhm, Erwin: Psychobiographisches Pflegemodell nach Böhm. Band I: Grundlagen. Wien, München, Bern, Wilhelm Maudrich Verlag, 2. Auflage 2001

Böhm begann in den 1980er-Jahren, seine Arbeitsweise festzulegen. So entwickelte er das erste Pflegemodell speziell für psychogeriatrisch Erkrankte. Dabei ist es Erwin Böhm wichtig, dass es sich nicht um ein klassisches Modell handelt, das meist sehr statisch ist. Sein Modell entwickelt sich stetig weiter und berücksichtigt dabei sowohl die Erfahrungswerte der Pflegenden als auch die sich ständig verändernde Lebenswirklichkeit der Pflegebedürftigen, da deren Zeitgeist, Traditionen und Gewohnheiten sich auch mit der Zeit verändern.

1983 hieß sein Modell „„Reaktivierende Pflege nach Böhm", dieses wurde 1985 vom Weltkongress für Geriatrie in New York anerkannt.

---

[1] *ENPP = Europäisches Netzwerk für Psychobiografische Pflegeforschung*

Seither entwickelte sich sein Modell immer weiter. Wichtig ist Böhm dabei die Abkehr von einer somatischen Sichtweise der Pflege. Es soll nicht die Krankheit eines Menschen im Zentrum der Pflege stehen, sondern der Mensch mit seiner Persönlichkeit, seinen Gefühlen, Prägungen und seiner Lebensentwicklung. Hohe Fachlichkeit bedeutet damit nicht, Pflegestandards korrekt umzusetzen, sondern den Klienten in den Mittelpunkt zu stellen. Es wird nach der Bedeutung des Verhaltens jedes Einzelnen gesucht, um den Einzelnen in diesem Verhalten zu unterstützen.

Beispiel
Frau Brockmann isst ihr Mittagessen mit den Fingern. Veraltetes Schulwissen würde nun erfassen, dass Frau Brockmann ein Problem in der ABEDL „Essen und Trinken" hat. Es müsste ihr Essen gereicht werden, damit sie sauber bleibt und ihr Essen gemäß unseren Normen zu sich nimmt. Die „Fachlichkeit" der Pflegekraft stünde im Mittelpunkt: Wird das Essen korrekt gereicht, sind alle Hygienestandards erfüllt etc. Durch diese „Fachlichkeit" würde jedoch Frau Brockmann in ihrer Identität und Selbstbestimmtheit noch weiter eingeschränkt. Sie würde noch passiver und auffälliger werden.

Ziele des Modells

Mit diesem Modell möchte Böhm erreichen, dass das Verhalten von hochaltrigen Menschen mit Verhaltensauffälligkeit verstanden und toleriert wird. Er will erreichen, dass institutionelle Abläufe in der Pflege und Betreuung, aber auch ganz alltägliche kommunikative Begegnungen den Bedürfnissen gerontopsychiatrisch veränderter Menschen angepasst werden. Sein Hauptziel ist die **„Wiederbelebung der Altersseele"** *(Böhm, s. o., S. 19)*, die sogenannte **Re-Aktivierung**. Dies gelingt nur, wenn die psychobiografisch gewachsene Identität jedes Einzelnen berücksichtigt wird. Ungeachtet der medizinischen Diagnosen werden die Menschen mit Respekt für ihre eigenen Entscheidungen und Vorstellungen gepflegt, das sogenannte **„Normalitätsprinzip"** des Klienten soll eingehalten werden.

Beispiel
Frau Brockmann ist nicht motiviert. Sie hat keine Lust, sich zu bewegen. Ohne Lust an der Bewegung wird Frau Brockmann sich nicht waschen, anziehen, essen oder überhaupt erst aufstehen.

Das Ziel seines Modells fasst Böhm so zusammen:

„Vor den Beinen muss die Seele bewegt werden."

Quelle: Böhm, Erwin: Psychobiographisches Pflegemodell nach Böhm. Band I: Grundlagen. Wien, München, Bern, Wilhelm Maudrich Verlag, 2. Auflage 2001, S. 24

Besonders wichtig sind folgende Aspekte:

- Der Klient mit seinem chronologischen Lebenslauf, also seiner singulären, individuell erlebten Biografie, aber auch seiner historischen (Zeit in der der Mensch geprägt wurde) und regionalen (Region in der der Mensch aufgewachsen ist) Prägungsgeschichte, steht im Vordergrund, nicht die Biografie der Pflegekräfte.
- Milieugestaltung erfolgt nach der Psychobiografie der Klienten.
- Ressourcen werden erkannt und gefördert, sodass Autonomie und Rehabilitation möglich sind.
- Verbale und nonverbale Kommunikation werden reaktivierend genutzt.

- Es werden psychobiografisch sinnvolle Orientierungshilfen angeboten.
- Feste, Bräuche, Aktivitäten werden psychobiografisch gestaltet.

Quelle: vgl. Böhm, Erwin: Psychobiographisches Pflegemodell nach Böhm. Band I: Grundlagen. Wien, München, Bern, Wilhelm Maudrich Verlag, 2. Auflage 2001, S. 258

Beispiel
Emilia möchte gerne eine Beziehung zu Frau Brockmann aufbauen. Sie hat nun verstanden, dass es in diesem Haus nicht darum geht, reibungslose Pflegeabläufe zu gestalten. Es ist nicht so wichtig, dass Frau Brockmann nur einfach satt und sauber ist. Frau Brockmann soll möglichst autonom und aktiv bleiben. Emilia hat keine Ahnung, wie das funktionieren soll.

Böhm kritisiert immer wieder, dass Pflegekräfte die Demotivation der zu Pflegenden unterstützen. Indem die ATL oder ABEDL im Fokus stehen, führt die Pflege laut Böhm dazu, dass sich das Befinden des zu Pflegenden verschlechtert. Ziel seines Modells ist es, den Menschen zu verstehen und ihn in seine Pflege einzubeziehen.

Beispiel
Laut Mitarbeitern einer Alten- und Pflegeeinrichtung in Petershagen, die nach Böhm arbeiten, sinkt die Zahl der Bewohner, die schreien, hauen oder viel hin- und herlaufen. Die Bewohner machten nach Meinung der Autorin einen entspannten Eindruck.

Böhm betrachtet die Pflege auch aus Sicht der Pflegekräfte: Durch die Pflege nach dem psychobiografischen Modell steigt das fachliche Niveau. Laut Böhm ist nachgewiesen, dass die Arbeitszufriedenheit steigt und die Krankmeldungen sinken. Es kommt somit zu einer Kostensenkung (Senkung der Materialkosten, der Psychopharmaka usw.) bei gleichzeitiger Qualitätssteigerung.

8.1 Grundbausteine des psychobiografischen Pflegemodells

Der Pfleger Achmet möchte der Auszubildenden Emilia Dragulescu die Pflege nach Böhm näherbringen.

„Ich möchte dir unsere Arbeit nach Böhm an Frau Brockmann erklären: Um Frau Brockmann pflegen und verstehen zu können, müssen wir sie zuerst beobachten und dabei ihre Auffälligkeiten erkennen. Böhm hat dafür verschiedene Assessments und Dokumente zur Unterstützung entwickelt. Das Verstehen, warum Frau Brockmann irgendetwas macht, geschieht in der Interpretationsphase. Dann muss ich mir Maßnahmen, die sogenannten Impulse, überlegen, um Frau Brockmann zu re-aktivieren. So kann ich Frau Brockmann unterstützen, sich trotz ihrer Demenz zurechtzufinden."

Emilia bekommt nun die Aufgabe, Frau Brockmann zu beobachten. Sie soll sich dabei auffällige Verhaltensweisen notieren.

Wie setze ich die von Achmet beschriebenen Grundideen Böhms in der praktischen Pflege um?

Um das psychobiografische Pflegemodell zu verstehen, ist es wichtig, einige Begriffe zu klären.

8.1.1 Das Menschenbild

Bei der Beschreibung der menschlichen Seele unterscheidet Erwin Böhm zwischen der **Noopsyche** und der **Thymopsyche**.

Noopsyche = Der Teil des Seelenlebens, der den Intellekt, das heißt den kognitiven Anteil der Psyche betrifft.
Die Noopsyche ist somit zuständig für das rationale Denken (Denk- und Urteilsvermögen, Gedächtnisleistung etc.).

Thymopsyche = Der Teil des Seelenlebens, der die Affektivität, das bedeutet den emotionalen Anteil der Psyche betrifft.
Die Thymopsyche ist somit zuständig für Stimmungen, Befindlichkeiten, Triebe und Gefühle.
Quelle: vgl. http://www.pflegewiki.de/wiki/Thymopsyche, Zugriff am 14.02.2017

Sofort nach unserer Geburt ist unser gesamtes Verhalten von der Thymopsyche geprägt. Im Laufe unserer Entwicklung gewinnt die Noopsyche mehr und mehr an Bedeutung, bis wir uns als Erwachsene (mit etwa 25 bis 30 Jahren) überwiegend rational verhalten.

Schematische Darstellung der Entwicklung von Noopsyche und Thymopsyche

Diese Zeiten unserer Entwicklung – also die ersten 25 bis 30 Lebensjahre – sind demnach für unser gesamtes Leben besonders wichtig. Böhm nennt diese Zeit die **Prägungsphase**. In dieser Phase erlernen wir, was im Leben wichtig ist, was wir vom Leben erwarten und erreichen können, und vor allem werden sich Problemlösestrategien (Coping) in diesen Entwicklungsstadien tief in unserer Seele einbrennen.

Prägung = Verknüpfungen zwischen Wahrnehmungen, Emotionen und Verhaltensweisen der ersten 25 bis 30 Lebensjahre.

Jede Entwicklungsphase unseres Lebens ist geprägt von ganz spezifischen Problemlösestrategien und Interaktionsformen mit unseren Bezugspersonen – den **Interaktionsstufen.**

Interaktionsstufen sind Phasen unserer Entwicklung, in denen wir auf ganz spezifische Weise mit unseren Mitmenschen in Kontakt treten.

Beispiel
Die erste Interaktionsstufe nennt Böhm „Urkommunikation". Der Säugling ist auf nonverbale Kommunikation angewiesen, Körperkontakt und andere sinnliche Erfahrungen sind sehr wichtig (siehe Kapitel 8.2.3).

Während dieser Entwicklung entsteht ein ganz besonderes Gefühl: **das Daheimgefühl.**

Während unseres gesamten Lebens begleitet uns dieses Gefühl mehr oder weniger bewusst. Es ist ein Gefühl

- der Geborgenheit,
- der eigenen heilen Welt,
- des Schutzes und der Identität, sowie
- ein Platz, wo eigene Gefühle Raum haben, auch wenn sie negativ sind.

Das Daheimgefühl ist das Gefühl, die eigenen Lebenswurzeln gut behütet zu haben, egal, was dort war.

Trotz der Zunahme der Rationalität behält die Energie der „Gefühlsseele“ eine entscheidende Bedeutung für unser Leben. Diese Gefühlsseele gibt uns „die Lust am Leben“ (Libido, Lebenssinn). Böhm nennt dies **Elan Vital.**

Elan Vital ist die Lebensbatterie des Menschen. Sie gibt uns Energie und Motivation.

Im Laufe der Entwicklung bilden sich ganz spezifische Verhaltensmuster heraus, mit denen Menschen der Alltagsrealität begegnen und Schwierigkeiten bewältigen (**Coping** = Bewältigungsstrategien).

Böhm unterscheidet zwischen der **sympathikotonen** und der **parasympathikotonen Persönlichkeit.**

Sympathikotone Grundtypen	Parasympathikotone Grundtypen
sind cholerisch bis sanguinisch[1] (unruhig, aggressiv, gesellig, sorglos)	sind melancholisch bis phlegmatisch[2] (launisch, ängstlich, kontrolliert, passiv)
Beispiele – *viel Elan Vital* – *freiheitsliebend* – *psychomotorisch aktiv* – *neugierig, sportlich, geht Risiken ein* – *möchte immer neue Erfahrungen machen, probiert viel aus* – *geht viel auf Reisen* – *stets auf Hochtouren* – *keine oder wenig Angst vor Über-Ich und Bestrafungen (wenig schlechtes Gewissen)*	***Beispiele*** – *wenig Elan Vital* – *hohes Grundbedürfnis nach Sicherheit* – *Sesshaftigkeit, liebt Kontinuität* – *lernt soliden Beruf (Beamter), schätzt Altes, Bestehendes* – *macht nicht gerne neue Erfahrungen* – *will keine Veränderung* – *Angst vor Über-Ich und Bestrafungen (viel schlechtes Gewissen)*

Quelle: vgl. Böhm, Erwin: Psychobiographisches Pflegemodell nach Böhm. Band II: Arbeitsbuch. Wien, München, Bern, Wilhelm Maudrich Verlag, 1999, S. 154–163

Alle diese Komponenten gemeinsam bilden die sogenannte „**Psychobiografie**“. Diese bildet die Grundlage der Pflege und Betreuung. Sie ist unabdingbar, um den Menschen mit einer Demenz zu verstehen.

8.1.2 Das „Krankheitsbild“

Was passiert nun, wenn die Hirnleistung nachlässt? Was passiert, wenn die kognitiven Fähigkeiten und damit die Rationalität nachlassen? Erwin Böhm nennt dieses Phänomen „die Verhaltensumkehr, die Dekompensation und das Coping“.

---

[1] *sanguinisch: lateinisch sanguineus = aus Blut bestehend, blutvoll (Duden), bedeutet so viel wie temperamentvoll, lebhaft*

[2] *phlegmatisch: spätlateinisch phlegmaticus/griechisch phlegmatikós = dickflüssig, an zähflüssigem Schleim leidend (Duden), bedeutet so viel wie ein passiver, schwerfälliger Charakter*

Beispiel
Frau Brockmann ist aus ihrer rationalen, kognitiven Welt in ihre Gefühlswelt zurückgefallen. Sie kann nicht mehr beurteilen, planen, rationale Pläne schmieden oder ihre Zukunft planen.

Verliert ein Mensch seine kognitiven Fähigkeiten (noopsychische Anteile), landet er wieder in seiner Gefühlswelt, in seinen Ritualen und Prägungen. Er greift automatisch auf die in der Prägungszeit gemachten Erfahrungen sowie auf die damals erlernten Bewältigungsstrategien (Coping) zurück. Erlebnisse aus dieser Zeit haben den Menschen geformt und das spätere Verhalten und die Gefühlswelt beeinflusst.

Dekompensation und Coping = Verhaltensauffälligkeiten, die den Versuch darstellen, Gefühle zu kompensieren. Diese Gefühle sind das Ergebnis der Verarbeitung einer Schlüsselsituation gemäß der Prägung in der Jugend.

Der Mensch braucht wieder das Daheimgefühl der Sicherheit und Geborgenheit, in dem er seine Identität ausleben kann.

Mit zunehmendem Verlust der kognitiven Fähigkeiten geht die Fähigkeit verloren, das Leben zu steuern, was aber nicht bedeutet, dass keine Wünsche mehr da sind. Bei dem Versuch, eigene Wünsche zu erfüllen, kann so vermehrt Frustration und Hilflosigkeit entstehen. Es muss zunehmend auf Bewältigungsstrategien vorheriger Entwicklungsschritte zurückgegriffen werden. Dies nennt Böhm „**Umkehrphänomen der Entwicklung**“.

Beispiel
Frau Brockmann war nach dem Ausbruch ihrer Erkrankung völlig überfordert. Sie zog sich zurück, vermied alle Kontakte und entschuldigte sich ständig bei allen Familienmitgliedern. Emilia weiß nun, dass Frau Brockmann eher zu einem parasympathikotonen Typus gehört. Bei Belastung reagiert sie schnell mit Rückzug und Ängstlichkeit.

Nach Böhm zusammengefasst bedeutet dies: Trifft ein Mensch mit einer kognitiven Einschränkung auf eine Situation (Schlüsselreiz, der mit allen Sinnen wahrgenommen werden kann = Sch), verarbeitet er diese Situation gemäß seiner Prägung (Erfahrung in der Vergangenheit = P). Daraus resultiert ein Gefühl (G), welches wiederum ein Verhalten (Coping-Strategie = C) auslöst.

Sch + P = G = C

Diese **Böhm'sche Formel** ist der Schlüssel zum Verständnis von Menschen mit Demenz.

Diese Gleichung bedeutet auch: Zeigt ein Mensch mit einer kognitiven Einschränkung ein Verhalten (Coping-Strategie = C), ist dieses das Ergebnis eines Gefühls (G), das durch eine Situation ausgelöst wurde (Sch), die gemäß einer Prägung (P) verarbeitet wurde.

Beispiel
Frau Brockmann verweigert das Essen im Speiseraum gemeinsam mit den anderen Bewohnern und isst stattdessen später, wenn alle den Raum verlassen haben, ohne Messer und Gabel zu nutzen (C).
Möchte man dieses Verhalten verstehen, ist es wichtig, außer der Schlüsselsituation (Sch = die Essenssituation im Speiseraum) auch die Prägung (P) zu verstehen. Nur so kann verstanden werden, was hinter diesem Gefühl und dem entsprechenden Verhalten steckt.

Zusammenfassung

Um das psychobiografische Pflegemodell zu verstehen, ist es wichtig, die Grundbegriffe zu kennen. Bei der Beschreibung der menschlichen Seele unterscheidet Erwin Böhm zwischen der **Noopsyche und der Thymopsyche**.

- **Noopsyche**: Der Teil des Seelenlebens, der den Intellekt, das heißt den kognitiven Anteil der Psyche betrifft (rationales Denken, also Denk- und Urteilsvermögen, Gedächtnisleistung etc.).
- **Thymopsyche**: Der Teil des Seelenlebens, der die Affektivität, also den emotionalen Anteil der Psyche betrifft (Stimmungen, Befindlichkeiten, Triebe, Gefühle).
- **Prägephase**: Diese Zeit unserer Entwicklung (die ersten 25 bis 30 Lebensjahre) ist für unser gesamtes Leben besonders wichtig. In dieser Phase erlernen wir, was im Leben wichtig ist, was wir vom Leben erwarten und erreichen können. Auch die Problemlösestrategien (Coping) bilden sich in diesen Entwicklungsstadien.
- Jede Entwicklungsphase unseres Lebens ist geprägt von ganz spezifischen Problemlösestrategien und Interaktionsformen mit unseren Bezugspersonen – den **Interaktionsstufen.**
- Das **Daheimgefühl** ist das Gefühl, die eigenen Lebenswurzeln gut behütet zu haben, egal, was dort war.
- **Elan Vital** bezeichnet die Lebensbatterie des Menschen. Sie gibt uns Energie und Motivation.
- Die **Böhm'sche Formel** ist der Schlüssel zum Verständnis von Menschen mit Demenz.

Trifft ein Mensch mit einer kognitiven Einschränkung auf eine Situation (Schlüsselreiz, der mit allen Sinnen wahrgenommen werden kann = Sch), verarbeitet er diese Situation gemäß seiner Prägung (Erfahrung in der Vergangenheit = P). Daraus resultiert ein Gefühl (G), welches wiederum ein Verhalten (Coping-Strategie = C) auslöst.

Sch + P = G = C

- **Dekompensation und Coping**: Verhaltensauffälligkeiten, die den Versuch darstellen, Gefühle zu kompensieren. Diese Gefühle sind das Ergebnis der Verarbeitung einer Schlüsselsituation gemäß der Prägung in der Jugend.

Aufgabe 49

Vergleichen Sie das Menschenbild und das Krankheitsbild von Böhm mit dem anderer Pflegewissenschaftler, wie z. B. Juchli oder Krohwinkel. Erarbeiten Sie Gemeinsamkeiten und Unterschiede. Wo sehen Sie die Vorteile dieses Modells für die Pflege von Menschen mit Demenzerkrankungen?

Aufgabe 50

Wenden Sie die von Böhm geprägten Begriffe für sich selber an:

a) Worin besteht für Sie Ihr Daheimgefühl? Welche Orte, Gegenstände, Klänge, Gerüche etc. gehören für Sie dazu?
b) Was gibt Ihnen Elan Vital? Was motiviert Sie? Was gibt Ihrem Leben Sinn?
c) Schreiben Sie einige Charaktereigenschaften auf, die Sie von sich selbst kennen. Welchem Persönlichkeitstyp würden Sie sich zuordnen?
d) Wählen Sie aus diesen Charaktereigenschaften zwei aus, von denen Sie glauben, dass sie bei einer Demenz bei Ihnen besonders ausgeprägt auftreten werden. Beschreiben Sie Ihr ***Verhalten bei einer Demenz.*** *Erläutern Sie kurz, wieso Sie glauben, sich so zu verhalten.*
e) Überlegen Sie nun, wie Sie sich Ihre ***Pflege bei Demenz*** *wünschen würden.*
f) Diskutieren Sie Ihre Ergebnisse mit Ihren Kollegen.

8.2 Der Böhm'sche Regelkreis

Emilia Dragulescu ist während der Zeit ihres Praktikums für die Pflege von Frau Brockmann verantwortlich. Achmet unterstützt sie bei allen Fragen. Um Emilia die Grundlagen der Pflege nach Böhm näherzubringen, hat Emilia den Auftrag, alle Schritte des Regelkreises am Beispiel von Frau Brockmann zu bearbeiten.

Alle Ergebnisse seiner Forschung konnte Prof. Erwin Böhm in seinem Regelkreis zusammenführen. Gleichzeitig bietet dieses Instrument eine konkrete Hilfe zur Gestaltung des Pflegeprozesses in der Praxis. Wie jeder Problemlösungsprozess beginnt auch Böhms Regelkreis mit der Sammlung von Informationen.

7. Evaluierung
mittels Tagesbericht und
Interaktionsbogen
1.Wahrnehmen, beobachten,
Dokumentieren des Verhaltens
im Tagesbericht
6. Singuläre
Pflegeimpulse
Ausstieg oder
Neubeginn
2. Problemerhebung
Welches Problem des Klienten
wird am häufigsten im
Tagesbericht erwähnt?
5. Interpretation
Ursachensuche,
Assoziieren im Team
3. Erhebung
der Interaktionsstufe,
ggfs. Gefühlsparameter
4. Erhebung
der thymopsychischen
Biografie

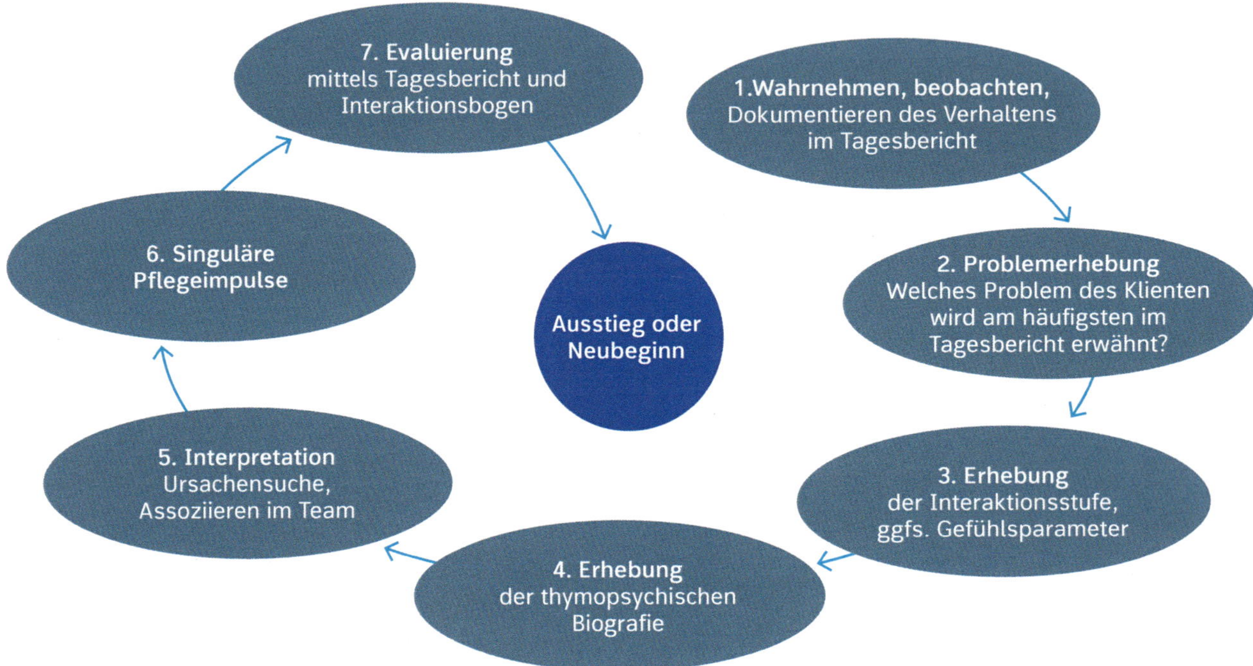

Regelkreis psychobiografischer Pflegeprozess nach Böhm

8.2.1 Wahrnehmen, beobachten

Frau Brockmann führt immer eine Plastiktüte mit alten Zeitungen bei sich. Sie sitzt gerade im Speiseraum und reißt Zeitungen in Streifen, die sie dann zusammenrollt. Nach und nach begeben sich die anderen Bewohner in den Speiseraum. Als der Servierwagen mit dem Mittagessen reingeschoben wird, steht Frau Brockmann plötzlich auf und verlässt schnell den Speiseraum. Sie setzt sich in eine Sitzecke am Ende des Flures. Auf Ansprache wirkt sie ängstlich. Sie lehnt alle Einladungen zum Mittagessen ab. Nachdem die meisten Bewohner den Speiseraum verlassen haben, kommt Frau Brockmann vorsichtig in den Speiseraum und bedient sich mit den Händen aus noch dastehenden Tellern. Nachdem Frau Brockmann der Teller mit ihrem Mittagessen angeboten wird, isst sie hastig mit den Fingern. Danach setzt sie sich wieder an ihren Tisch und rollt Zeitungsstreifen.

In jeder Situation unseres Lebens sind wir auf unsere Wahrnehmung angewiesen, um mit den Herausforderungen des Lebens umgehen zu können. So ist es auch in der Pflege.

Der erste Punkt des Regelkreises entspricht den Startpunkten anderer Pflegeprozesse. Auch hier geht es darum, Wahrnehmungsfehler zu reflektieren, Interpretationen und Vermutungen außen vor zu lassen. Und genau dies sind die Punkte, die so schwer zu realisieren sind. Es darf nur dokumentiert werden, was tatsächlich wahrgenommen wird, nicht, was gedacht und interpretiert wird.

Die konsequente, lückenlose und professionelle Dokumentation des Verhaltens im Tagesbericht ist besonders wichtig für den gesamten Pflegeprozess. Nur so kann im Team entschieden werden, welche Probleme des Klienten am dringlichsten zu bearbeiten sind.

8.2.2 Problemerhebung

Aufgrund des beobachteten Verhaltens sollte im Team festgelegt werden, welches Problem des Klienten am häufigsten erwähnt wird und somit zuerst bearbeitet werden muss.

Es geht also nicht darum, alle Probleme des Klienten zu erfassen, sondern das wichtigste Problem herauszuarbeiten. Eine besondere Herausforderung ist es dabei, konsequent das Problem aus Sicht des Klienten zu schildern, nicht aus Sicht der Pflegenden. Lediglich selbst- und fremdgefährdendes Verhalten ist immer ein Problem.

Wichtig in dieser Phase ist, sich immer wieder klarzumachen, dass jedes Verhalten uns etwas über die Seele, über die Gefühle dieses Menschen sagt (C = G). Ebenso entscheidend ist, sich immer zu vergegenwärtigen, dass jedes Verhalten als Auslöser einen Schlüsselreiz (Sch) hat. Und schließlich ist es wichtig zu wissen, dass dieses Verhalten in der Prägungszeit des Klienten normal war und ihm „Sicherheit" gegeben hat (Normalitätsprinzip).

■ ***Aufgabe 51***

Welches Problem würden Sie aufgrund der oben beschriebenen Situation formulieren? Achten Sie darauf, dass Sie nicht das wahrscheinlich eindeutige Problem der Pflegekräfte formulieren, sondern das Problem der Frau Brockmann.

■ ***Aufgabe 52***

Ein häufig auftretendes Verhalten, das bei Menschen mit Demenz beobachtet wird, ist das Sammeln von Lebensmitteln oder anderen Gegenständen. Formulieren Sie für dieses Verhalten mögliche Probleme des Menschen mit Demenz.

8.2.3 Erhebung der Interaktionsstufen/Gefühlsparameter

Frau Brockmann geht seit Tagen unruhig über den Wohnbereich (Dekompensation = Krisensituation). Sie rollt unermüdlich und sehr angespannt Zeitungspapier und weigert sich lautstark, mit anderen Bewohnern im Speisesaal zu essen.

Sobald bei einem Menschen mit Demenz ein Problem festgestellt wird, sollte eine systematische Erhebung der aktuellen Situation des Betroffenen stattfinden.

Diese Erhebung erfolgt immer in einer Fallbesprechung mit mindestens vier Teilnehmern, da jeder den zu Pflegenden anders wahrnimmt (Betreuungskraft, Pflegefachkraft oder Pflegehilfskraft).

Gemäß des Böhm'schen Modells handelt es sich bei einer demenziellen Erkrankung um einen regressiven Prozess. Je weniger der Alltag kognitiv und rational bewältigt werden kann, desto mehr nutzt der Betroffene Coping-Strategien früherer Entwicklungsstadien. Um zu einem Menschen mit Demenz also eine Beziehung aufbauen zu können, muss er auf der Interaktionsstufe angesprochen werden, die im Moment von ihm für die Alltagsbewältigung genutzt wird. Böhm nennt dies „**Erreichbarkeitsstufen**“. Jede dieser Erreichbarkeitsstufen entspricht einer Interaktionsstufe in der menschlichen Entwicklung.

Böhm unterscheidet in seinem Modell sieben Erreichbarkeitsstufen. Das Pflegepersonal muss erkennen können, in welcher Stufe der zu Pflegende sich jeweils befindet, um den Betroffenen besser verstehen zu können. Dieses Wissen soll Pflege- und Betreuungskräften zudem die Möglichkeit bieten, re-aktivierend pflegen zu können. Außerdem helfen diese Erkenntnisse, um bei einem krankhaften Abbau durch die Demenz symptomlindernd eingreifen zu können.

Um eine Einschätzung vornehmen zu können, beschreibt Böhm die Psychopathologie des organischen Psychosyndroms.

Aufgrund der Schwere der psychischen Phänomene und Symptome kann auf die Interaktionsstufe geschlossen werden, auf der ein Mensch ansprechbar ist.

Dazu hat Böhm Bögen zur psycho-geriatrischen Einschätzung entwickelt.

Beispiel

Achmet hat am 1. März eine Fallbesprechung zu Frau Brockmann einberufen. Mit drei weiteren Mitarbeitern wird eine psycho-geriatrische Einschätzung durchgeführt. Die Meinungen werden stets begründet, damit alle die Entscheidungen nachvollziehen können.
Emilia darf die Bewertung eintragen, in der folgenden Abbildung sehen Sie das Ergebnis.

Psycho-geriatrische Einschätzung nach Böhm

PSYCHO-GERIATRISCHE PFLEGE-BEDÜRFNIS-ERHEBUNG nach Prof. Erwin BÖHM

ERKLÄRUNG | PSYCHO-GERIATRISCHE EINSCHÄTZUNG | Name des Klienten: Fr. Brockmann | Geburtsdatum: 01.03.1931

	ERKLÄRUNG	I Gefühlsleben	II Psychomotorik	III Kontaktfähigkeit Sozialisationen	IV Wille/Antrieb	V Orientierung	VI Gedächtnis	VII Formales Denken	VIII Inhaltliches Denken
	Interaktionsstufen ● = Kompensiert ● = Dekompensiert								
Aktivieren	**Aktivieren 1** Tertiäre Sozialisation	normal, adäquates Verhalten	sympatikoton, parasympatikoton	Ungestört Sprachvermögen und Verständnis vorhanden	Normal	Ungestört	Normal	Ungestört	Ungestört
Aktivieren	**Aktivieren 2** Mutterwitz (je Region)	überschwänglich, traurig, verstimmt	eher beweglich eher unbeweglich	je nach Prägung, bestimmt personenbezogenen Kontakt selbst Sprachvermögen und Verständnis vorhanden	weiß, was er/sie will	leicht unsicher	erste Beschwerden über Vergesslichkeit steigen	Auffassungsstörung Scheinanpassung, Ersatzhandlungen	Kontaktmangel, verarbeitet neue Situationen realitätsfremd
Re-Aktivieren	**Re-Aktivieren 3** Seelische, soziale Grundbedürfnisse	fordernd, maßlos, himmelhochjauchzend bis zu Tode betrübt ängstlich, klagend, leicht gekränkt	motorisch unruhig, gespannt still, bewegungsarm	vermehrt Liebesbetteln, klebrig, redet viel, stellt sich in den Mittelpunkt, neigt zu Kontaktvermeidung, meldet sich selbst nicht zu Wort	kann sich schwer entscheiden, labil, geschwätzig, wechselnd, überschätzt Fähigkeiten	unsicher, holt Hilfe desorientiert auf einer Ebene zeitlich, örtlich, persönlich, situativ	schwankt zwischen Neu- und Altgedächtnis Störungen des Kurzzeitgedächtnisses	Realitätsflucht, Rückgriff auf bewährtes Bewältigungsverhalten	Wahnstimmung, Wahneinfall
Re-Aktivieren	**Re-Aktivieren 4** Prägung (Aphorismen, Sprüchen der Region; Arbeiter, Bürger etc.): Was macht mich wichtig? Was erregt mich? Wie mache ich etwas nach meinem Stil?)	läppisch, misstrauisch, übertrieben optimistisch übertrieben pessimistisch mürrisch, ablehnend Selbstmitleid, Groll	übertrieben affektiert, theatralisch ausdruckslos rigide	Mangel an Krankheitseinsicht, Sprachvermögen und Verständnis teilweise in der Milieusprache erhalten, lässt passiv Kontakt zu, keinerlei Aktivität, zunehmende Vereinsamung	gesteigert, unruhig gehemmt, gleichgültig, leer	desorientiert auf 2 Ebenen zeitlich, örtlich, persönlich, situativ	Inhalte werden aus dem Altgedächtnis abgerufen, Konzentrationsprobleme	kritikunfähig, urteilsunfähig, klebrig, umständlich, konfabuliert	systematisierter (geordneter) Wahn Wahngewissheit, unkorrigierbar, bezieht alles auf sich, Zwangsverhalten
Re-Aktivieren (reduziertes Bewusstsein)	**Re-Aktivieren 5** Höhere/niedere Antriebe	ungehemmt, emotional unruhig will sofort, stark problematisierend Resignation Somnolenz	pathologische Antriebssteigerung, agitiert starke Unruhe pathologische Antriebsminderung Zähflüssigkeit Schläfrigkeit	fordernd, will sofort, macht was er/sie will aufdringlich, verbal u. körperlich aggressiv, versteht und spricht einfache Sätze, Kontakt nur mit bestimmten Personen möglich, lehnt Kontakt ab, isoliert sich, vereinsamt	triebhafte Verstimmung, rastlos, will nichts mehr	desorientiert auf 3 Ebenen zeitlich, örtlich, persönlich, situativ	wichtige Informationen gehen verloren, Tertiärgedächtnis	Gedankeninhalte wechseln ständig, Gedanken bleiben haften, vorbeireden, Perseveration	nicht systematisierter (ungeordneter) Wahn mit vegetativen Symptomen, Unmöglichkeit des Inhalts, Zwangsimpulse
Re-Aktivieren (reduziertes Bewusstsein)	**Re-Aktivieren 6** Intuition (Aberglaube, Religion, Volks- und Brauchtum)	Fluchttendenz, Freiheitsdrang, Abwehrverhalten, schreien, schlagen uneinsichtig, hoffnungslos, Losigkeit Sopor	Signalsprache, Wandertrieb, stereotype Bewegungen oder Laute nach Reiz, Stuhl schmieren, tiefer Schlaf, kaum weckbar	nur nonverbale Kontaktmöglichkeit nach Daheimgefühl, Ein – Wortsätze werden gesprochen und verstanden	ausweichen, unkontrollierte Gefühlsregungen, getrieben, nicht zielgerichtet, aphatisch	desorientiert auf 4 Ebenen zeitlich, örtlich, persönlich, situativ	Tertiär- bis Kollektivgedächtnis	Sprachverarmung, Wortsalat, faseln, Symboldenken, Sperrung	deliranter Wahn
Re-Aktivieren (reduziertes Bewusstsein)	**Re-Aktivieren 7** Urkommunikation	Allmachtsgefühl Coma	kaum noch Lebenszeichen Stupor, nesteln, klammern, oraler Reflex, Embryonalstellung, Coma	mutistisch, autistisch Urkommunikation bis Ablehnung	willenlos, verarmt	nicht mehr erreichbar, versteht die Welt nicht mehr	Kollektivgedächtnis	Denken nicht mehr möglich, Mutismus	Delirium, Verwirrtheit

● Dekompensation Datum: 08.03.2017 — 31 (Punktesumme) : 8 (Anzahl der Spalten) = 3,9 (durchschnittliche Erreichbarkeitsstufe)

● Kompensiert Datum: 01.01.2017 — 22 (Punktesumme) : 7 (Anzahl der Spalten) = 3,1 (durchschnittliche Erreichbarkeitsstufe)

Name und Unterschrift der Pflegekraft: TC / TC

Der Einschätzungsbogen zeigt die **sieben Interaktionsstufen**:

1. Sozialisation
2. Mutterwitz
3. seelische und soziale Grundbedürfnisse
4. Prägung, Ich-Wichtigkeit
5. höhere/niedere Antriebe
6. Intuition
7. Urkommunikation

Um einschätzen zu können, auf welcher Interaktionsstufe ein Mensch ansprechbar ist, definiert Böhm die **acht Aspekte eines organischen Psychosyndroms**:

1. Gefühlsleben
2. Psychomotorik
3. Kontaktfähigkeit/Sozialisation
4. Wille/Antrieb
5. Orientierung
6. Gedächtnis
7. Formales Denken
8. Inhaltliches Denken

Anhand dieses Erhebungsbogens kann eingeschätzt werden, auf welcher Interaktionsstufe sich ein Mensch befindet. Dafür ist es wichtig, dass Sie verstehen, welche Bedeutung die Gefühlsparameter/Pscho-geriatrischen Symptome haben und was unter den einzelnen Interaktionsstufen verstanden wird.

Beispiel
Rot ist die psychogeriatrische Einschätzung von Frau Brockmann in einer dekompensierten Phase (einer Krisensituation, in der sie ihre Probleme nicht lösen kann und Coping aus einer tieferen Ebene sucht).
Blau ist die Einschätzung von Frau Brockmann in einer kompensierten Phase (keine Krisensituation, normaler Alltag).

Psycho-geriatrische Symptome

1. Gefühlsleben

Dies ist ein Überbegriff für alle Gefühle, die

- die Stimmungen (Gefühlszustand über einen längeren Zeitraum),
- der Affektivität (kurz andauernde Gefühlslage, wie Wut, Ärger, Verzweiflung) oder
- die Emotionen (zahlreiche einzelne Gefühle, wie Liebe, Freude, Trauer)

betreffen.

Beispiel
Frau Brockmann ist allgemein sehr misstrauisch und ablehnend (blaue Markierung). In Krisensituation (Dekompensation) wird sie emotional unruhig und will sofort ihren Willen erfüllt wissen (rote Markierung).

2. Psychomotorik

Die Psychomotorik ist eine Kraft, die nicht bewusst vom Willen des Menschen gesteuert wird. Die Psychomotorik ist für die seelischen Leistungen (Tempo, Intensität und Ausdauer) verantwortlich.

> **Beispiel**
> *Frau Brockmann ist im Allgemeinen eher beweglich (blaue Markierung). In Krisensituationen entwickelt sie eine starke Unruhe (rote Markierung).*

3. Kontaktfähigkeit/Sozialisation

Hier steht im Fokus, wie eine Kommunikation gestaltet wird.

Reagiert der Betroffene auf verbale Kommunikation? Oder ist ein Kontakt nur noch durch Berührungen/Hautkontakt möglich?

> **Beispiel**
> *Frau Brockmann vermeidet allgemein Kontakt und spricht nie jemanden von sich aus an (blaue Markierung). In Krisensituationen wird es immer schwieriger, mit ihr Kontakt aufzunehmen (rote Markierung).*

4. Wille/Antrieb

Es wird eingeschätzt, inwieweit ein Mensch das eigene Handeln bewusst steuern kann.

> **Beispiel**
> *Frau Brockmann ist generell eher unruhig und angespannt.*

5. Orientierung

Sich orientieren zu können bedeutet, seine Aufmerksamkeit auf bestimmte Wahrnehmungen, Vorstellungen oder Ereignisse zu konzentrieren. Diese müssen dann vom Gehirn aufgenommen und verknüpft werden. Es wird eingeschätzt, inwieweit der Klient sich in unserer Welt zurechtfinden kann.

> **Beispiel**
> *Frau Brockmann ist normalerweise nur zeitlich desorientiert. In Krisensituationen ist sie jedoch auch örtlich desorientiert.*

6. Gedächtnis

Beim Gedächtnis handelt es sich um die Fähigkeit, Gelerntes und Erfahrungen zu behalten und sich an diese wieder zu erinnern. Es wird eingeschätzt, welche Gedächtnisinhalte noch abrufbar sind.

> **Beispiel**
> *Frau Brockmann hat massive Störungen des Kurzzeitgedächtnisses (blaue Markierung). In Krisensituationen greift sie auf Situationen aus ihrer Vergangenheit zurück.*

7. Formales Denken

Das formale Denken äußert sich in Sprache und Schrift. Das Denken an sich wird von Wahrnehmungen, Assoziationen und Zielen geprägt. Kommt es zu Denkstörungen, merkt man dies an unlogischen Denkabläufen oder Denkhemmungen. Ab Stufe 3 zieht der Demenzerkrankte sich in seine eigene „Denkwelt" zurück.

Beispiel
Frau Brockmann bewältigt ihren Alltag im Heim, indem sie Tätigkeiten ausführt, die ihr schon immer Sicherheit vermittelt haben.

8. Inhaltliches Denken

Das inhaltliche Denken betrifft Störungen in der Beurteilung der Realität, diese nennt man dann Wahnvorstellungen. Es gibt viele verschiedene Wahnarten, wie zum Beispiel Verfolgungswahn, Größenwahn, Beziehungswahn usw.

Quelle: vgl. Böhm, Erwin: Psychobiographisches Pflegemodell nach Böhm. Band I: Grundlagen, Wien, München, Bern, Wilhelm Maudrich Verlag, 2. Auflage 2001, S. 195–199

Beispiel
Frau Brockmann verarbeitet Situationen realitätsfremd, leidet aber an keinem Wahn. Im normalen Alltag, also in kompensierten Phasen, sind keine Auffälligkeiten bemerkbar. Daher wird diese Spalte auch nicht bewertet.

Auswertung der Einschätzung

Beispiel
Die psycho-geriatrische Einschätzung von Frau Brockmann in einer dekompensierten Phase (einer Krisensituation) ergibt insgesamt 31 Punkte. Dies ergibt sich aus der Addition der markierten Interaktionsstufen. Die erreichten 31 Punkte werden durch 8 (Anzahl der Spalten) geteilt. Das ergibt dann die grobe Einschätzung der Erreichbarkeitsstufe von Frau Brockmann (in diesem Fall 3,9). Das bedeutet, Frau Brockmann zeigt in Krisensituationen eine leichte bis mittelschwere Verhaltensstörung und ist im Allgemeinen auf der Interaktionsstufe 4 erreichbar.
Die psycho-geriatrische Einschätzung von Frau Brockmann in einer kompensierten Phase (keine Krisensituation, normaler Alltag) ergibt insgesamt 23 Punkte, diese werden durch 7 (Anzahl der Spalten) geteilt. Das ergibt 2,8. Das bedeutet, Frau Brockmann ist im Allgemeinen auf der Interaktionsstufe 3 erreichbar.

Bewertung der Interaktionsstufen

Interaktionsstufe	Verhalten
1–2	keine psychogenen Auffälligkeiten
3	leichte Verhaltensauffälligkeiten
4–5	mittelschwere Verhaltensstörungen
6–7	schwere bis sehr schwere Verhaltensstörungen

Quelle: Böhm, Erwin: Psychobiographisches Pflegemodell nach Böhm. Band II: Arbeitsbuch. Wien, München, Bern, Wilhelm Maudrich Verlag, 1999, S. 185

Doch was bedeutet nun diese Einschätzung von Frau Brockmann?

Interaktionsstufen

Stufe 1 – Sozialisation

Unter Sozialisation versteht man den Prozess des lebenslangen Lernens, um sich den Normen in der Gesellschaft anpassen zu können. Kann der Mensch sich nicht mehr an die Gesellschaft anpassen, wird er auffällig.

Diese Stufe geht als Erstes verloren, denn die Tätigkeiten, die man in seinem Leben nie richtig erlernt hat, oder Wissen, welches einen nie wirklich interessiert hat, bleiben nicht so lange im Gedächtnis gespeichert.

Böhm unterscheidet in drei Sozialisationsbereiche:

1. Die primäre Sozialisation: Dies ist die Sozialisation, die durch das Milieu, die Familie und die nähere Umgebung geprägt ist.
2. Die sekundäre Sozialisation: Diese ist z.B. durch den Kindergarten, die Schule, durch gleichaltrige Kollegen und Freunde geprägt. Böhm benennt dies mit dem Daheimgefühl.
3. Die tertiäre Sozialisation: Diese Sozialisationsphase ist geprägt von unseren Berufskollegen, Vorgesetzten usw. Die Kommunikation findet hier vorwiegend auf der Inhalts- und Bezugsebene statt.

Böhm weist in seiner Literatur darauf hin, dass sich das Pflegepersonal gut mit der Geschichte und den Umständen der Zeit auskennen muss, in denen die zu Pflegenden jeweils groß geworden sind und sozialisiert wurden.

Beispiele

- *Wie war die Kindheit in den 1920er- oder 1930er-Jahren?*
- *Wie wurde man in einer Arbeiterfamilie erzogen und wie in einer Bauernfamilie?*

Können Demenzkranke auf dieser ersten Stufe nicht mehr erreicht werden, kann man auf der nächsten, der zweiten Stufe eine Kontaktaufnahme versuchen.

Stufe 2 – Mutterwitz

„Lachen und Lächeln sind Tor und Pforte, durch die viel Gutes um den Menschen hineinhuschen kann."

Quelle: Böhm, Erwin: Psychobiographisches Pflegemodell nach Böhm. Band I: Grundlagen. Wien, München, Bern, Wilhelm Maudrich Verlag, 2001, S. 186

Unter Mutterwitz versteht man den Humor. Das Wort entstammt der Annahme, dass die Mutter den Humor in einer Familie weitergibt, während der Vater eher für das rationale Denken zuständig sei. Humor wird zum Teil auch als therapeutische Methode eingesetzt. Aber auch reden zu können und angesprochen zu werden, z.B. mit dem vertrauten Dialekt oder im Volksmund, ist in dieser Stufe wichtig.

Solange der zu Pflegende in Stufe 1 oder 2 ist, versteht er unser Wort. Wir können ihn mittels aktivierender Pflege erreichen.

Stufe 3 – seelische und soziale Grundbedürfnisse

Bei zunehmendem Krankheitsverlauf fällt der Betroffene in eine tiefere Stufe der Erinnerung, hier kann man nur noch mit re-aktivierender Pflege die Seele wiederbeleben. Die Kontaktaufnahme erfolgt über Schüsselreize. Hier gewinnt die singuläre Biografie an Bedeutung.

In dieser Stufe geht es darum, die Bedürfnisse zu erkennen und zu befriedigen.

Jeder Mensch hat ihm wichtige Bedürfnisse im Leben gehabt oder hat sie noch. Werden diese ihm wichtigen Bedürfnisse nicht befriedigt, kann dies dazu führen, dass sich die Demenz verschlechtert oder es zu akuten Verwirrtheitszuständen kommt.

„Die Impulssetzung muss so gestaltet werden, dass der Patient weder geistig noch körperlich überfordert wird, sonst droht ein Abrutschen in tiefere Stufen."

Quelle: Böhm, Erwin: Psychobiographisches Pflegemodell nach Böhm. Band I: Grundlagen. Wien, München, Bern, Wilhelm Maudrich Verlag, 2001, S. 187

Es gibt primäre Bedürfnisse, das sind Hunger, Durst und Schlaf. Als sekundäre Bedürfnisse gelten erlernte, kulturelle Bedürfnisse. Diese sind immer individuell zu sehen.

Beispiele

- *Frau Brockmann will ständig arbeiten, da sie dies ihr ganzes Leben lang getan hat. Nur so fühlt sie sich nützlich und wichtig.*
- *Frau Meier kann nicht alleine einschlafen, da sie immer mit ihren fünf Geschwistern in einem Raum geschlafen hat.*
- *Herrn Rose ist es sehr wichtig, um 4:30 Uhr aufzustehen, weil er seit seinem siebten Lebensjahr um diese Zeit aufstehen musste, um die Kühe zu melken.*

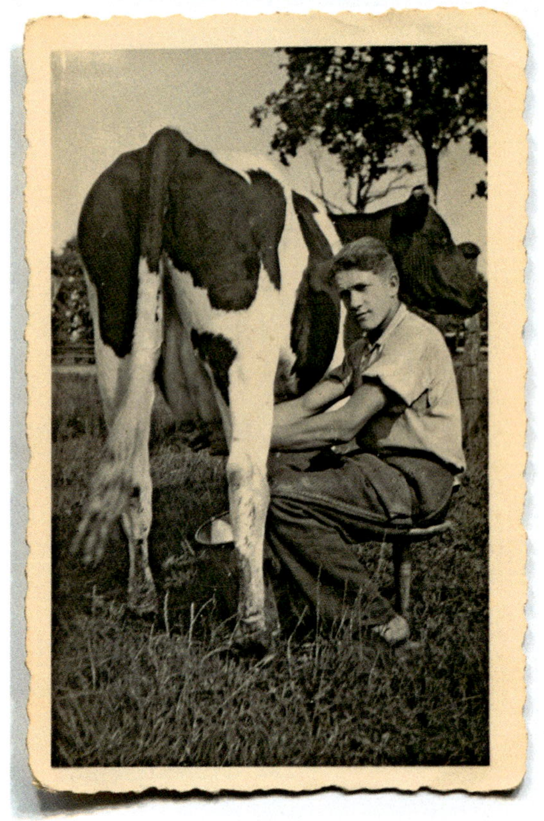

An das Melken der Kühe erinnern sich viele Demenzerkrankte, die vom Land kommen.

Stufe 4 – Prägung

„Ein gebranntes Kind scheut das Feuer."

Quelle: Böhm, Erwin: Psychobiographisches Pflegemodell nach Böhm. Band I: Grundlagen. Wien, München, Bern, Wilhelm Maudrich Verlag, 2001, S. 188

Mit Prägung sind erlernte, sich wiederholende, eingespielte Verhaltensnormen gemeint. In Stufe 4 geht es um Rituale, die Sicherheit geben. Diese Prägung ergibt sich aus unserer Kultur, Religion und Erziehung. Geprägt sind wir von unseren Eigenarten, Gewohnheiten und von vielen Dingen, die wir als Kind erlebten und erlernten.

Diese Stufe entspricht in etwa dem Alter von drei bis sechs Jahren. Die Prägung steht bei einem Menschen mit Demenz in dieser Stufe im Fokus der Pflege und der psychosozialen Betreuung.

Beispiel

Emilia ist aufgefallen, dass Frau Brockmann immer an ihren Fingernägeln kaut, sobald sie sich unsicher fühlt. Hintergrund ist ihre Prägung. Frau Brockmann ist geprägt von einer entbehrungsreichen Kindheit, in der sie schon früh mitarbeiten musste, um das Überleben der Familie zu sichern und um den Strafen der Erwachsenen zu entgehen.

Stufe 5 – höhere/niedere Antriebe

Bei den Trieben, Triebwünschen, aber auch bei Tagträumen und unseren Fantasien handelt es sich um Kräfte, die uns am stärksten bewegen, sagt Böhm.

Die Sinngebung des Lebens ist bei jedem Menschen sehr unterschiedlich. Bei allen Anforderungen an den Menschen mit Demenz in Stufe 5 muss man sich vor Augen halten: Was kann man einem Kind in diesem Alter (ca. drei bis sechs Jahre) zumuten? Das Fördern der zu Pflegenden ist hier eine wichtige Pflegetätigkeit. Der zu Pflegende soll aktiv in die Gestaltung der Pflege miteinbezogen werden, so kann erkannt werden, ob die Anforderungen stufengerecht sind oder nicht.

Böhm unterteilt die Antriebe in drei Kategorien (nach K. Schneider, 1972):

- allgemeine Triebhaftigkeit,
- leibliche Triebhaftigkeit (Nahrung, Geschlechtstrieb, Ausruhen und Bewegen) und
- seelische Triebe (z. B. Macht, Pflichtbewusstsein, Reinheit, Schönheit).

Beispiel

Problem: Die Bewohnerin Elisabeth Torgess fällt auf durch Rückzug/Isolation.
Interpretation aus der Biografie: Frau Torgess war früher Tänzerin. Ihre Schönheit war ihr Kapital. Im Alter lässt für diese Bewohnerin die Schönheit nach. Sie leidet unter dem Verlust ihrer Schönheit.
Impulse vonseiten der Pflege: Komplimente machen, fotografieren, regelmäßige Friseurbesuche u. Ä.

Stufe 6 – Intuition

Intuition bedeutet hier die Fähigkeit, sich in Menschen und Situationen hineinzuversetzen.

Menschen mit Demenz, die sich auf dieser sechsten Stufe befinden, entsprechen dem Entwicklungsstand eines Säuglings zum Kleinkind (im Alter von einem bis drei Jahren). Gefühle, Mythen, Märchen, Aberglaube und Bilder spielen eine wichtige Rolle, wenn man diese Menschen erreichen möchte.

Das rationale und analytische Denken ist zwar verloren, dennoch kann ein Mensch mit Demenz intuitiv eine Situation erfassen und dementsprechend darauf reagieren. Das Erlebte kann aber nicht mehr reflektiert werden.

Viele Menschen in dieser Phase erleben ihre persönlichen Mythen/Lebensgeschichten noch einmal. Das Gefühl, Angst zu haben im Krieg, verloren zu sein (getrennt von der Mutter), verschüttet zu sein, Hunger zu haben. Oder aber das Anhimmeln der Befreier, der Zusammenhalt im Sozialismus usw.

Unser Alltag wird unbewusst von vielen Aberglauben beeinflusst. Wir nutzen Glücksbringer, wir klopfen auf Holz, um das Glück zu behalten, wir freuen uns über Hufeisen, Schornsteinfeger oder vierblättrige Kleeblätter – alle diese Aspekte sind in der Pflege therapeutisch einsetzbar.

Stufe 7 – Urkommunikation

Diese letzte Interaktionsstufe entspricht dem Entwicklungsstand eines Säuglings. Deshalb muss die emotionale Erreichbarkeit auf den Entwicklungsstand eines Säuglings abgestimmt sein.

Man kann bei Menschen in dieser Stufe häufig Reaktionen auf bestimmte Gesichtsausdrücke oder pflegerische Haltungen erkennen. Damit ist gemeint: Hat die Pflegekraft Zeit für mich, oder hat sie nur Zeit für die pflegerische Tätigkeit? Mal eine Minute die Hand halten, etwas erzählen und dabei die Reaktionen beobachten. Dies soll separat von den Pflegetätigkeiten geschehen, damit der zu Pflegende sich auf diese Impulse konzentrieren kann.

Böhm weist darauf hin, dass gerade immobile Menschen viele „Reizanflutungen" benötigen, damit es nicht zu einem seelischen Stillstand kommt.

Quelle: vgl. Böhm, Erwin: Psychobiographisches Pflegemodell nach Böhm. Band I: Grundlagen. Wien, München, Bern, Wilhelm Maudrich Verlag, 2001, S. 179–193

Beispiel

Emilia hält ihr Ergebnis der psycho-geriatrischen Einschätzung stolz in Händen. Doch wie soll es nun weitergehen?

*Achmet erinnert sie an die Definitionen von **Dekompensation und Coping** (siehe Seite 112). Diese bezeichnen Verhaltensauffälligkeiten, die den Versuch darstellen, Gefühle zu kompensieren. Diese Gefühle sind das Ergebnis der Verarbeitung einer Schlüsselsituation gemäß der Prägung in der Jugend.*

Gemäß dem Regelkreis von Böhm ist die Informationssammlung an dieser Stelle noch nicht abgeschlossen.

Wenn ein Mensch eine Interaktionsstufe unter 2 erreicht, muss herausgefunden werden, welche Gefühle für diese Verhaltensauffälligkeiten verantwortlich sind.

Der Gefühlsparameter nach Prof. Erwin Böhm

Böhm geht davon aus, dass Verhaltensauffälligkeiten im Alter eine Dekompensation auf der Gefühlsebene darstellen und Ausdruck eines Seelennahrungsmangelzustandes sind. Böhm stellt die Gefühlswelt in seinem Modell in den Mittelpunkt des Erlebens und beschreibt acht Gefühlswelten, um die Ebene der Gefühle detaillierter zu betrachten und einzuschätzen.

In seinem Bogen zur Einschätzung von Gefühlsdysregulationen im Alter werden alle beobachteten Verhaltensweisen markiert. Die Begriffe werden dann im Feld 1 mit der Zahl 1; im Feld 2 mit der Zahl 2, im Feld 3 mit der Zahl 3 und im Feld 4 mit der Zahl 4 multipliziert. Die Ergebnisse werden in das entsprechende Feld geschrieben und horizontal addiert.

In der Gefühlswelt, in der die höchste Punktzahl erscheint, ist der akute Seelennahrungsmangelzustand. Dieser muss behoben werden, um weitere Dekompensationen (Krisen) zu vermeiden.

Beispiel

Beispielhafte Einschätzung der Gefühlsregulation von Frau Brockmann

Frau Brockmann

Einschätzung von Gefühlsdysregulationen im Alter nach Prof. Erwin Böhm(Version 01.02.2008) Testphase bis 01.01.2009					
	Leicht (X 1)	Mittel (X 2)	Schwer (X 3)	Sehr schwer (X 4)	Ergebnis
Kulturgefühl	Lernen macht keine Lust mehr Kulturinteresse geht verloren Besuche werden egal X TV egal X = 2 Ästhetisches schwindet	Verliert Geschlechtswerte Spricht nur mehr Dialekt Über-Ich-Normen nehmen ab X Angepasstheit schwindet X X 2 Grußritual schwindet = 4	Tabuwörter nehmen zu X Pflichtgefühl lässt nach X X 3 Verantwortung lässt nach X = 9 Entfremdung Geht auf seine primäre Religion zurück	Sucht Rituale von früher X 4 Signalsprache nimmt zu = 4 kaum verbale Kommunikation Verb. Aggression nimmt zu X Sprachlos	19
Fremdwertgefühl	Zuneigung zu anderen schwindet X Ist oft unschlüssig X Unkooperatives Verhalten X Eifersucht = 3 Hat vor allem Angst	Geht zu keiner Therapie X Lehnt Hilfe – auch somatische ab = 8 Wehrt sich gegen Personal X Interesse an der Umgebung verloren X Ist ungesellig X	Wird beziehungsunfähig X Örtliche Desorientiertheit X Du-Abwehr Selbstgefährdet = 6 will Abhängigkeit	Flüchtet vor allem Wird feindselig X Beziehungsunfähigkeit X = 8 Selbstmitleid Radikalismus	25
Ich-Wertgefühl	Redet von früher X Ist nachtragend Ist dickköpfig = 3 Ist störrisch X Fragt ständig nach X	Putzt ständig Herumirrend X Räumt alles aus/ein = 2 Weiß nicht wer er/sie ist Weint immer	Geht nach Hause X Sammelt Lebensmittel Nimmt fremde Gegenstände weg Streitsüchtig = 6 Pflegt sich nicht mehr X	Zeitlich Desorientiert X Verwahrlosung der Wohnung X Verwahrlosung der Kleidung X = 12 Situativ unangemessenes Verhalten Beziehungswahn	23
Persönlichkeitsgefühl	Beginnt zu grübeln Fühlt sich nutzlos X Aufopferung – Selbstlos = 2 Übertrieben pessimistisch Fühlt sich nicht wohl X	Reagiert überschießend Vermehrt Sympathikoton X Vermehrt Parasympathikoton = 2 Beschwert sich ständig Zuwendungs-Neidisch	Sucht Kompetenz X Heimweh bis Depression Trostlos = 3 Masochismus Nahrungsverweigerung	Hoffnungslos Narzissmus Hass, Zornmanie = 4 Verlust des Ichs X Klagend, trotzig	11
Zustandsgefühl	Hält Fassade aufrecht X Neurotisch je Biografie Innere Unruhe X = 2 Zuversicht schwindet Wartet dass die Zeit vergeht	Lebensinhalt schwindet Traurig Möchte alles selbst machen X Euphorisch = 2 Mürrisch	Kein Krankheitsgefühl X Überschätzt sich X Flucht in die Krankheit = 9 Antriebsarm Antriebsgesteigert X	Lustlos X Sprachlos Appetitlos = 12 Schlaflos X Harn-/Stuhl-los X	25
Triebgefühl	Regt sich leicht auf Eifersüchtig Weint leicht = 2 Zornattacken Tratschsüchtig X	Spricht ordinär Zynisch Steht immer im Mittelpunkt = 2 Paranoide Ideen Muttertrieb vermehrt X	Suchend X Schuldgefühle Schreiend = 3 Fluchttendenzen Kennt keine Grenzen	Machtrieb übersteigert Geltungstrieb übersteigert Sexualtrieb übersteigert \\ Suchtverhalten übersteigert Aggressionstrieb übersteigert	7
Leibgefühl	Müdigkeit Schwindelgefühle Innere Unruhe X = 2 Stimmungslabilität X Zittern	Heimweh Bewegungsdrang X Es ist immer kalt = 2 Es ist immer warm Tatsächliche Schmerzen	Jammernd Spricht über Krankheiten Klagend X Kraftlos = 3 Läppisch	Unkontrollierter Harn X Unkontrollierter Stuhl X = 12 Reagiert nicht auf Reize Kein Bezug zu Körper Selbstgefährdend (leibl. Verwahrlosung) X	19
Funktionale Gefühle	Bewegung macht keinen Spaß Fühlt sich im eigenen Körper unwohl Antriebsgesteigert X Antriebsvermindert = 2 Verweigert sich gegen Pflege X	Überschätzt sich Angst vor Bewegung Geht ständig umher X = 2 keine Mimik Still, steif	Gestörtes Durstempfinden Gestörtes Geschmacksempfinden Gestörtes Geruchsempfinden \\ Gestörtes Schmerzempfinden Keine Empfindungen (Schmerz)	Berührung macht Angst Todessehnsucht Somnolenz \\ Sopor Coma	4

Berechnungsmodus: Unterstreichen Sie alle sichtbaren Verhaltensweisen der Gefühlswelten 1 bis 8.
Zählen Sie alle Auffälligkeiten je Gefühlswelt zusammen, dies ergibt den Seelennahrungsmangel der substituiert werden muss.

Frau Brockmann hat einen Seelennahrungsmangel in den Bereichen Fremdwertgefühl, Ichwertgefühl und Zustandsgefühl. Hier muss sich das Pflegepersonal passende Impulse überlegen, um den Wert zu steigern.

8.2.4 Die thymopsychische Biografie

Emilia kennt nun immer genauer die Probleme von Frau Brockmann. Die Klientin ist aufgrund ihrer kognitiven Einschränkungen auf der Interaktionsstufe 3 ansprechbar. Aufgrund von Seelennahrungsmangel in den Bereichen Ichwertgefühl und Fremdwertgefühl gerät sie häufig in Krisensituationen, in denen sie auf Coping-Strategien einer früheren Interaktionsstufe zurückgreift.

Die Probleme sind erkannt. Doch wie kann man Frau Brockmann helfen? Emilia ist noch immer ratlos.

Achmet erinnert erneut an den Regelkreis von Böhm. Es ist an der Zeit, die thymopsychische Biografie von Frau Brockmann zu erheben.

Emilia notiert:

„Frau Brockmann wurde in einem kleinen schlesischen Dorf geboren und war die jüngste von acht Kindern. Der Vater wurde früh im Krieg verletzt und kam krank nach Hause. Die Mutter und die Geschwister mussten sich als Tagelöhner in der Landwirtschaft das Geld verdienen. Der Vater konnte kaum zum Lebensunterhalt beitragen. Umso mehr trieb er die Kinder, auch mit Prügeln, zur Arbeit. Insbesondere Frau Brockmann bekam immer wieder zu spüren, dass sie am wenigsten zum Lebensunterhalt beitragen konnte und somit für alle eine Last war. Bei Tisch wurde darauf geachtet, dass alle arbeitenden Geschwister möglichst satt werden, um arbeitsfähig zu bleiben. Erst dann durfte Frau Brockmann essen.

1945 musste die Familie fliehen. Unter unglaublichen Entbehrungen kamen sie nach Ostwestfalen. Die Bauernfamilie, bei der sie einquartiert wurden, gab ihnen ständig zu verstehen, was für eine Last sie für den Hof waren. Ab ihrem 14. Lebensjahr arbeitete Frau Brockmann als Zigarrendreherin, versorgte die Kinder ihrer älteren Geschwister und pflegte ihre Eltern bis zu deren Tod.

Die Wirtschaftswunderzeit ging an ihr vorbei. Ihre Geschwister bauten Häuser und gründeten Familien. Sie wohnte abwechselnd bei den Geschwistern und half bei der Erziehung der Kinder.

Nachdem die Zigarrenproduktion eingestellt wurde, arbeitete Frau Brockmann an der Kasse eines Supermarktes. Seit ihrer Berentung lebte sie im Haushalt ihres Neffen und half auch da, bis zu ihrer Erkrankung."

Die Wichtigkeit der Biografie ist inzwischen in allen Pflegemodellen anerkannt. Böhm war allerdings einer der Ersten, der erkannte, dass es nicht nur um die Erhebung des Lebenslaufes einer Person geht. Wichtig sind die Verknüpfungen der einzelnen Biografie mit gesellschaftlichen, historischen, kulturellen, ökonomischen und familiären Bedingungen. Um einen Menschen zu verstehen, müssen unterschiedliche Informationen eingeholt werden:

Kollektive Prägungsgeschichte

Zur kollektiven Prägungsgeschichte gehören politische Ereignisse, Katastrophen, Kriege, Flucht und Vertreibungen, Not, Entbehrung und Hunger. Aber auch Mode, Frisuren, Idole aus Musik und Film, sportliche Sensationen, Olympiasieger oder kulturelle Höhepunkte aus Kunst, Literatur oder Musik können wichtig sein.

Alle diese Bilder, Geschichten, Klänge etc. können einerseits helfen, das Verhalten des Klienten zu verstehen (Schlüsselreize, die Gefühle auslösen und Coping notwendig machen). Andererseits können diese Erkenntnisse wichtige Hilfen sein, um Impulse zu geben.

Regionale Prägungsgeschichte

Des Weiteren ist zu klären: Wie wurde die Zeit in den verschiedenen Regionen erlebt? Es ist sicherlich ein Unterschied, ob der Krieg in einem schlesischen Dorf erlebt wurde oder auf einer Hallig in der Nordsee. Auch die Nachkriegszeit war ganz unterschiedlich in einem ostwestfälischen Dorf oder in einer Stadt wie z.B. Mainz oder Leipzig.

Zur regionalen Prägungsgeschichte gehören Heimat- und Vereinsgeschichten, typische Ess- und Trinkgewohnheiten, die Sprache, der Dialekt, Musik aus der Region, Feste im Jahresverlauf und Brauchtum. Aber auch die Landschaft, das Wetter können wichtig sein, genau wie die Wohn- und Arbeitsbedingungen.

Singuläre Biografie

Jeder Mensch hat seine ganz eigene Lebensgeschichte. Dazu gehört neben der formalen Lebensgeschichte (dem Lebenslauf) auch die abstrakte Lebensgeschichte: eigene Deutungen der Biografie, kleine Anekdoten und Geschichten aus dem Leben (Storys), Coping-Strategien, Gewohnheiten etc. Wichtige Aspekte der singulären Biografie sind unter anderem:

- Wie war das Familienleben im Elternhaus? Wie war das soziale Milieu in der Kindheit? Was war damals normal? Was macht das Daheimgefühl aus?
- Welche Problemlösungsmethoden wurden benutzt? Wie wurde mit Schwierigkeiten umgegangen?
- Was war prägend durch Familie, Religion, Schule, Arbeit, Freunde?

8.2.5 Interpretation

Nun sind Emilia, Achmet und die Kollegen in ihrer Fallbesprechung so weit gekommen, alle Daten zusammenzuführen, um Hypothesen zu den Ursachen des Verhaltens von Frau Brockmann aufzustellen.

Eine Hypothese bezüglich der Ursache eines Verhaltens ist eine Vermutung, die durch die Gegenüberstellung des heutigen Verhaltens, der thymopsychischen Biografie und der Erhebungen der Gefühlsparameter und Interaktionsstufen begründet wird. Dabei kann man sich Fragen stellen wie z.B.:

- Was ist der Hintergrund des Verhaltens?
- Was fehlt diesem Menschen? Was verliert dieser Mensch? Was ist für ihn normal? Was gibt ihm das Daheimgefühl?
- Was löst Angst, Unruhe, Verwirrung aus? Was behindert ihn dabei, sein Leben zu leben?

Beispiel

Die Ursache für die Weigerung von Frau Brockmann, gemeinsam mit den anderen Bewohnern zu Mittag zu essen, könnten ihre Erfahrungen in der Kindheit und Jugend sein.

In Situationen, in denen viele Menschen in einem Raum versammelt sind (Schlüsselreiz = Sch), erlebt sie wieder familiäre Situationen aus ihrer Kindheit. Gemäß ihrer Prägung (P) sind diese Situationen mit Angst und Bedrohung verbunden (Gefühl = G). Gemäß ihrer damaligen Bewältigungsstrategie (C) zieht sie sich zurück, ist ständig in Alarmbereitschaft und kann nicht entspannt ihr Mittagessen genießen.

BEI DEN ESSGEWOHNHEITEN STEHEN NUR ZAHLEN: 05, 12, 36 UND 128... WAS SOLL DAS?
UNSER NEUER BEWOHNER HAT IMMER BEIM CHINESEN BESTELLT.

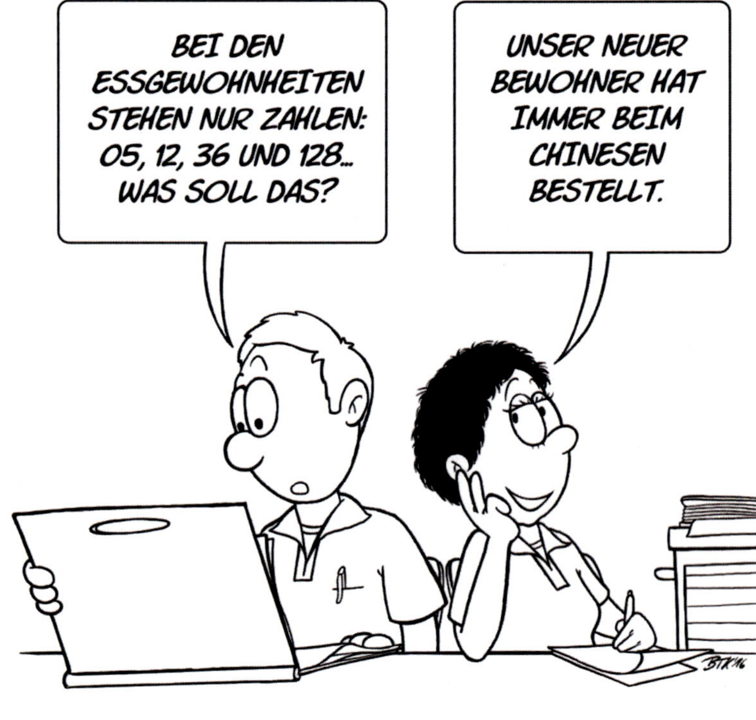

Wichtig ist, sich als Pflegekraft immer klarzumachen, dass dies nur Vermutungen sind und das Ergebnis von Assoziationen im Team. Es kann demnach alles auch ganz anders sein als gedacht.

Allerdings können diese Hypothesen desto eher zutreffen, je mehr Informationen von den Menschen mit Demenz gesammelt werden – insbesondere in den Zeiten, in denen diese Menschen selber aus ihrem Leben erzählen können.

Darüber hinaus muss sich jede Pflegekraft bewusst machen, dass Interpretationen auch eine Bewertung des zu Pflegenden beinhalten und immer von der eigenen Welt- und Menschensicht beeinflusst werden. Vor allem aus diesem Grund sollte gerade dieser Schritt im Pflegeprozess nie in Eigenregie, sondern immer in Gruppenarbeit vollzogen werden.

Wichtig ist nicht in erster Linie, ob die Hypothesen stimmen oder nicht. Diese Interpretationen sollen Grundlage und Hilfe zur Entwicklung von Pflegeimpulsen sein, die den Menschen mit Demenz zu mehr Lebensqualität und damit zu weniger dekompensiertem Verhalten verhelfen.

8.2.6 Singuläre Pflegeimpulse

Um dem Seelennahrungsmangel in den Bereichen Ichwertgefühl und Fremdwertgefühl entgegenzuwirken, wird vereinbart, dass Frau Brockmann mindestens einmal pro Schicht mindestens fünf Minuten lang intensive Zuwendung erhält (Umarmung, Hand halten, loben etc.).

Um ihr Daheimgefühl zu stärken, das wahrscheinlich mit Arbeit, Helfen, Nützlichsein verbunden ist, wird sie bewusst in ihren Aktivitäten bestärkt, durch regelmäßiges Lob und die Übertragung von kleinen, überschaubaren Aufgaben. Bei Anzeichen von Überforderung wird sofort gegengesteuert.

Der Schlüsselreiz – viele Menschen in einem Raum – soll vermieden werden. Frau Brockmann soll in einer kleinen Sitzecke ihr Mittagessen einnehmen können. Dabei soll ihr ganz bewusst und liebevoll vermittelt werden, dass dies ihr Mittagessen ist, das sie sich redlich verdient hat.

Pflegeimpulse sind nach Böhm Pflegemaßnahmen, die psychische Seelenpflegeprozesse auslösen. Diese sollen zu einer Verringerung der Schwierigkeiten und Verhaltensauffälligkeiten führen oder eine Re-Aktivierung des Klienten in der Rückzugsphase bewirken.

Pflegeimpulse sollen immer die Situation des Menschen mit Demenz verbessern, nicht die Pflegeabläufe optimieren!

8.2.7 Evaluierung mittels Tagesbericht und Interaktionsbogen

Die Auswertung der Tagesberichte von Frau Brockmann ergab Folgendes:

Auf die Pflegeimpulse reagierte Frau Brockmann in den ersten drei Tagen mit Ablehnung und Misstrauen. Am vierten Tag konnte erstmals dokumentiert werden, dass sich Frau Brockmann sichtlich über die Zuwendung freute und dabei entspannen konnte.

Die Maßnahme wird weitergeführt.

Frau Brockmann wurden Aufgaben übertragen, wie z.B. Tische decken. Dies setzte sie jedoch sehr unter Druck. Nachdem ihr ein Teller entglitt und zerbrach, versteckte sie sich in ihrem Schrank und verweigerte sowohl das Mittagessen als auch das Abendessen.

Der Impuls, ihr Aufgaben zu geben, wurde sofort eingestellt.

Es dauerte eine ganze Woche, bis Frau Brockmann ihr Essen weniger hastig zu sich nahm. Sie benutzt weiterhin die Hände, wirkt aber entspannter.

Die Maßnahme wird weitergeführt.

Jeder Pflegeimpuls soll mindestens 14 Tage ausprobiert werden, ehe er in die Ablaufpläne integriert wird.

Ist der Impuls nicht erfolgreich, beginnt der Pflegeprozess wiederum mit dem ersten Punkt.

Sind die Pflegeimpulse erfolgreich, werden sie in die Pflegeplanung integriert. Dazu ist eine kontinuierliche, präzise Dokumentation in den Tagesberichten notwendig.

Zusammenfassung

Der **Böhm'sche Regelkreis** besteht aus sieben Schritten.

Wahrnehmen, beobachten

Es darf nur dokumentiert werden, was tatsächlich wahrgenommen wird, nicht was gedacht und interpretiert wird.

Problemerhebung

Das Team legt fest, welches Problem des zu Pflegenden am häufigsten erwähnt wird und somit am dringendsten bearbeitet werden muss.

Erhebung der Interaktionsstufen/Gefühlsparameter

Wenn bei einem Menschen mit Demenz ein Problem festgestellt wird, sollte eine systematische Erhebung der aktuellen Situation des Betroffenen stattfinden.

Gemäß des Böhm'schen Modells handelt es sich bei einer demenziellen Erkrankung um einen regressiven Prozess. Je weniger der Alltag kognitiv und rational bewältigt werden kann, desto mehr nutzt der Betroffene Coping-Strategien früherer Entwicklungsstadien. Um zu einem Menschen mit Demenz eine Beziehung aufzubauen, muss er auf der Interaktionsstufe angesprochen werden, die im Moment von ihm für die Alltagsbewältigung genutzt wird **(Erreichbarkeitsstu-**

fen). Jede dieser Erreichbarkeitsstufen entspricht einer Interaktionsstufe in der menschlichen Entwicklung. Böhm unterscheidet in seinem Modell sieben Erreichbarkeitsstufen.

Der Einschätzungsbogen zeigt die **sieben Interaktionsstufen**:

1. Sozialisation
2. Mutterwitz
3. seelische und soziale Grundbedürfnisse
4. Prägung, Ich-Wichtigkeit
5. höhere/niedere Antriebe
6. Intuition
7. Urkommunikation

Um einschätzen zu können, auf welcher Interaktionsstufe ein Mensch ansprechbar ist, definiert Böhm die **sieben Aspekte eines organischen Psychosyndroms**:

1. Gefühlsleben
2. Psychomotorik
3. Kontaktfähigkeit/Sozialisation
4. Wille/Antrieb
5. Orientierung
6. Gedächtnis
7. Formales Denken
8. Inhaltliches Denken

Die thymopsychische Biografie

Um einen Menschen mit Demenz zu verstehen, reicht es nicht, den chronologischen Lebenslauf zu kennen. Diese Informationen müssen mit gesellschaftlichen, historischen, kulturellen, ökonomischen und familiären Bedingungen dieser Zeit verknüpft werden. Dazu gehören:
- Kollektive Prägungsgeschichte
- Regionale Prägungsgeschichte
- Singuläre Biografie

Interpretation

Die Ursache des Verhaltens von Menschen mit Demenz kann man nur vermuten. Durch die Gegenüberstellung des heutigen Verhaltens, der thymopsychischen Biografie und der Erhebungen der Gefühlsparameter und Interaktionsstufen können wir Hypothesen aufstellen und begründen. Dabei kann man sich Fragen stellen wie z. B.:
- Was ist der Hintergrund des Verhaltens?
- Was fehlt diesem Menschen? Was verliert dieser Mensch? Was ist für ihn normal? Was gibt ihm das Daheimgefühl?
- Was löst Angst, Unruhe, Verwirrung aus? Was behindert ihn dabei, sein Leben zu leben?

Singuläre Pflegeimpulse

Kennen wir die Ursache der Verhaltensauffälligkeiten und Schwierigkeiten eines Menschen mit Demenz, können wir Pflegeimpulse setzen, die zu einer Verringerung der Schwierigkeiten oder zu einer Re-Aktivierung des Klienten führen. Pflegeimpulse sind Pflegemaßnahmen, die psychische Seelenpflegeprozesse auslösen. Sie sollen immer die Situation des Menschen mit Demenz verbessern, nicht die Pflegeabläufe optimieren!

Evaluierung

Die Evaluierung erfolgt mittels **Tagesbericht und Interaktionsbogen**.

■ *Aufgabe 53*

Böhm unterscheidet in seinem Modell sieben Erreichbarkeitsstufen:

1. *Sozialisation*
2. *Mutterwitz*
3. *seelische und soziale Grundbedürfnisse*
4. *Prägung, Ich-Wichtigkeit*
5. *höhere/niedere Antriebe*
6. *Intuition*
7. *Urkommunikation*

Erklären Sie diese Begriffe in eigenen Worten.

■ *Aufgabe 54*

Erarbeiten Sie die kollektive Prägungsgeschichte Ihrer Generation. Was sollten Ihre potenziellen Pfleger in 50 Jahren über diese Zeit wissen? Was wird Ihnen auch in 50 Jahren noch wichtig erscheinen?

■ *Aufgabe 55*

Erarbeiten Sie die regionalen Unterschiede zwischen einem ostwestfälischen Dorf und den Städten Mainz und Leipzig in den 1950er-Jahren.

■ *Aufgabe 56*

Erarbeiten Sie Ihre singuläre Biografie. Was unterscheidet Sie schon heute von Ihren Klassenkollegen, Arbeitskollegen, Freunden? Was sind Ihre ganz persönlichen Erfahrungen im Leben?

8.3 Beispiele aus der Praxis

Zusammenfassend lässt sich sagen, dass Prof. Erwin Böhm mit seinem Pflegemodell ein komplexes Instrument zur Verfügung stellt, um Menschen mit gerontopsychiatrischen Erkrankungen zu mehr Lebensqualität zu verhelfen.

Wichtig ist zu betonen, dass die hier ausgeführten Inhalte nicht ausreichend sind, um eine fundierte Pflege nach dem Böhm'schen Pflegemodell durchzuführen. Hierfür sind (wie bei allen anderen Pflegemodellen auch) grundlegende Weiterbildungen nötig. Ebenso ist es aussichtslos, als Einzelperson eine Pflege nach diesem Modell anzustreben. Wie bei allen anderen Pflegemodellen ist es wichtig, dass das gesamte Pflegeteam ein Pflegemodell vertritt und im Alltag umsetzt.

Bei der Umsetzung dieses umfangreichen Modells geht Böhm von einer Implementierung von ca. vier Jahren aus. Das gesamte Qualitätsmanagement muss dem Modell angepasst werden. Ich möchte Ihnen diesen Prozess an zwei Beispielen aus der Praxis verdeutlichen.

8.3.1 Das Pflegeleitbild

Emilia Dragulescu fragt Achmet, ob sich die Pflege nach Böhm auch in anderen Bereichen als in der Pflege und Dokumentation auswirkt.

Achmet antwortet: „Hier, schau dir mal unser Leitbild an! Auch darin legen wir die Schwerpunkte auf die Selbstbestimmtheit der Bewohner."

Das Pflegeleitbild nach Böhm legt den Fokus der Arbeit auf die Selbstbestimmtheit der Menschen mit Demenz. Hier einige Beispiele häufig zu findender Formulierungen:

Beispiele

- *„Die Pflegekräfte achten die Persönlichkeit der zu Pflegenden, die unverwechselbar geprägt ist von ihrer Biografie."*
- *„Wir sind überzeugt, dass jeder Mensch den Willen hat, sich selbst zu fördern und gesund zu werden."*
- *„Wir betreuen ganzheitlich unter Berücksichtigung der Psyche nach dem Modell Böhm."*
- *„Unsere Handlungen bestärken Verhaltensweisen und Einstellungen, die die Selbstständigkeit fördern."*
- *„Reaktivieren steht im Fokus, nicht Überfordern."*

Achmet zeigt Emilia das Pflegeleitbild der Alten- und Pflegeeinrichtung Kleine:

Unser Pflegeleitbild

Im Mittelpunkt unserer Arbeit steht der Mensch mit seiner Alltagsnormalität. Wir bieten die individuelle Unterstützung, Hilfestellung und Pflege, die der Mensch mit Demenz benötigt.

Wir bieten ein würdiges und liebevolles Zuhause, nach Möglichkeit angepasst an das individuelle Daheimgefühl des Bewohners.

Unser Betreuungsangebot wird der vertrauten Alltagsnormalität angepasst und in den Tagesablauf integriert.

Unsere ganzheitliche Pflege ist an das Strukturmodell angelehnt. Das Modell nach Böhm bietet die Basis für unsere Arbeit.

- Wir arbeiten nach der thymopsychischen Biografie. Es geht hierbei um die Prägung der Gefühlswelt eines Menschen, die schon lange vor der Bildung des rationalen Ichs Gestalt gewinnt. Tritt das rationale Ich aufgrund einer demenziellen Veränderung langsam in den Hintergrund, gewinnt die Thymopsyche immer mehr an Bedeutung. Im Alter findet also eine Rückkehr in die Gefühlswelt statt. Diese Welt ist zunehmend von Kindheitserfahrungen geprägt – von „Zuhause".
- Unser Pflegeziel ist die reaktivierende Pflege. Wir nehmen die Altersseele in ihrer gefühlsmäßigen Ausprägung ernst und wenden uns ihr zu.
- Wir wissen, in welcher Entwicklungsstufe der Mensch mit Demenz sich befindet, und wir begegnen ihm auf dieser Ebene (psycho-geriatrische Einschätzung).

Unser Ziel ist, eine individuell zugeschnittene Pflege zu ermöglichen, die den besonderen Pflege- und Betreuungsbedarf unserer Bewohner berücksichtigt.

Unsere zielorientierte Pflege unterstützen wir durch die Umsetzung des Pflegeprozesses nach dem Strukturmodell, der Pflegeprozess nach Böhm fließt hier mit ein. Dieser spiegelt sich in der Pflegedokumentation wider.

Um eine vertraute Beziehung zwischen Pflegepersonal und Bewohnern zu ermöglichen, arbeiten wir nach dem Pflegeorganisationsmodell der Bezugspflege. Dies berücksichtigen wir auch im Dienstplan: Eine kontinuierliche Pflege wird gewährleistet, indem ein häufiger Wechsel der Pflegekräfte vermieden wird.

Unsere hohe Anzahl an kompetenten, qualifizierten Pflegefachkräften entspricht unserem Pflegeverständnis.

Die praktische Umsetzung dieses Leitbildes ist für uns ein wichtiger Punkt unseres Qualitätsmanagements.

Mit den Zielen dieses Leitbildes identifizieren sich sowohl alle Mitarbeiter als auch die Einrichtungsleitung.

8.3.2 Gestaltung der Strukturprozesse

Am Ende ihres Praktikums hat Emilia verstanden, worum es bei der Pflege nach Böhm geht. Sie darf zusammen mit den Betreuungskräften den Wohnbereich umgestalten.

Der Wohnbereich wird in der Alten- und Pflegeeinrichtung Kleine immer nach der aktuellen Prägezeit der Bewohner gestaltet. Durch mehrere Neueinzüge aus dem ländlichen Bereich hat sich nun der Bedarf einer neuen Raumgestaltung ergeben.

Ein wesentlicher Faktor der Arbeit nach Böhm ist die Milieugestaltung der Wohnbereiche. Die Gestaltung sollte der Zeit entsprechen, in der die zu Pflegenden ihre **Prägungsphasen** durchlebt haben. Dies entspricht zurzeit einer Raumgestaltung der 1940er- und der frühen 1950er-Jahre. Zusätzlich ist die Regionalität von großer Bedeutung, ob ländlich oder städtisch geprägt, von Bergbau, Fischerei oder von Industrie usw.

Emilia hat auf dem Flohmarkt nach Alltagsgegenständen aus den 1950er-Jahren gesucht. Auch eine Freundin, deren Großeltern auf dem Land leben, konnte sie von dieser Idee begeistern. Auf dem Dachboden der Großeltern hat die Freundin ein altes Waschbrett, ein Bügeleisen und ein Radio entdeckt. In Absprache mit den Großeltern darf sie diese Gegenstände der Einrichtung spenden.

Im Internet und beim Heimatverein hat Emilia nach alten Bildern recherchiert, gefunden hat sie dort z.B. dieses Bild:

Dieses Bild hat Emilia in einem alten Bilderrahmen vom Flohmarkt eingerahmt.

Eine Kollegin hat schöne Handarbeiten vom Flohmarkt besorgt. Achmet bringt Tapeten in Optik der 1950er-Jahre mit.

Die drei haben gemeinsam mit der Wohnbereichsleitung beschlossen, dass eine Wand im Gemeinschaftsraum und ein Stück des Flures mit der Tapete tapeziert wird. Der Hausmeister hilft beim Tapezieren. Anschließend werden die alten Bilder aufgehängt.

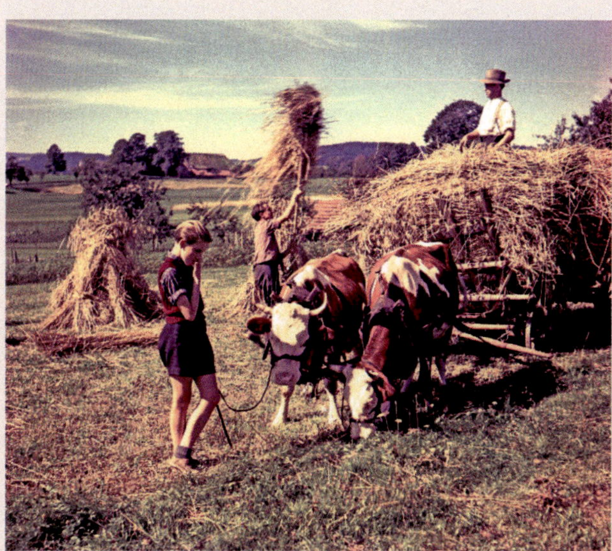

Heuernte bei Freiburg im Breisgau um 1950

Die bestickten Tischdecken werden auf einem Tisch und einer Anrichte platziert. Das eingerahmte Bild von der Heuernte kommt auf einem anderen Flurabschnitt an die Wand.

Emilia findet, dass das Radio in den Gemeinschaftsraum gehört. Das alte Waschbrett findet mit dem Bügeleisen und einem alten Bügelbrett seinen Platz im Pflegebad.

Die Bewohner sind begeistert von der neuen Milieugestaltung des Wohnbereiches. Das Personal bemerkt eine deutliche Veränderung bei den Bewohnern, diese wirken ruhiger und ausgeglichener.

Frau Brockmann hat gleich den ganzen Vormittag die Wäsche gebügelt, sie hat früher immer so gerne gebügelt.

Die Betreuungsangebote müssen der Biografie angepasst werden. So können gezielt Impulse gesetzt werden, um eine Belebung der Altersseele (Re-Aktivierung) zu erreichen und das „Daheimgefühl" zu stärken. Sinnvoll sind Betreuungsangebote, die sich im alltäglichen Leben widerspiegeln (Alltagsnormalität), wie z. B. Tische eindecken zu den Mahlzeiten, Wäsche falten, kochen, backen, spülen, kehren, Zeitung lesen, Spaziergänge oder kleinere Ausflüge machen, Einkäufe erledigen, an Feierlichkeiten teilnehmen usw.

Die Selbstbestimmung der zu Pflegenden spiegelt sich in der Entscheidungsfreiheit wider. Solange sie sich und anderen damit keinen Schaden zufügen, kann jeder Klient individuell für sich entscheiden, wann er aufstehen, wann er etwas essen, was er sich anziehen und ob er etwas tun möchte.

Weiterhin werden auch solche Angebote zur Verfügung gestellt, die helfen sollen, Erinnerungen und Erfahrungen aus der frühen Lebensphase zu reaktivieren, z. B. durch das Anschauen alter Filme, das Spielen von Gesellschaftsspielen, aber auch durch den Kontakt zu Tieren.

Angebote aus der Aromatherapie werden häufig ergänzend eingesetzt, da der Geruchssinn von Menschen mit Demenz oft sehr sensibel und damit ansprechbar ist und viele Gefühle und Erinnerungen auslösen kann.

Zusammenfassung

Das **Pflegeleitbild** nach Böhm legt den Fokus der Arbeit auf die Selbstbestimmtheit der Menschen mit Demenz.

Bei der **Gestaltung der Strukturprozesse** müssen die Betreuungsangebote der Biografie angepasst werden. So können gezielt Impulse gesetzt werden, um eine Belebung der Altersseele (Re-Aktivierung) zu erreichen und das Daheimgefühl zu stärken. Sinnvoll sind Betreuungsangebote, die sich im alltäglichen Leben widerspiegeln und eine Alltagsnormalität hervorrufen, dies schließt auch die Raumgestaltung nach den Prägungsphasen mit ein.

■ *Aufgabe 57*

Erarbeiten Sie die Probleme, die entstehen können, wenn in einem Team einige Kollegen die Pflege von Menschen mit Demenz nach dem Pflegemodell von Krohwinkel durchführen, andere Kollegen hingegen das Pflegemodell von Böhm im Alltag leben.

■ *Aufgabe 58*

Stellen Sie sich vor, dass Ihre Einrichtung nach Böhm pflegen möchte. Sie bekommen die Aufgabe, das Pflegeleitbild Ihrer Einrichtung umzuformulieren.
Was müsste sich verändern? Welche Gemeinsamkeiten/Unterschiede fallen Ihnen auf?

■ *Aufgabe 59*

Stellen Sie sich vor, Sie dürfen wie Emilia den Demenzwohnbereich in Ihrer Einrichtung umgestalten. Wie würden Sie vorgehen?

■ *Aufgabe 60*

Böhm kritisiert immer wieder, dass Pflegekräfte die Demotivation der zu Pflegenden unterstützen. Indem die ATL oder AEDL im Fokus stehen, führt die Pflege laut Böhm dazu, dass sich das Befinden der zu Pflegenden verschlechtert. Ziel seines Modells ist es daher, den Menschen zu verstehen und den zu Pflegenden einzubeziehen.
Wie ist Ihre Meinung zu dieser Aussage? Halten Sie Ihre Meinung schriftlich fest und diskutieren Sie anschließend im Plenum.

9 Der person-zentrierte Ansatz von Tom Kitwood

Die Auszubildende Büsra Yildirim ist im Komplementärpraktikum: Sie besucht für sechs Wochen eine stationäre Einrichtung für Demenzerkrankte. Büsra stellt im Laufe ihres Praktikums fest, dass hier nach Kitwood gearbeitet wird. Sie fragt die Wohnbereichsleitung Melanie Kronbach, was es bedeutet, nach Kitwood zu arbeiten, und wie sich dies auf ihre direkte Arbeit in der Pflege auswirkt.Melanie Kronbach erklärt Büsra Yildirim, dass die Pflegeeinrichtung sich für den person-zentrierten Ansatz nach Kitwood entschieden hat, weil diese Einrichtung viel Wert auf die Lebensgeschichte und die Gewohnheiten der zu pflegenden Menschen legt.

Der person-zentrierte Ansatz wurde von Tom Kitwood entwickelt, der 1937 geboren wurde und 1998 starb. Kitwood war ein englischer Sozialpsychologe und Psychogerontologe.

Tom Kitwood entwickelte ab 1987 eine neue Theorie für den Umgang mit Menschen mit Demenz. Die Grundlage für seine Theorie sind die Erkenntnisse des amerikanischen Psychologen Carl Rogers. Darauf aufbauend entwickelte Kitwood auch das Konzept des Dementia Care Mapping (DCM), um die Pflege von Menschen mit Demenz auswerten zu können.

Der person-zentrierte Ansatz bezieht sich also hauptsächlich auf Personen mit Demenz. Der professionelle Pflegeprozess bei Menschen mit Demenz beruht auf dem angereicherten Modell der Demenz. Hierbei handelt es sich um

„ein psychosoziales Modell, das den neurologischen, psychologischen und soziologischen Komponenten menschlichen Lebens die gleiche Bedeutung zumisst".

Quelle: May, Hazel; Edwards, Paul; Brooker, Dawn (Hrsg.: Hahn, Svenja): Professionelle Pflegeprozessplanung, Bern, Huber Verlag, 2011, S. 22

Diese Faktoren nehmen großen Einfluss auf das Leben von Menschen mit Demenz. Die Biografie ist daher ein Schwerpunkt des Pflegeprozesses.

Der person-zentrierte Ansatz stellt bewusst den Menschen mit Demenz in den Mittelpunkt des Pflegeprozesses. Kitwood macht dies auch sprachlich deutlich, er spricht stets vom Menschen mit Demenz, nie von den Dementen/den Demenzkranken.

Ziel der person-zentrierten Pflege ist, „das Personsein von Menschen mit Demenz zu erhalten, zu fördern oder wenn nötig wiederherzustellen".

Quelle: Welling, Karin: Der person-zentrierte Ansatz von Tom Kitwood, in: Nachdruck aus Unterricht Pflege, 9. Jg., H. 5 (2004), http://www.prodos-verlag.de/pdf/personzentrierung_kitwood_0070.pdf, S. 1, Zugriff am 06.06.2016

Das Erhalten und Fördern des „Personseins" ist bei Menschen mit Demenz von großer Bedeutung, da bei zunehmendem Fortschreiten der Erkrankung der Mensch immer weniger selbst dazu in der Lage ist. Kitwood benennt diesen Zustand des Personseins als Zustand des Wohlbefindens. Menschen, die über folgende Gefühle verfügen, können sich trotz Demenz wohlfühlen:

- „das Gefühl, etwas wert zu sein,
- das Gefühl, etwas tun, etwas bewirken zu können,
- das Gefühl, Kontakt zu anderen Menschen zu haben, dazuzugehören,
- das Gefühl von Sicherheit, Urvertrauen und Hoffnung [...]"

Quelle: Welling, Karin: Der person-zentrierte Ansatz von Tom Kitwood, in: Nachdruck aus Unterricht Pflege, 9. Jg., H. 5 (2004), http://www.prodos-verlag.de/pdf/personzentrierung_kitwood_0070.pdf, S. 1, Zugriff am 06.06.2016

Melanie Kronbach nimmt sich Zeit für die Auszubildende Büsra Yildirim und erklärt ihr das Leitbild der Einrichtung, damit ihr die Bedeutung, nach Kitwood zu arbeiten, bewusst wird.

„Kitwoods Modell geht vom humanistischen Menschenbild aus", erklärt Melanie. „Das bedeutet, dass wir als Einrichtung den Menschen mit Menschlichkeit begegnen. Wir sehen jeden Menschen als eigenständige und wertvolle Person mit Recht auf Selbstbestimmung, Individualität und Unzufriedenheit. Wir sehen unsere Bewohner als Personen mit vielen verbleibenden Fähigkeiten, aber auch teilweisem Verlust der Alltagskompetenzen. Die Eigenheiten jeden Einzelnen werden wertgeschätzt. Kitwood geht davon aus, dass jeder Mensch das Bedürfnis hat, sich weiterzuentwickeln oder zu verwirklichen.

Bei der Pflege nach dem person-zentrierten Modell ist die Haltung des Pflegepersonals geprägt von Empathie, also Einfühlungsvermögen, auch von Akzeptanz und Kongruenz, das bedeutet Echtheit. Kannst du das nachvollziehen?"

Büsra nickt. „Diese drei Merkmale sind ja eigentlich selbstverständlich in der Pflege, oder?"

Melanie bestätigt: „Die person-zentrierte Pflege nach Kitwood ermöglicht uns, einen Bezug zur Gefühlswelt der Menschen mit Demenz zu schaffen. Um die individuelle Lebenswelt der Menschen mit Demenz besser verstehen zu können, haben wir uns der Validation verschrieben."

9.1 Der Pflegeprozess nach Kitwood

Die Auszubildende Büsra Yildirim soll nun nach einigen Tagen Praktikum den Pflegeprozess nach Kitwood verstehen lernen. Melanie gibt Büsra das Qualitätshandbuch zu lesen. Darin findet Büsra folgende Informationen:

„Im Pflegeprozess geht es um die Erstellung eines Profils für einen Menschen mit Demenz. Kitwood ist die Formulierung ‚Menschen mit Demenz' wichtig, daher sprechen wir nicht von ‚den Demenzerkranken' o. Ä. Die Erstellung eines Profils ist ein kontinuierlicher Prozess. Es geht um die Lebensgeschichte, die Lebensgewohnheiten, Gesundheit, Persönlichkeit usw. Wichtig ist, dass der Pflegekraft bewusst ist, dass jeder Mensch einzigartig ist und die Diagnose Demenz auf individuelle Art und Weise erlebt. Menschen mit Demenz sind vollwertige Personen mit einem Recht auf Selbstbestimmung und Individualität. Die personenzentrierte Pflege nach Kitwood ermöglicht Pflegekräften einen Eindruck von der Gefühlswelt der Menschen mit Demenz."

Diese Sichtweise beeindruckt Büsra Yildirim. Sie freut sich auf das weitere Praktikum.

Kitwood strukturiert den Pflegeprozess in **fünf Phasen**.

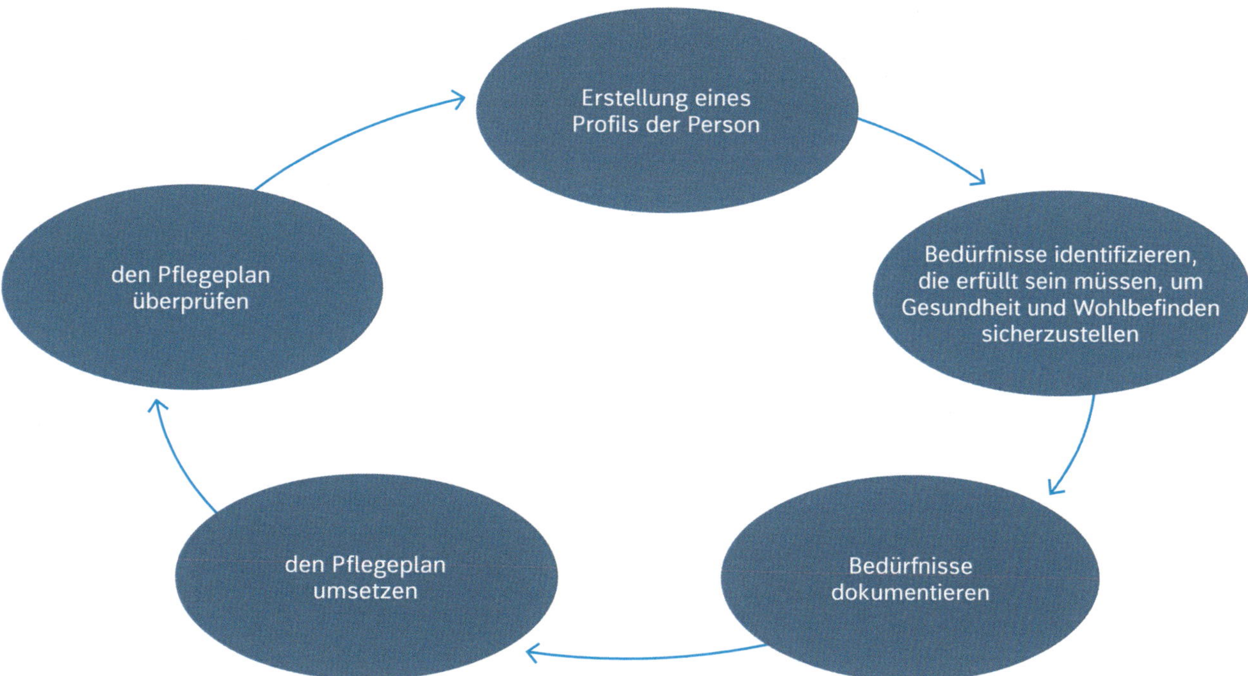

Phase 1: Erstellung eines Profils der Person

Die Erstellung des Profils ist ein kontinuierlicher Prozess. Dies kann zum Teil im „Erstgespräch" erfolgen, darüber hinaus sammelt das Pflegepersonal in den ersten Tagen/Wochen alle wichtigen biografischen Daten. Das Pflegepersonal sollte sich viel Zeit für diesen Bereich nehmen.

Die Pflegekräfte sammeln alle Informationen in **Profilbögen**.

Lebensgeschichte

Die Lebensgeschichte besteht aus den ersten Lebensjahren, den mittleren Lebensjahren, den Jahren im Ruhestand und der Gegenwart.

Lebensgewohnheiten und Zukunftswünsche

In diesem Erhebungsbogen werden zunächst die Lebensgewohnheiten erfasst, wie

- Essen und Trinken
- Bekleidung
- Körperpflegegewohnheiten
- Routinetätigkeiten und Beschäftigungen
- Freizeit- und Gemeinschaftsaktivitäten
- Bezugspersonen oder Lieblingsobjekte
- Spiritualität

Im zweiten Teil des Erhebungsbogens geht es um die Zukunftswünsche und Willenserklärungen für die Zukunft.

Beispiel
„Falls ich irgendwann nicht mehr in der Lage sein sollte, meine Wünsche zu äußern, möchte ich, dass Folgendes berücksichtigt wird: ..." (z. B. Zustimmung oder Ablehnung von Behandlungen)

Persönlichkeit

Dieser Profilbogen besteht aus fünf Feldern. Mithilfe einer Linie machen sie die Persönlichkeit des zu Pflegenden deutlich. Inhaltlich werden folgende Punkte abgefragt:

Feld 1	angespannt, ängstlich, nervös	vs. sicher, entspannt
Feld 2	gesprächig, energisch	vs. schüchtern, zurückhaltend
Feld 3	fantasievoll, neugierig	vs. vorsichtig, konservativ
Feld 4	herzlich, mitfühlend	vs. wettbewerbsorientiert, direkt
Feld 5	zuverlässig, organisiert	vs. locker, unbekümmert

Beispiel

Feld 2 gesprächig, energisch vs. schüchtern, zurückhaltend
Fragestellung: „Sind Sie ein gesprächiger, mitteilsamer Mensch?", „Gehen Sie gerne unter Leute?"

Handlungsfähigkeit

Aussagen zur Handlungsfähigkeit sind wichtig, damit das Pflegepersonal weiß, welchen Unterstützungsbedarf der an Demenz erkrankte Mensch hat und wo eigene Fähigkeiten sinnvoll eingesetzt werden können.

In diesem Profilbogen geht es um

- automatische Handlungen, z. B. kann ich den Kopf drehen,
- posturale[1] Handlungen, z. B. kann ich aus einer Tasse trinken,
- manuelle Handlungen, z. B. kann ich meine Nahrung mit einem Esswerkzeug schneiden,
- zielgerichtete Handlungen, z. B. kann ich mit zwei Esswerkzeugen essen.

Im Ankreuzverfahren wird beurteilt, ob der zu Pflegende diese Handlungen

1. gut kann,
2. ihm das manchmal schwer fällt,
3. er sich nicht sicher ist,
4. er auf seine Pflegekraft verweist.

Was ist mit diesen Aussagen zur Handlung gemeint?

Menschen mit Demenz sind besonders gefährdet, in Teilnahmslosigkeit zu verfallen. Dies liegt unter anderem daran, dass viele Menschen glauben, Demenzerkrankte könnten nichts mehr tun. Um dies zu verhindern, geht dieses Modell davon aus, dass immer Handlungsfähigkeiten mit in die Pflege einbezogen werden können.

Die Grundlage für die folgende Übersicht über die verschiedenen Handlungsmodi hat die amerikanische Ergotherapeutin Claudia Kay Allen 1992 geschaffen.

„Allens Modell geht davon aus, dass wir erst eine Fertigkeit beherrschen müssen, bevor wir die zweite entwickeln, [...]". Für den Umgang mit an Demenz erkrankten Menschen hilft dieses Modell, zu verstehen, was der Verlust von Fähigkeiten bedeutet: „Das vertraute Handlungsmuster verändert sich."

Quelle: May, Hazel; Edwards, Paul; Brooker, Dawn (Hrsg.: Hahn, Svenja): Professionelle Pflegeprozessplanung, Bern, Huber Verlag, 2011, S. 116

---

[1] *Posturale Kontrolle bezeichnet die Fähigkeit, den Körper trotz Schwerkraft in einer aufrechten Position zu halten. Gemeint sind hier also Handlungen gegen die Schwerkraft.*

Übersicht über die verschiedenen Handlungsmodi

Fertigkeit	Handlungsmodus	Innerhalb dieses Modus mögliche Handlungen
1. Fertigkeit: Kopf drehen und Objekt anschauen	**automatisch**	Objekte anschauen, zuhören, fühlen
2. Fertigkeit: Objekt ergreifen	**postural**	sich beim Herumgehen an Geländern oder Möbeln festhalten, Möbel dabei schieben; einfache repetitive Spiele (Luftballon werfen) und Gymnastikübungen
3. Fertigkeit: Objekt mit den Händen manipulieren	**manuell**	Objekte in die Hand nehmen, manipulieren und bewegen
4. Fertigkeit: einfache Werkzeuge benutzen	**manuell**	Objekte herumräumen, sortieren und stapeln; Ein-Schritt-Aufgaben, wie wischen, rühren, kehren
5. Fertigkeit: bemerken, was Handlungen bewirken	**zielgerichtet**	Objekte richtig zusammenfügen, vertraute mehrstufige Alltagstätigkeiten
6. Fertigkeit: Handlungen in der richtigen Reihenfolge durchführen	**zielgerichtet**	

Quelle: May, Hazel; Edwards, Paul; Brooker, Dawn (Hrsg.: Hahn, Svenja): Professionelle Pflegeprozessplanung, Bern, Huber Verlag, 2011, S. 116

Kognitive Unterstützungsbedürfnisse

Auch bei diesem Profilbogen wird angekreuzt:

1. das passiert mir gelegentlich
2. das passiert mir nie
3. ich bin mir nicht sicher
4. bitte fragen Sie meine Pflegekraft

Beurteilt wird,

- wie visuelle Eindrücke verarbeitet werden,
- wie das Körpergefühl und die Körperbewegungen sind,
- wie das Gedächtnis und die Kommunikation sind,
- wie es dem zu Pflegenden gelingt, Dinge zu planen, zu beurteilen und zu steuern.

Gesundheit

Im Profilbogen Gesundheit geht es um den aktuellen Gesundheitszustand, dazu gehören die Medikamenteneinnahme, Therapien, Allergien, Körpergewicht, Suchtverhalten (Rauchen, Alkoholkonsum o. Ä.).

Seite 2 und 3 befassen sich mit Grundeigenschaften, wie Essen und Trinken, Kommunizieren, sich bewegen, Ausscheiden, Schlafen, Augen und Sehvermögen/Ohren und Gehör, Zähne/Zahnfleisch, Herz und Lunge, Füße, Haut, Frauen- und Männergesundheit sowie Schmerzen.

Die letzte Seite des Profilbogens befasst sich mit der seelischen Gesundheit und dem psychischen Wohlbefinden.

Aktuelle Lebenssituation

Diese Erhebung sagt viel über die Lebensqualität der Menschen in der Pflegeeinrichtung aus und kann logischerweise nicht beim Einzug erfolgen. Die erste Frage lautet: „Grad meiner Zufriedenheit mit dem Leben hier." Anschließend wird nach den psychischen Bedürfnissen gefragt. Kitwood verwendet symbolisch eine Blume, um die psychischen Grundbedürfnisse der Menschen darzustellen (siehe Abbildung). Es geht um die Bedürfnisse in Bezug auf

- Geborgenheit und Wohlbehagen, z.B. „Haben Sie das Gefühl, hier gut versorgt zu werden?", „Tut Ihnen zurzeit etwas weh?"
- Identität, z.B. „Sind das Ihre Kleidungsstücke, die Sie da tragen?"
- Betätigung, z.B. „Ist Ihnen langweilig?", „Macht die Gruppe bei Claudia Spaß?"
- Inklusion, z.B. „Fühlen Sie sich als Teil der Gruppe?", „Sind Sie beliebt bei uns im Haus?"
- Bindung, z.B. „Gibt es Personen, die Ihnen fehlen?", „Haben Sie Ihre eigenen Möbel im Zimmer stehen?"

Es gibt bei diesem Profilbogen fünf Kategorien zum Ankreuzen.

Darstellung der psychischen Bedürfnisse von Menschen mit Demenz

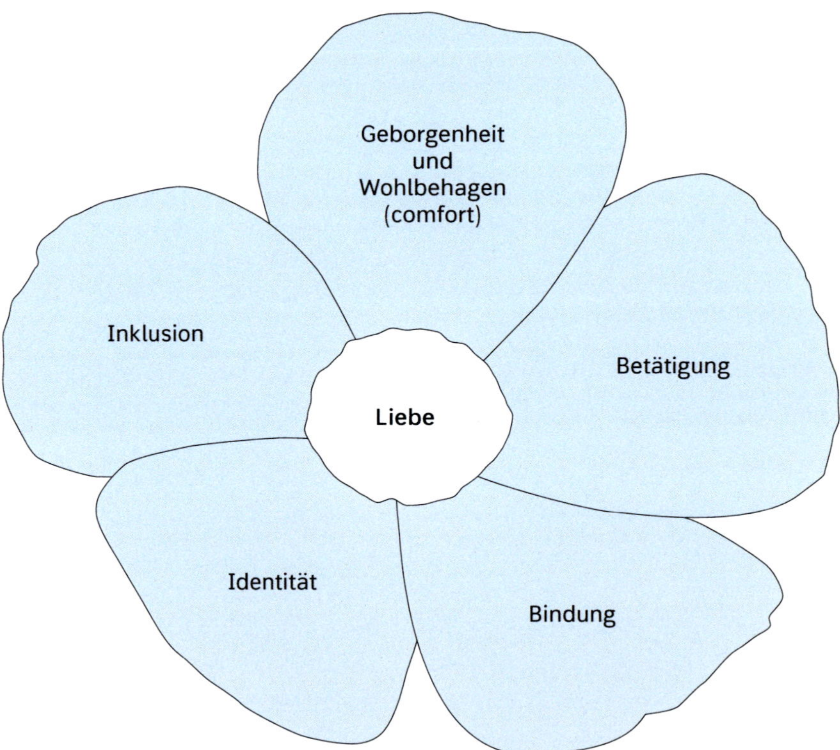

Quelle: May, Hazel; Edwards, Paul; Brooker, Dawn (Hrsg.: Hahn, Svenja): Professionelle Pflegeprozessplanung, Bern, Huber Verlag, 2011, S. 145

Zusammenfassend kann man sagen, dass das Wissen über die Lebensgeschichte wichtig ist, da es die Kommunikation mit dem zu Pflegenden erleichtert und dem Pflegepersonal beim Verstehen von bestimmten Reaktionen und Situationen hilft. Die Arbeit mit der Lebensgeschichte der zu Pflegenden gilt als „Herzstück" der personenzentrierten Pflege.

Die Schwierigkeit bei dieser Informationssammlung ist das Herausfinden der Wichtigkeit der Informationen. Was ist gerade für diesen zu Pflegenden bei der Versorgung von Bedeutung? Was jemand in seiner Jugend erlebt hat? Oder eher die Ehe und die Kinder? Dies herauszufinden ist wesentlich schwieriger, als die Namen der Kinder oder die Anzahl der Enkelkinder zu kennen.

Beispiel
Frau Stein läuft unruhig über den Wohnbereichsflur. Frau Stein möchte zur Arbeit gehen!
Mögliche Reaktionen des Pflegepersonals:
„Frau Stein, Sie sind in Rente, dann braucht man nicht mehr zu arbeiten."
Sehr unsensibel und nicht förderlich für die Beziehung zwischen Pflegepersonal und Pflegeperson.
„Heute ist Sonntag, da haben Sie immer frei. Sie könnten ja ..." (Vorschläge, was Frau Stein gerne macht.)
„Ich erinnere mich, Frau Stein, Sie haben als Schneiderin gearbeitet. Bei Hucke und Söhne, richtig?"
So können Sie nur mit Wissen aus der Lebensgeschichte reagieren, außerdem entsteht so leicht ein Gespräch.

Phase 2: Bedürfnisse identifizieren, die erfüllt sein müssen, um Gesundheit und Wohlbefinden sicherzustellen

Bedürfnisse zu identifizieren, die für die Pflegesituation von Bedeutung sind, bedeutet, Ereignisse und Menschen aus der Lebensgeschichte mit aktuellen Situationen und Personen zu verknüpfen. Folgende Punkte sollten dabei berücksichtigt werden:

- Essgewohnheiten:
  Hierzu gehören bevorzugte Speisen, Getränke, sowie Gewohnheiten von Zuhause.
- Lieblingsfarben:
  Hierzu gehören auch Vorlieben und Abneigungen, die sich auf die Pflege und die Beschäftigung auswirken.
- Bekleidungsgewohnheiten:
  Wann möchte jemand an- bzw. entkleidet werden? Was trägt jemand gerne (Hemd, Rock, Hose, usw.)?
- Unterstützung bei Routinetätigkeiten und Beschäftigung:
  Welcher Unterstützungsbedarf liegt tatsächlich vor?
- Wie äußert die zu pflegende Person Zuneigung? Wie teilt sie ihre sexuellen und spirituellen Bedürfnisse mit? Wenn jemand über diese Bereiche Auskunft erteilt, erleichtert dies den Umgang miteinander. Das Pflegepersonal kann den zu Pflegenden beim spirituellen Ausleben evtl. unterstützen. Oder beim Ausleben von sexuellen Bedürfnissen Rücksicht nehmen.
- Was möchte die zu pflegende Person, wenn sie sich nicht mehr äußern kann?
  Dieser Aspekt ist wichtig, um Wünsche und Erwartungen berücksichtigen zu können, z.B.: Wer soll informiert werden? Welche medizinischen Leistungen möchte der zu Pflegende noch in Anspruch nehmen?

Phase 3: Bedürfnisse dokumentieren

Die erkannten Bedürfnisse werden schriftlich festgehalten:

- in einem Kurzprofil,
- im persönlichen Auskunftsbogen sowie
- in der Pflegeplanung.

Phase 4: Den Pflegeplan umsetzen

Für die Pflegeplanung werden alle Erhebungsbögen ausgewertet. Die Pflegeplanung besteht aus den drei Elementen „Ich brauche/Ich will", „Was meine Pflegeperson tun soll" und „Gemeinsame Überprüfung".

Phase 5: Den Pflegeplan überprüfen

Zu diesem Punkt gibt das Modell wenig her. Es gibt kein festgeschriebenes Intervall für die Evaluation. Empfohlen wird, alle sechs bis acht Wochen zu schauen, ob es Veränderungen gibt, möglichst in Absprache mit dem zu Pflegenden.

Die Überprüfung sollte den Verlauf der Pflege widerspiegeln und immer den aktuellen Pflegezustand darstellen. Häufig wird das Dementia Care Mapping zur Überprüfung eingesetzt (siehe Kapitel 9.3).

Quelle: vgl. May, Hazel; Edwards, Paul; Brooker, Dawn (Hrsg.: Hahn, Svenja): Professionelle Pflegeprozessplanung, Bern, Huber Verlag, 2011

9.2 Die Pflegeplanung nach Kitwood

Wie können wir mit gut geplanter Pflege helfen?

Wie oben bereits beschrieben, müssen für den professionellen Pflegeprozessplan alle Erhebungsbögen ausgewertet werden. Die Pflegeplanung besteht aus drei Elementen: „Ich brauche/Ich will“, „Was meine Pflegeperson tun soll“ und „Gemeinsame Überprüfung“.

Die Pflegeplanung wird für die sieben Bereiche erstellt, in denen Profilbogen angelegt wurden. Wie ausführlich dokumentiert wird, sollte die Einrichtung festlegen.

Empfohlen wird, den Bereich „Was meine Pflegeperson tun soll“ mithilfe der **SMART-Regel** zu gestalten. SMART steht für:

Spezifisch: Exakt, individuell und präzise formuliert.

Messbar: Dieser Aspekt ist sinnvoll bei Trinkmengen, Gewichtsreduktion, Kontrollen usw.

Attraktiv: Die Tätigkeiten sollen dem zu Pflegenden Spaß machen und ihm sinnvoll vorkommen.

Realistisch: Dennoch soll die Bewältigung realistisch sein.

Terminiert: Wann und wie oft soll eine Tätigkeit erfolgen und in welchem Zeitabstand soll sie überprüft werden?

Eine zweite Möglichkeit ist, die Pflegeplanung mithilfe des **VIPS-Modells** zu erstellen.

V = Value base, dies bedeutet übersetzt „eine Wertebasis“. Jeder Mensch sollte wertschätzend versorgt werden. Die Pflegeplanung sollte daher zum einen so formuliert werden, dass sie jede Pflegekraft versteht, und zum anderen sachlich und respektvoll geschrieben sein.

I = Individualized bedeutet individuell. Jede professionelle Pflegeplanung sollte maßgeschneidert für den zu Pflegenden erstellt werden. Besonders bei dem person-zentrierten Ansatz von Tom Kitwood, wo die Lebensgeschichte die Grundlage bildet, sollte die Individualität im Vordergrund stehen.

P = Perspective bedeutet Perspektive. Die Pflegeplanung sollte die Perspektive des zu Pflegenden widerspiegeln und daher in der Ich-Form geschrieben werden.

S = Social environment bedeutet in diesem Zusammenhang, dass das Pflegepersonal und die Einrichtung eine besondere demenzgerechte soziale Umgebung bieten sollten. Dies muss mit der Pflegeplanung kongruent sein.

Die Auszubildende Büsra Yildirim soll nun zusammen mit ihrer Praxisanleitung Melanie Kronbach eine komplette Pflegeplanung nach Kitwood erstellen.

Hier sehen Sie einen Ausschnitt aus der Pflegeplanung für die Bewohnerin Irmgard Somke:

Ich brauche/Ich will	Was meine Pflegeperson tun soll	Gemeinsame Überprüfung am:
1. Lebensgeschichte Ich möchte nicht zur Kirche gehen, weil ich in meiner Kindheit jeden Sonntag gezwungen wurde, zur Kirche zu gehen.	Das Pflegepersonal berücksichtigt den Wunsch, nicht zur Kirche zu gehen.	15.03.20.. von Sr. Melanie Kronbach und Büsra Yildirim
2. Lebensgewohnheiten und Zukunftswünsche – Frühstück um 10:00 Uhr – Brötchen mit Marmelade, Wurst oder Käse. Ich möchte das selbst zubereiten. – Kaffee mit Milch	– Mich kurz vor 10:00 Uhr wecken. – Frühstück in mein Zimmer bringen. – Mir eine Auswahl anbieten. – Nach dem Frühstück beim An- und Entkleiden behilflich sein, ich brauche Hilfe bei …	
3. Persönlichkeit – Ich brauche Menschen um mich, ich fühle mich in Gesellschaft wohl. – Ich brauche Unterstützung beim Äußern meiner Wünsche anderen gegenüber.	– Das Pflegepersonal organisiert und begleitet Frau Somke zu Gruppenangeboten (Vorlieben berücksichtigen), unterstützt die Teilnahme an Familienfeiern, Dorffesten usw. – Das Pflegepersonal hilft Frau Somke beim Umsetzen der Wünsche (siehe Profilbogen).	
4. Gesundheit – Ich brauche zweimal am Tag meine Medikation. – Ich möchte bei Kopfschmerzen meine Bedarfsmedikation erhalten. – Ich möchte einen Rollator benutzen. – Ich möchte einmal im Monat zur Fußpflege gehen.	– Pflegepersonal bestellt, stellt bereit und verabreicht zweimal am Tag die vom Arzt verschriebene Medikation. – Bestellt, stellt bereit und verabreicht bei Kopfschmerzen die vom Arzt verschriebene Bedarfsmedikation. – Achtet auf die Benutzung des Rollators. – Achtet auf die Sauberkeit und Funktionsfähigkeit des Rollators. – Organisiert monatliche Termine bei der hausinternen Fußpflegerin.	
5. Handlungsfähigkeit – Man soll mir immer ein Glas zu trinken anbieten/anreichen. Ich trinke gerne Wasser. – Ich möchte nach Möglichkeit selbstständig essen. – Ich möchte viel nach draußen gehen und mich bewegen.	– Das Pflegepersonal bietet stets Getränke an, bevorzugt Wasser. – Das Pflegepersonal ermutigt und leitet an, selbstständig zu essen. Essverhalten wird respektiert. – Es werden, je nach Wetterlage, möglichst täglich Spaziergänge in Begleitung angeboten.	
6. Kognitive Fertigkeiten – Ich brauche Hilfe bei dem Umgang mit dem Vergessenen. – Ich brauche Verständnis, wenn ich meine Wünsche nicht äußern kann.	– Das Pflegepersonal soll optimal über die Lebensgeschichte informiert sein, um bei Vergessen zu unterstützen oder verständnisvoll zu sein. – Frau Somke immer ausreden lassen, geduldig sein.	
7. Aktuelle Lebenssituation – Ich möchte nicht frieren. – Ich möchte von meiner Familie erzählen können. – Ich möchte immer meine Handtasche bei mir haben.	– Frau Somke mehrmals täglich fragen, ob ihr warm genug ist. – Das Pflegepersonal soll optimal über die Lebensgeschichte informiert sein, um ein Gespräch führen zu können. – Das Pflegepersonal respektiert den Umgang mit der Handtasche.	

Quelle: vgl. May, Hazel; Edwards, Paul; Brooker, Dawn (Hrsg.: Hahn, Svenja): Professionelle Pflegeprozessplanung, Bern, Huber Verlag, 2011, S. 178

9.3 Dementia Care Mapping

Die Auszubildende Büsra Yildirim soll am Ende des Praktikums schauen, ob es in ihrer Pflegeplanung bereits Evaluationsbedarf gibt. Melanie Kronbach stellt Büsra den einrichtungsinternen Mapper Bjarne Barthel vor. Zusammen beobachten sie Frau Somke, währenddessen erklärt Herr Barthel Büsra das Vorgehen bei Mapping.

Dementia Care Mapping (DCM) wird in der Altenpflege genutzt, um bei Menschen mit Demenz die Pflegequalität bzw. das Wohlbefinden zu messen. Es handelt sich dabei um ein Beobachtungsverfahren, das speziell für Menschen mit Demenz entwickelt wurde. Mithilfe dieses Assessments ist es möglich, die Perspektive und das Wohlbefinden der Bewohner mit Demenz einzuschätzen. Es kann auch dazu benutzt werden, neue Maßnahmen im Rahmen der Pflegeplanung auf ihre Wirkung zu überprüfen.

Beispiele für Maßnahmen zur Steigerung des Wohlbefindens
- *Das Einsetzen von Tieren in der Pflege*
- *Kochen, um die Verbindung zu den Mahlzeiten wieder herzustellen*
- *Musik im Rahmen der Biografiearbeit*

Eine Zufriedenheitsbefragung bei Menschen mit Demenz ist je nach Krankheitsgrad schwierig bis nicht mehr möglich. Es ist deshalb besonders wichtig, auf verbale wie nonverbale Signale vor dem Hintergrund der persönlichen Biografie zu achten.

Vorgehensweise:

- Der Mapper (geschultes Fachpersonal) erhebt die Beobachtung, indem er den Menschen mit Demenz bei den alltäglichen Verrichtungen begleitet (aus einer passiven Rolle heraus).
- Die Beobachtungen werden dokumentiert und mit dem Pflegeprozess des Betroffenen abgeglichen. Der Mapper achtet dabei darauf, ob alle Handlungen einen Sinn und Zweck haben.
- Der Mapper nimmt dabei eine empathische Grundhaltung ein.
- Seine Subjektivität wird durch Regeln und Training diszipliniert, um die Zuverlässigkeit der Aussagen zu gewährleisten.

OK.
SIE FÜHLT SICH EINDEUTIG UNWOHL!
JETZT MÜSSEN WIR NUR NOCH HERAUSFINDEN, WORAN DAS LIEGT. DIE MUSIK? DAS ESSEN? ODER DOCH DER HUND?
DCM

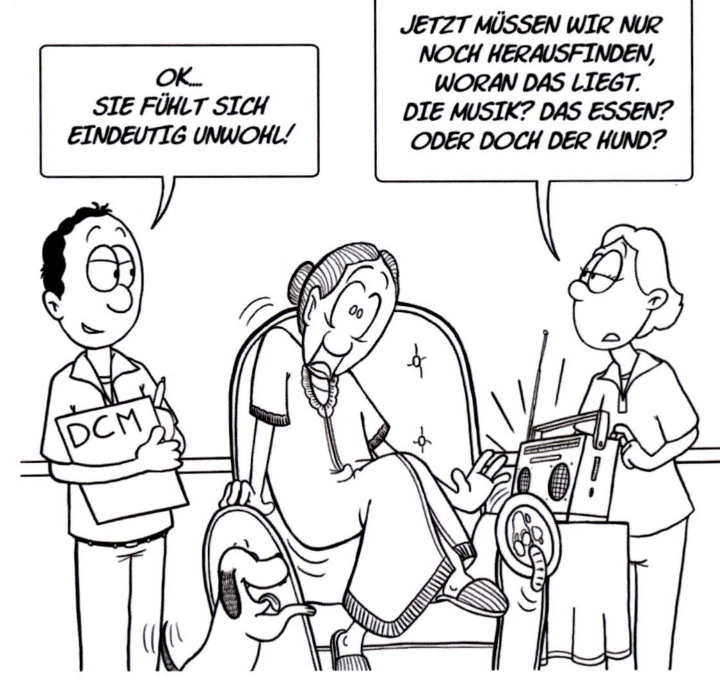

- Bei der Weitergabe der gesammelten Daten steht der Mapper dem Pflegeteam unterstützend zur Seite.
- Bewusster Wechsel von der aktiven Rolle als Pflegekraft zur passiven Rolle des Beobachters.

Gleichzeitig können die Ergebnisse des DCM als Qualitätsmessung der Pflege einer Einrichtung genutzt werden, anhand der Auswertungen des Wohlbefindens aller Menschen mit Demenz in dieser Einrichtung. Das Dementia-Care-Mapping-Verfahren ist darauf ausgerichtet, den Pflegeprozess im Detail zu beobachten und Wege zur Verbesserung der Lebensqualität der Menschen mit Demenz in einer Einrichtung sichtbar zu machen.

Quellen: vgl. Kuratorium Deutsche Altershilfe e. V. (KDA): Was verbirgt sich hinter dem Dementia Care Mapping?, http://www.kda.de/antwort/items/faq-dementia-care-mapping.html, Zugriff am 27.06.2016; vgl. Landesinitiative Demenz-Service NRW; Kuratorium Deutsche Altershilfe e. V. (KDA): Demenz-Service 3, „Wie geht es Ihnen?", http://www.demenz-service-nrw.de/files/bilder/vereoffentlichungen/Band_3.pdf, Zugriff am 27.06.2016

9.4 Die Fallbesprechung

In einer Fallbesprechung möchte der einrichtungsinterne Mapper Bjarne Barthel zusammen mit Büsra Yildirim das Ergebnis des DCM bei Frau Somke vorstellen.

Doch was ist eigentlich eine Fallbesprechung?

In einer Fallbesprechung geht es um einen professionellen Informationsaustausch im interdisziplinären Team (Ärzte, Betreuungskräfte, Pflegekräfte etc.).

Dieses Instrument stammt aus dem Bereich des Qualitätsmanagements, da mithilfe von regelmäßigen Fallbesprechungen die Qualität der Pflege systematisch gesteigert wird. Viele schwierige Pflegesituationen lassen sich im Gespräch mit allen Beteiligten einfacher lösen oder bewältigen.

In den meisten Einrichtungen, die Bezugspflege durchführen oder nach dem Modell von Kitwood arbeiten, finden regelmäßig Fallbesprechungen statt, zum Beispiel bei der Erstellung der Profilbögen. Es ist wahrscheinlich, dass beispielsweise die Ergotherapeutin andere Informationen zu einem zu Pflegenden erhält als die Küchenhilfe oder die Pflegekraft.

Fallbesprechungen sollten immer protokolliert werden, damit alle Teilnehmer des interdisziplinären Teams die Informationen nachlesen können. Dies dient auch als Kontrolle für Leitungskräfte/Bezugspflegekräfte bei der Auswertung der Umsetzung des Besprochenen.

Beispiel für ein Fallbesprechungsprotokoll

Fallbesprechung	
Name des Bewohners	Irmgard Somke
Wohnbereich	Sonnenschein
Datum der Fallbesprechung	27.04.20..
Anwesende Pflegekräfte	Bjarne Barthel, Annika Dopke, Melanie Kronbach, Büsra Yildirim
Anlass der heutigen Fallbesprechung	○ turnusgemäß ○ außer der Reihe (siehe Problembeschreibung)
Wann fand die letzte Fallbesprechung statt, in der dieser Bewohner thematisiert wurde?	

Was waren die Themen der letzten Fallbesprechung?	○ Pflegeplanung ○ psychosoziale Betreuung ○ medizinische Behandlungspflege ○ Betreuungsrecht ○ sonstiges Thema: ____________
Welche zuletzt gesetzten Ziele konnten erreicht werden?	
Welche zuletzt gesetzten Ziele wurden verfehlt?	
Heute anzusprechende Themen (bitte ankreuzen)	○ Pflegeplanung (z. B. Pflegeprobleme, Ressourcen, Verbesserungen oder Verschlechterungen, Erhöhung des Aufwandes, pflegerische Maßnahmen und ihre Wirkung, Reaktionen des Bewohners, Hilfsmittel) ○ medizinische Behandlungspflege (z. B. aktuelle medizinische Diagnosen, ärztliche Anordnungen, Kontrollmaßnahmen, Prognose, Zustand des Bewohners, Dekubitusprophylaxe, Wundversorgung) ○ Betreuungsrecht (z. B. gerichtlich eingesetzter Betreuer, Patientenverfügung, Vorsorgevollmacht, Berücksichtigung des [mutmaßlichen] Willens) ○ psychosoziale Betreuung (z. B. Integration in die Gruppe, Verhaltensauffälligkeiten) ○ weitere Themen
Problembeschreibung	
Ergebnis	
Überprüfung der Ziele erfolgt am	
Name des Protokollführers	
Anmerkungen	
Informationsweitergabe an (soweit nicht bei der Fallbesprechung anwesend)	○ Heimleitung ○ Wundbeauftragte ○ Pflegedienstleitung ○ Sozialer Dienst ○ Hygienebeauftragte ○ Weitere: ____________
Unterschrift Bezugspflegekraft	

9.5 Musterdokumentation nach Kitwood

- Deckblatt
- Profil der Lebensgeschichte
- Profil der Lebensgewohnheiten und Zukunftswünsche
- Persönlichkeitsprofil
- Profil der kognitiven Fähigkeiten
- Profil der aktuellen Lebenssituation

Daraus ergeben sich:

- Kurzprofil
- persönlicher Auskunftsbogen
- professioneller Pflegeprozessplan

Zusammenfassung

Pflegeprozess nach Kitwood

Der **person-zentrierte Ansatz** von Tom Kitwood strukturiert den Pflegeprozess in **fünf Phasen**.

Erstellung eines Profils der Person

Die Erstellung des Profils ist ein kontinuierlicher Prozess. Im Erstgespräch und in den ersten Tagen/Wochen werden alle wichtigen biografischen Daten gesammelt. Das Pflegepersonal sollte sich viel Zeit für diesen Bereich nehmen.

Die Arbeit mit der Lebensgeschichte der zu Pflegenden gilt als „Herzstück" der personenzentrierten Pflege. Sie erleichtert die Kommunikation und hilft dem Pflegepersonal beim Verstehen von bestimmten Reaktionen/Situationen.

Bedürfnisse identifizieren, die erfüllt sein müssen, um Gesundheit und Wohlbefinden sicherzustellen

So kann man Ereignisse und Menschen aus der Lebensgeschichte mit aktuellen Situationen und Personen verknüpfen.

Bedürfnisse dokumentieren

Die erkannten Bedürfnisse werden schriftlich festgehalten (Kurzprofil, persönlicher Auskunftsbogen, Pflegeplanung).

Pflegeplan umsetzen

Für die Pflegeplanung werden alle Erhebungsbögen ausgewertet. Die Pflegeplanung besteht aus drei Elementen: „Ich brauche/Ich will", „Was meine Pflegeperson tun soll" und „Gemeinsame Überprüfung".

Pflegeplan überprüfen

Empfohlen wird, alle sechs bis acht Wochen zu schauen, ob es Veränderungen gibt, möglichst in Absprache mit dem zu Pflegenden. Die Überprüfung sollte den Verlauf der Pflege widerspiegeln und immer den aktuellen Pflegezustand darstellen. Das Dementia Care Mapping kann zur Überprüfung eingesetzt werden.

Pflegeplanung nach Kitwood

Kitwood unterteilt die Pflegeplanung in drei Bereiche:
- Ich brauche/Ich will
- Was meine Pflegeperson tun soll
- Gemeinsame Überprüfung

In **Profilbögen** erfassen die Pflegekräfte folgende biografische Daten:
- Lebensgeschichte
- Lebensgewohnheiten und Zukunftswünsche
- Persönlichkeit
- Gesundheit
- Handlungsfähigkeit
- kognitive Fertigkeiten
- aktuelle Lebenssituation

Dementia Care Mapping

DCM wird in der Altenpflege genutzt, um bei Menschen mit Demenz die Pflegequalität und das Wohlbefinden zu messen. Dieses Beobachtungsverfahren wurde speziell für Menschen mit Demenz entwickelt, um die Perspektive und das Wohlbefinden der Erkrankten einzuschätzen. Ebenso kann man neue Maßnahmen im Rahmen der Pflegeplanung auf ihre Wirkung überprüfen. Eine Zufriedenheitsbefragung bei Menschen mit Demenz ist je nach Krankheitsgrad schwierig bis nicht mehr möglich. Es ist deshalb besonders wichtig, auf verbale wie nonverbale Signale vor dem Hintergrund der persönlichen Biografie zu achten.

Gleichzeitig können die Ergebnisse des DCM als Qualitätsmessung der Pflege einer Einrichtung genutzt werden, anhand der Auswertungen des Wohlbefindens aller Menschen mit Demenz in der Einrichtung.

Fallbesprechung

Hier geht es um einen professionellen Informationsaustausch im interdisziplinären Team (Ärzte, Betreuungskräfte, Pflegekräfte etc.). Mithilfe von regelmäßigen Fallbesprechungen wird die Qualität der Pflege systematisch gesteigert. Schwierige Pflegesituationen lassen sich im Gespräch mit allen Beteiligten einfacher lösen/bewältigen.

■ ***Aufgabe 61***

Finden Sie negative und positive Formulierungsbeispiele für die SMART-Regel (siehe auch Kapitel 5 und 6.2.2).
Muster:
– Das Pflegepersonal hilft beim Ankleiden.
+ Das Pflegepersonal trifft gemeinsam mit Frau Somke eine Auswahl, was sie anziehen möchte.

■ ***Aufgabe 62***

Haben Sie bereits Erfahrungen mit Dementia Care Mapping gesammelt? Wenn ja, welche?
***Tipp:** Prüfen Sie Ihren Wissensstand mithilfe eines Kreuzworträtsels. Dieses finden Sie online auf der Internetseite des Verlags unter BuchPlusWeb.*

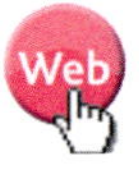

■ ***Aufgabe 63***

Führen Sie in Ihrer Einrichtung eine Fallbesprechung durch zu einem von Ihnen ausgewählten zu Pflegenden bzw. einer bestimmten Pflegesituation.
Halten Sie Ihre Ergebnisse im Protokoll „Fallbesprechung" fest und stellen Sie sie in der Klasse vor. Besprechen Sie die Ergebnisse in der Klasse und diskutieren Sie sowohl über die Schwierigkeiten als auch über die Vorteile einer Fallbesprechung.
Nutzen Sie, wenn möglich, die Dokumente aus Ihrer Einrichtung oder das Musterdokument „Fallbesprechung" (online unter BuchPlusWeb).

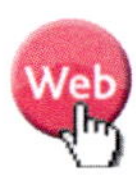

10 Das systemische Anforderungs-Ressourcen-Modell nach Peter Becker

Zum Ende der Ausbildung hin steigt der Leistungsdruck durch die Abschlussprüfung, auch die Anforderungen und die Verantwortung in der Praxis werden immer größer. Das bemerkt auch Amrei Savtschenko, der seine Ausbildung in Haus Großeichen absolviert. In der Schule wird das Thema aufgegriffen. Um den Auszubildenden zu verdeutlichen, was gerade mit ihnen passiert, stellt der Klassenlehrer ihnen das systemische Anforderungs-Ressourcen-Modell nach Becker vor.

Prof. Dr. Peter Becker, geboren 1942, war seit 1979 Professor für Psychologie an der Universität in Trier (er ist im Ruhestand). Seine Schwerpunkte liegen in der Persönlichkeits- und Gesundheitspsychologie sowie in der Diagnostischen und Klinischen Psychologie.

Quelle: vgl. Becker, Peter: Gesundheit durch Bedürfnisbefriedigung, Göttingen, Hogrefe Verlag, 2006

Das **systemische Anforderungs-Ressourcen-Modell (SAR-Modell)** hat Becker schrittweise entwickelt, es wurde von 1994 an veröffentlicht. Es handelt sich dabei um eine Theorie der Gesundheit, welche den Versuch darstellt, verschiedene gesundheitspsychologische Modelle zu vereinigen, um bestehende Fragen und Missverständnisse zwischen den Begriffen Gesundheit und Krankheit zu erklären.

Das Modell von Becker baut auf dem Salutogenese-Modell von Antonovsky auf.

„In diesem Modell werden Gesundheit und Krankheit als zwei Pole eines Kontinuums[1] betrachtet. Eine Person bewegt sich auf diesem Kontinuum in Richtung Krankheit oder Gesundheit je nach Ausmaß ihrer Widerstandsressourcen und Schutzfaktoren."

Quelle: Renneberg, Babette und Hammelstein, Philipp (Hrsg.): Gesundheitspsychologie, Berlin, Springer Verlag, 2006, S. 23

Das Modell von Antonovsky, wie auch andere Stressbewältigungsmodelle, berücksichtigt fast ausschließlich die externen Anforderungen an den Menschen. Die internen Anforderungen (Emotionen) werden dagegen nur gering berücksichtigt. Becker versucht mit seinem Modell, dieses zu ändern.

Beispiel zur Prozesshaftigkeit des Gesundheits-Krankheits-Kontinuums:
Frau Függer erhält die Diagnose Mammakarzinom. Mit der Diagnose Mammakarzinom in der Brust hat sich die Positionierung von Frau Függer auf dem Kontinuum deutlich in Richtung Krankheit verschoben, dabei ist es im ersten Moment weniger der Tumor, der die Gesundheit von Frau Függer beeinträchtigte, sondern das Wissen um den Verlauf der Krankheit ohne Behandlung. Frau Függer fühlte sich unmittelbar vor der Diagnose nicht krank, und sie war in keiner Weise durch die Krankheit behindert.
Dies zeigt, wie stark der „Gesundheitszustand" von den jeweiligen Beobachtungen abhängt. Im Nachhinein gesehen war Frau Függer unmittelbar vor der Diagnose zur gleichen Zeit krank (weil der Tumor schon in ihrem Körper war) und nicht krank (weil sie das Wissen über den Tumor noch nicht hatte).

Quelle: vgl. Hafen, Martin: Was ist Gesundheit und wie kann sie gefördert werden?, in: Sozial Extra 5|6 '07, S. 32 ff., http://www.fen.ch/texte/mh_gesundheit-sozialextra.pdf, Zugriff am 05.02.2017

---

[1] *Kontinuum, lateinisch continuus = zusammenhängend, kontinuierlich, lückenlos*

10.1 Was bedeutet Gesundheit – was Krankheit?

Gesundheit

Gesundheit gilt als hohes menschliches Gut, doch wie kann ich sie erhalten, fördern oder wiederherstellen? Und was versteht man unter „Gesundheit"?

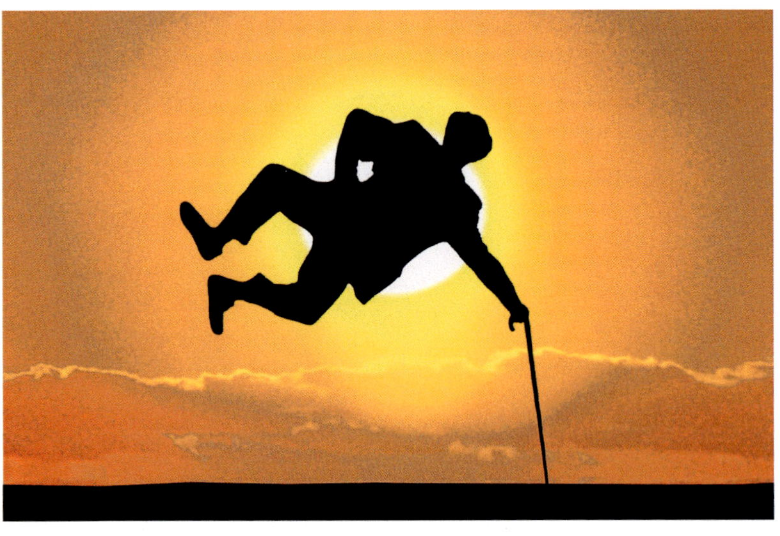

WHO-Definition Gesundheit

„Entsprechend der Auffassung der WHO umfasst Gesundheit das vollständige physische, soziale und mentale Wohlbefinden. Gesundheit ist damit mehr als nur die Abwesenheit von Krankheit oder Gebrechlichkeit."

Quelle: Springer Gabler Verlag (Hrsg.): Gabler Wirtschaftslexikon, Stichwort: Gesundheit, online im Internet: http://wirtschaftslexikon.gabler.de/Archiv/77785/gesundheit-v5.html, Zugriff am 05.02.2017

Diese Definition der Weltgesundheitsorganisation ist von 1948, es gibt jedoch einige Kritikpunkte an dieser Definition:

- Gesundheit wird als statische Komponente (Zustand) beschrieben,
- Krankheit und Gebrechen werden negativ dargestellt,
- der Mensch gilt nur dann als gesund, wenn er sich vollständig wohlfühlt.

Das bedeutet einerseits, dass ein Mensch, der sich kurzzeitig unwohl fühlt, krank ist. Und andererseits, dass ein kranker Mensch kein Wohlbefinden erlebt.

Becker tendiert stattdessen zu folgender Definition von Gesundheit:

Definition von Gesundheit nach Becker

„Experten charakterisieren Gesundheit als Zustand eines Individuums, der gekennzeichnet ist durch Funktionstüchtigkeit der Organe, Leistungsfähigkeit, erfolgreiche Anpassung an die Lebensbedingungen."

Quelle: Becker, Peter: Gesundheit durch Bedürfnisbefriedigung, Göttingen, Hogrefe Verlag, 2006, S. 16

Er fügt jedoch die Fragestellung hinzu, wie diese vier Indikatoren zusammenhängen.

Krankheit

Für den Begriff Krankheit gibt es von der WHO keine eindeutige Definition. Es gibt sehr viele, die Becker untersucht hat, dabei fand er heraus, dass Krankheit am häufigsten über folgende Begriffe definiert wird:

- Funktionsbeeinträchtigung/Funktionsstörung
- morphologische Abweichung (Abweichungen im menschlichen Organismus/Organe)
- Notwendigkeit von therapeutischen Maßnahmen/Hilfsbedürftigkeit
- Beeinträchtigung der Leistungsfähigkeit, Anforderungsbewältigung, Arbeitsfähigkeit, Erwerbsfähigkeit

10.2 Das systemische Anforderungs-Ressourcen-Modell praktisch angewandt

Die Auszubildende Weronika Golanski macht zurzeit ihr Praktikum in der ambulanten Familienhilfe. Sie hat bereits zwölf Tage am Stück gearbeitet. Nun kommt die Pflegedienstleitung auf Weronika zu und sagt: „Frau Golanski, Sie müssen am Wochenende einspringen, es sind zwei Mitarbeiter krank. Sie machen bitte Samstag einen Spätdienst und Sonntag einen Frühdienst."

Weronika soll jetzt im Rahmen ihres Praktikums bereits das zweite Mal am Wochenende einspringen. Die Pflegedienstleitung erwartet von Weronika, dass sie nicht Nein sagt, denn bevor sie etwas erwidern kann, sagt die Pflegedienstleiterin bereits: „Sie haben ja bald wieder Schule, dann haben Sie jedes Wochenende frei."

„Kann ich denn wenigstens Früh-/Spät machen, ich ..."

„Nein das geht nicht anders, ich habe nicht vor, den ganzen Dienstplan umzuschreiben."

„Bekomme ich dann nächste Woche dafür einen Tag frei?"

„Nein, wie gesagt, ich habe nicht vor, den ganzen Dienstplan umzuschreiben. Dann ist ja alles besprochen, richtig."

Weronika fühlt sich unter Druck gesetzt und gestresst, aber sie willigt schließlich ein, indem sie nickt.

Sie ist bereits sehr erschöpft und am Samstagabend feiert ihr Freund seinen 20. Geburtstag, aber Weronika weiß einfach nicht, wie sie sonst reagieren soll.

Weronika Golanski weiß: Wenn sie so weiter macht, ist dies für ihre Gesundheit nicht gut. Sie fühlt sich bereits jetzt in ihrer Ausbildung häufig müde, schlapp, lustlos und ausgelaugt. Wie soll das erst werden, wenn sie fertig ist mit ihrer Ausbildung und noch mehr Verantwortung trägt? Sie muss handeln – aber wie? Weronika Golanski strebt, wie jeder Mensch, nach einem biologischen, psychologischen und sozialen Wohlbefinden.

Dies sind zentrale Elemente des systemischen Ansatzes im modernen Gesundheitsmanagement. „Im Fokus der Betrachtung ist dabei die **Interaktion** zwischen dem **Individuum** und seiner **Umwelt**."

Quelle: Loehnert-Baldermann, Elizabeth: Aktuelles aus dem Unternehmen ...: Gesundheitsmanagement, http://elberatung.de/aktuelles, Zugriff am 05.07.2016

Becker hat die Gesundheit erkannt als

„Lebens- und Lernprozess, in dem es gilt, die systembedingten, sozialen und individuellen Anforderungen mit den vorhandenen und potenziellen Ressourcen zu bewältigen. [...] Gesundheit ist das Ergebnis von Anpassungs- und Regulationsprozessen zwischen dem Mensch und seiner Umgebung, die jeweils als System und Umfeld zu betrachten sind. Wenn diese beiden Systeme sinnhaft aufeinander abgestimmt sind, können die Anforderungen des ersten Systems mit den vorhandenen Ressourcen des zweiten Systems bewältigt werden und umgekehrt.

Somit geht es um Strategien zur Bewältigung und Balancieren von Anforderungen auf der einen Seite und Ressourcen auf der anderen Seite."

Quelle: Loehnert-Baldermann, Elizabeth: Aktuelles aus dem Unternehmen ...: Gesundheitsmanagement, http://elberatung.de/aktuelles, Zugriff am 05.07.2016

Das SAR-Modell nach Peter Becker betrachtet Gesundheit als Balanceprozess zwischen Anforderungen und Ressourcen.

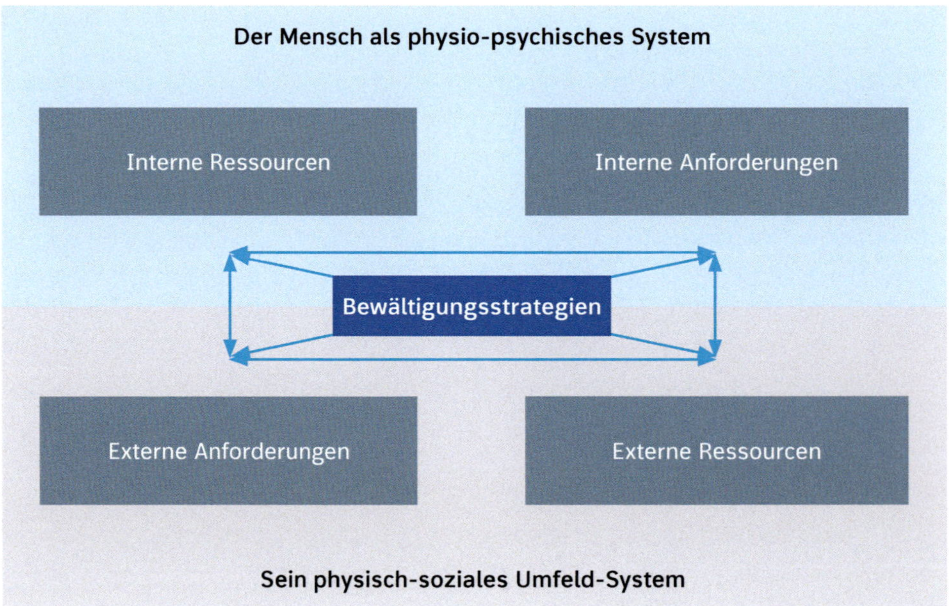

10.2.1 Was sind Anforderungen?

„Anforderungen sind Bedingungen oder Umstände, die sich an eine Person richten und sie zu bestimmten Reaktionen veranlassen sollen oder können."

Quelle: Becker, Peter: Gesundheit durch Bedürfnisbefriedigung, Göttingen, Hogrefe Verlag, 2006, S. 111

Anforderungen bringen Menschen in eine bestimmte Situation. Es handelt sich bei einer Anforderung entweder um eine Anweisung, einen Befehl, eine Bitte oder eine bestimmte Erwartung.

Becker unterscheidet zwischen internen und externen Anforderungen.

Interne Anforderungen

Interne Anforderungen sind gleichzusetzen mit Bedürfnissen, diese können

- physiologischer Art sein: Durst und Hunger, Atmung, Sexualität, Schlaf und Bewegung,
- psychisch bedingt sein: Wunsch nach Anerkennung, Angst, Größenwahn, Minderwertigkeitsgefühl,
- Orientierung und Sicherheit/Kontrolle beinhalten: Verstehen, Vorhersehen, Ordnung, Stabilität,
- Bindung und Liebe darstellen: Nähe suchen, Kontakte pflegen, bei sich sein, Freundschaft,
- dem Bedürfnis nach Achtung und Wertschätzung entsprechen: Beachtung, Wertschätzung, Anerkennung, Einfluss, Macht, Selbstachtung.

Nicht nur die Bedürfnisse spielen eine Rolle, sondern auch die Handlungsmotivation (Soll-Werte).

1. Ziele, Wünsche, Projekte und Ich-Ideal
2. soziale Werte, Normen, Regeln und Vorschriften

Beispiel

zu 1.: Weronika wünscht sich, dass sie ihr freies Wochenende behält.
Sie möchte gerne am Wochenende den Geburtstag von ihrem Freund feiern.
Sie möchte gerne standhaft sein (Selbstachtung).

zu 2.: Man widerspricht seinen Vorgesetzten nicht.
Sie denkt „Ich kann die Bewohner nicht im Stich lassen, irgendjemand muss sich ja kümmern."

Externe Anforderungen

Externe Anforderungen sind Anforderungen, die von der Umwelt ausgehen. Dabei sind nicht nur äußere Reize (Aufgaben, Forderungen, Wünsche und Erwartungen) gemeint, sondern auch Hindernisse. Externe Anforderungen sind vergleichbar mit Stressoren (Reiz, der Stress auslöst), wenn sie nicht bewältigt werden können.

Hierzu zählen beispielsweise Arbeitsaufträge, Projekteinsätze, Bedingungen am Arbeitsplatz, Unternehmenskultur, Familienkonstellation, gesellschaftliche Position, Erwartungen der Kollegen usw.

Beispiel

Die Pflegedienstleitung gibt Weronika die Anweisung, am Wochenende einzuspringen. Sie erwartet, dass ihre Anweisung erledigt wird.
Da Weronika nicht weiß, wie sie dieser Anforderung ausweichen (oder sie bewältigen) kann, löst diese externe Anforderung Stress aus.

10.2.2 Was sind Ressourcen?

Ressourcen sind Fähigkeiten und Kompetenzen. Becker unterteilt die Ressourcen, wie die Anforderungen, in externe und interne Ressourcen.

Becker beschreibt vier Grundtypen von Ressourcen (nach Hobfoll, 1988).

Grundtypen von Ressourcen nach Hobfoll

Typen	Beispiele	Spezifische Eigenschaften	Bewertende Aspekte
Objekte	Wohnung, Kristallgläser, Sportwagen, funktionierendes Auto	Ermöglichen Status, unterstützen instrumentelle Anstrengungen, immer extern	Relativ leicht zu erneuern, können investiert werden, situationsabhängiger Risikograd, variieren im globalen Wert
Bedingungen	Ehe, Elternschaft, Beschäftigung, höhere Position	Schwer zu erreichen, verlangen oftmals beständige Investitionen, verursachen oft Stress, immer extern	Generell schwierig zu investieren, hohes Risiko, schwer zu erneuern, hoher globaler Wert
Persönliche Eigenschaften	Selbstachtung, Können (mastery), optimistische Grundhaltung, Hoffnung	Teil des Selbst (beweglich, robust, unmittelbar zugänglich), immer intern	Schwierig aufzufüllen, geringes Risiko, begrenzte Investitionsmöglichkeit, global hoch geschätzt
Energien	Geld, Kredit, Wissen, soziale Kompetenz	In andere Ressourcen umwandelbar, kein natürlicher Wert (innate value), können intern oder extern sein	Können investiert werden, geringes Risiko, können aufgefüllt werden, variieren im globalen Wert

Quelle: Becker, Peter: Gesundheit durch Bedürfnisbefriedigung, Göttingen, Hogrefe Verlag, 2006, S. 132

Externe Ressourcen

Externe Ressourcen sind die Dinge und Instrumente aus unserer Umwelt. Auf diese kann der Mensch mit seinen Bedürfnissen zurückgreifen, um die an ihn gestellten Anforderungen zu bewältigen und somit auch seine Gesundheit zu bewahren.

Externe Ressourcen sind beispielsweise andere Menschen, Beziehungen und Netzwerke, Material und Handwerkszeug, soziale oder energetische Ressourcen.

Beispiele
- *Weronika spricht mit ihrem Freund und mit Kollegen über die Situation auf der Arbeit.*
- *Weronika schaut in ihren Schulunterlagen nach, ob es erlaubt ist, 21 Tage am Stück zu arbeiten.*
- *Weronika recherchiert, wie man erfolgreich mit Vorgesetzten redet.*

Interne Ressourcen

Um seine externen Ressourcen nutzen zu können, muss der Mensch über bestimmte interne Ressourcen verfügen. Diese unterteilen sich in psychosoziale Ressourcen (Persönlichkeitseigenschaften) und kognitive Ressourcen (Intelligenz).

Interne Ressourcen erleichtern die Bewältigung von internen und externen Anforderungen.

Zu den internen Ressourcen zählen beispielsweise Wissen, Erfahrung, Fitness, gesunde Gliedmaßen und funktionstüchtige Organe, soziale Kompetenzen, Empathie, auf die sich der Mensch bei der Bewältigung der Anforderungen stützen und verlassen kann.

Beispiel
- *Weronika hat das Wissen, dass es rechtlich nicht erlaubt ist, über 21 Tage am Stück zu arbeiten.*

§ 11 Abs. 3 ArbZG – Ausgleich für Sonn- und Feiertagsbeschäftigung

(3) Werden Arbeitnehmer an einem Sonntag beschäftigt, müssen sie einen Ersatzruhetag haben, der innerhalb eines den Beschäftigungstag einschließenden Zeitraums von zwei Wochen zu gewähren ist. Werden Arbeitnehmer an einem auf einen Werktag fallenden Feiertag beschäftigt, müssen sie einen Ersatzruhetag haben, der innerhalb eines den Beschäftigungstag einschließenden Zeitraums von acht Wochen zu gewähren ist.

Quelle: http://www.gesetze-im-internet.de/arbzg/__11.html, Zugriff am 06.07.2016

- *Weronika verfügt über die sozialen und kommunikativen Kompetenzen, mit ihren Kollegen über die belastende Arbeitssituation zu sprechen.*
- *Weronika baut ihr persönliches Stressgefühl ab, indem sie mit ihrem Freund laufen geht. Weronika ist körperlich sehr fit. Dies schützt sie zwar nicht vor Stressreaktionen, aber der Körper erholt sich schneller (vgl. Becker, s. o., S. 167).*

Die Pflegedienstleitung kann Weronika helfen, indem sie den Arbeitsplatz (Umfeld) positiv gestaltet, um Ressourcen zu erhalten und eine erfolgreiche Anforderungsbewältigung zu unterstützen.

Im Idealfall kommt es zur Bewältigung der gegenseitigen Anforderungen durch die Bereitstellung der richtigen Ressourcen in beiden Systemen (siehe Abbildung auf Seite 153).

Fazit: Das SAR-Modell besagt, dass der Gesundheitszustand eines Menschen davon abhängt, wie gut dieser externe und interne Anforderungen mithilfe von internen und externen Ressourcen bewältigen kann.

10.2.3 Einsatz in der ambulanten Familienhilfe

Weronika Golanski lernt in ihrem Praktikum in der ambulanten Familienhilfe auch Herrn Pierre Dupont kennen. Herr Dupont hat verzweifelt bei der Familienhilfe Sonnenschein angerufen. Er hat sechs Kinder, im Alter von einem Jahr bis neun Jahren. Seine Frau hat ein starkes Alkoholproblem und kann sich daher nicht mehr um die Kinder kümmern. Herr Dupont arbeitet als Lagerist in einer großen Firma und ist somit auch oft nicht zu Hause. Er klingt sehr verzweifelt am Telefon und bittet um Hilfe, weil das Jugendamt die Kinder in Obhut nehmen möchte.

Weronika fährt mit ihrer Kollegin Anna Thiel zum Erstgespräch hin.

Das systemische Anforderungs- und Ressourcenmodell wird auch in der Gesundheitsförderung und Prävention in der Familienhilfe angewandt. Die Arbeitsschwerpunkte der ambulanten Familienhilfe liegen unter anderem in den Bereichen:

- Überforderung mit familiären Konflikten und Krisen,
- psychische Erkrankungen eines Elternteils oder Kindes,
- massive Auffälligkeiten der Kinder über längere Zeiträume,
- aggressives oder depressives Verhalten,
- Drogen- und Gewaltprobleme und
- Anzeichen von Kindes- und Jugendwohlgefährdung,
- Gesundheitsförderung, Prävention, Rehabilitation von Familienangehörigen,
- pflegerische Versorgung bei Krankheit sowie Begleitung und Betreuung in der finalen Lebensphase von Familienangehörigen.

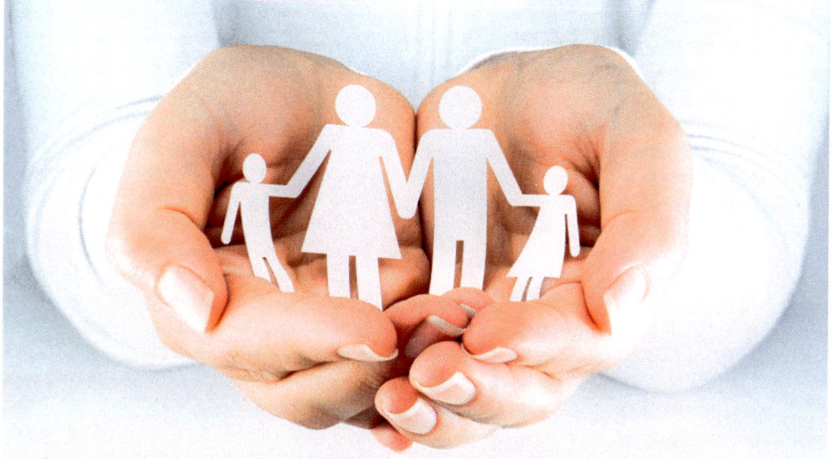
Familienhilfe unterstützt hilfsbedürftige Familien

Die Familiengesundheitspflege ist eine recht neue Erweiterung des Berufszweigs der Pflege und Betreuung von Menschen. Nach einem Modellprojekt des DfBK wurde dieser Beruf 2009 implementiert.

Die Familiengesundheitspflegekraft „berät Familien in allen Gesundheitsfragen, unterstützt bei Krankheit, Pflegebedürftigkeit und Behinderung und vermittelt zwischen Hausarzt und anderen Gesundheits- und Sozialberufen. Sie unterstützt die Familien bei Entscheidungsprozessen, fungiert als Kommunikatorin, als Meinungsbildnerin, als Managerin im Sinne von Case Management und als Anbieterin von Pflege- und Versorgungsleistungen. Durch gezielte familienbezogene Gesundheitsförderung stärkt sie die innerfamiliären Ressourcen, Problemlösungs-, Bewältigungs- und Kommunikationskompetenzen."

Quelle: Kooperationsverbund „Gesundheitliche Chancengleichheit": Umsetzung des WHO Konzeptes Family Health Nurse in Deutschland, https://www.gesundheitliche-chancengleichheit.de/praxisdatenbank/recherche/umsetzung-des-who-konzeptes-family-health-nurse-in-deutschland/, Zugriff am 05.07.2016

Ihre Aufgabe ist es, frühzeitig gesundheitliche Risikofaktoren, wie z.B. Gewalt, Missbrauch oder Sucht, zu erkennen und entgegenzuwirken. Dabei ist es wichtig, dass die Pflegekraft einen salutogenetischen, familiensystemischen Ansatz in der Betreuung umsetzt.

Weronika soll nach dem SAR-Modell die Anforderungen und Ressourcen der Familie Dupont ausarbeiten, beginnen soll sie damit direkt während des Erstgespräches. Dies hat den Grund, dass Anna anhand des vorliegenden Profils sofort Präventionsmaßnahmen ausarbeiten möchte, um die Gesundheit und das Wohlbefinden in der Familie so schnell wie möglich wiederherzustellen.

Profil	Familie Dupont
interne Anforderungen	**Bedürfnisse:** – „Ich fühle mich schlecht und bin verzweifelt. Ich tue doch alles für meine Familie." (Bedürfnis nach Anerkennung, Wertschätzung, Liebe) – „Ich liebe meine Frau und meine Kinder." (Nähe/Familie soll erhalten bleiben) **Soll-Werte:** – Man widerspricht den Behörden nicht. „Die haben die Macht", sagt Herr Dupont. – Kinder müssen regelmäßig zur Schule (Vorschrift), „aber wenn ich Frühschicht habe, kann ich das nicht kontrollieren." – „Ich wünsche mir eine glückliche, intakte Familie."

externe Anforderungen	– Erwartungen von Kindergarten/Schule/Jugendamt an Herrn Dupont:
	  – Kinder gehen nicht regelmäßig zur Schule
	  – Kinder sind auffällig in der Schule (aggressiv)
	– Aufgabe an Herrn Dupont:
	  – Kinder regelmäßig zur Schule/zum Kindergarten bringen
	  – Förderung der Kinder (Hausaufgaben)
	– Familienkonstellation (Sucht der Ehefrau, sechs Kinder, die meisten noch sehr jung)
	– gesellschaftlicher Druck: Herr Dupont fühlt sich sozial benachteiligt/schlecht gestellt, obwohl er 40 Std./Woche arbeiten geht.
	– Erwartungen der Kollegen: Die Kollegen erwarten, dass Herr Dupont sich nicht mehr wegen der Kinder/wegen der Ehefrau krank meldet.

interne Ressourcen	– psychosoziale Ressourcen (Persönlichkeitseigenschaften):
	  – Herr Dupont hat wenige Bewältigungsstrategien
	  – bei Überforderung neigen beide Eltern zu Gewalt („Da rutscht einem schon mal die Hand aus")
	– kognitive Ressourcen (Intelligenz):
	  – Herr Dupont hat eine geringe Bildung
	  – Herr Dupont weiß, dass es eine Schulpflicht gibt
	  – Herr Dupont ist sich bewusst, dass es so nicht weitergehen kann

externe Ressourcen	– wenig soziale Kontakte – bisher nur Kontakt zu den Behörden, nicht zu pflegerischen Netzwerken

Weronika und Anna überlegen jetzt in einer **Fallbesprechung**, welche sofortigen Maßnahmen und welche langfristigen Maßnahmen ergriffen werden können, um Familie Dupont zu helfen.

Sie sammeln folgende Ideen:

- Entzug der Mutter
- Familienpflegekraft unterstützt Herrn Dupont morgens bei der Versorgung der Kinder und bringt die Kinder zur Schule und in den Kindergarten. Die beiden Kleinkinder (unter 3 Jahre alt) betreut die Familienpflegekraft.
- Verbindungsglied im Sinne von Case Management zum Hausarzt (Sucht der Mutter), Kinderarzt (U-Untersuchungen, Impfungen müssen nachgeholt werden), Jugendamt, Schule, Kindergarten usw.

- Die großen Kinder werden in sozialen Projekten vorgestellt, wo Betreuung stattfindet, aber auch neue Freundschaften gepflegt werden können.
- Beratung von Herrn Dupont, welche Leistungen/Hilfen er in Anspruch nehmen kann.
- Gesundheitsprävention für Herrn Dupont, z. B. Entspannung, Ausgleich zum Alltag (Sport), Nachgehen von Hobbys, Gesprächsgruppen für Angehörige von Suchtkranken usw.
- Nach dem Entzug: ambulante Betreuung und/oder Selbsthilfegruppe für Frau Dupont.
- Haushaltshilfe, Hilfe bei einer gesunden Lebensführung (draußen spielen, gesunde Ernährung).
- Stärkung der Alltagkompetenz und Konfliktlösungsstrategien, damit die Familie irgendwann wieder selbstständig wird.

Zusammenfassung

Das SAR-Modell besagt, dass der Gesundheitszustand eines Menschen davon abhängt, wie gut dieser externe und interne Anforderungen mithilfe von internen und externen Ressourcen bewältigen kann.

Die **Anforderungen** kommen einerseits aus der beruflichen, familiären oder sozialen Umwelt (externe Anforderungen) und andererseits aus den eigenen Bedürfnissen, Zielen, Werten, Normen und Erwartungen (interne Anforderungen).

Um die Anforderungen zu bewältigen, werden **Ressourcen** aktiviert, die sich wiederum aus internen (einer Person zur Verfügung stehende psychische und physische Mittel und Eigenschaften) und externen (aus der Umwelt entstehende soziale, berufliche, materielle, gesellschaftliche und ökologische) Ressourcen zusammensetzen.

Im Idealfall kommt es zur Bewältigung der gegenseitigen Anforderungen durch die Bereitstellung der richtigen Ressourcen in beiden Systemen.

■ *Aufgabe 64*

Sammeln Sie in der Klasse Situationen, in denen Sie Anforderungen ausgesetzt waren. Können Sie reflektieren, welche Ressourcen Ihnen zur Verfügung standen?
(Siehe Beispiel Weronika: Anforderung = Einspringen am Wochenende, Ressourcen = Weronika verfügt über soziale und kommunikative Kompetenzen, ...)

■ *Aufgabe 65*

Recherchieren Sie, welche Aufgaben eine Familienpflegekraft (Family Health Nurse) hat.

■ *Aufgabe 66*

Überlegen Sie sich, wie das Profil des SAR-Modells bei folgenden Familien aussehen könnte.
a) Flüchtlingsfamilie mit drei Kindern (im Alter zwischen 6 Monaten und 10 Jahren).
b) Alleinstehende Drogenabhängige (22-jährige Frau mit einer 4 Jahre alten Tochter).
c) Patchworkfamilie, die sich nach 10 Jahren trennt: Mann mit zwei Kindern (11 und 13 Jahre alt), Frau mit einem Kind (10 Jahre alt), zwei gemeinsame Kinder (3 und 5 Jahre alt).

■ *Aufgabe 67*

Überlegen Sie sich nun, welche Hilfen Sie als Family Health Nurse für die Familien aus Aufgabe 66 anbieten könnten.

11 Pflegeprozess nach dem Strukturmodell

Haus Großeichen ist im Umbruch. Die Pflegedokumentation soll von Krohwinkel auf das Strukturmodell umgestellt werden. Dies wirkt sich auch auf den ambulanten Dienst des Hauses aus.

Der Auszubildende Amrei Savtschenko (mittlerweile im dritten Ausbildungsjahr) bespricht sich mit seiner Praxisanleitung Alicja Krayewski. „Ich habe mich in der Schule in den letzten Wochen intensiv mit Krohwinkels und Juchlis Pflegeprozess beschäftigt. Ich habe auch verstanden, wie sich die Ideen der beiden auf meine tägliche Pflege auswirken, kann ich jetzt an der Fortbildung ‚Pflegedokumentation effizienter gestalten' teilnehmen?"

„Sehr gerne, ich freue mich, dass du Interesse an den neuen Ideen hast. Viele Kollegen sind entsetzt, weil sie sich so lange um einen optimal gestalteten Pflegeprozess gekümmert haben. Und jetzt soll das alles schlecht sein und viel besser gehen. Aber, lieber Amrei, morgen Nachmittag um punkt 14 Uhr geht es los mit der Fortbildung."

Das Bundesministerium für Gesundheit ist 2011 zu der Erkenntnis gekommen, dass es mit Dokumentationen von zum Teil 100 Seiten nicht weitergehen kann. Die Ombudsfrau Elisabeth Beikirch wurde daher vom Bundesministerium für Gesundheit beauftragt, einen effizienteren Weg der Dokumentation zu finden. Das Ergebnis dieses Projekts hat Beikirch im Juli 2013 vorgestellt.

Es hat immer wieder Versuche zur Verschlankung der Dokumentation gegeben. Beikirch war jedoch bislang die Erste, die es in einem so großen Umfang schaffte, etwas in der Pflege zu bewegen.

Unterstützt wurde ihre Arbeit von einem Lenkungsgremium. Die Mitglieder kamen aus verschiedenen Pflegebereichen, wie z.B. MDS, Deutscher Pflegerat, Ministerium für Soziales, Gesundheit und Gleichstellung, aber auch aus verschiedenen Verbänden. Die Rechtsberatung erfolgte von einer separaten Arbeitsgruppe mit hochrangigen Juristen.

Elisabeth Beikirch und ihr Projektbüro Ein-STEP ließen eine Umfrage durchführen mit der Fragestellung: Welche Probleme gibt es in der Praxis bezüglich des Themas Dokumentation? Es wurden folgende Probleme aus der Praxis zurückgemeldet:

- Unterschiedliche fachliche Sichtweisen durch Aufsichtsbehörden (Heimaufsicht, MDK);
- zu hoher Dokumentationsumfang an biografischen Angaben;
- zu hoher Dokumentationsumfang in Bezug auf die Expertenstandards;
- zu hoher Dokumentationsumfang in Bezug auf die juristische Absicherung (nach dem Motto „was nicht dokumentiert ist, wurde nicht gemacht");
- hoher Dokumentationsaufwand führt zu zeitlichen und psychischen Belastungen;
- fehlende Anerkennung von Erfahrung und fachlicher Kompetenz.

Daraus haben Beikirch und das Projektbüro Ein-STEP folgende **Ziele** entwickelt:

- Eine einheitliche Grundstruktur schaffen: das Strukturmodell;
- keine Musterdokumentation, aber ein einheitliches Grundprinzip soll eingehalten werden;
- Rückgewinnung von zeitlichen Ressourcen für die direkte Pflege;
- der Eindruck, nur für Aufsichtsbehörden zu dokumentieren, soll wegfallen;
- rationaler Umgang mit der Risikoeinschätzung (nicht alle Risiken müssen dokumentiert werden);
- die Fachkompetenz der Pflegefachkräfte soll gestärkt werden.

Das Ergebnis dieses Projektes wurde im Juli 2013 erfolgreich vorgestellt. Auf jedes theoretische Modell erfolgt eine praktische Erprobung. Für das Strukturmodell erfolgte die Erprobung in dem Zeitraum vom 15.10.2013 bis 15.01.2014. Es nahmen 25 stationäre Pflegeeinrichtungen und 31 ambulante Pflegedienste teil. Bedingung für die Teilnahme war es, in dieser Zeit zehn Neuaufnahmen mit dem veränderten Dokumentationsverfahren aufzunehmen. Es gab vonseiten des Projektbüros drei Reflexionsgespräche, in denen Erfahrungen, Ergebnisse und Probleme in der Umsetzung ausgetauscht und gesammelt wurden. Hieraus resultierte der Abschlussbericht Praxistest „Effizienzsteigerung der Pflegedokumentation“ (April 2014)[1] und die ersten Überarbeitungen.

Seit Januar 2015 wird das Strukturmodell implementiert. Annähernd 25 Prozent der Pflegeeinrichtungen meldeten sich bis Ende Juli 2015 zur Teilnahme an der Implementierungsstrategie an. Die Entscheidung für das Konzept des Strukturmodells ist nicht verpflichtend, sondern wird durch die Geschäftsführung sowie das Pflege- und Qualitätsmanagement getroffen.

Die Implementierung wird zunehmend positiv bewertet, da die Pflegedokumentation auf ihren ursprünglichen Sinn der Pflegeprozesssteuerung zurückgeführt und auch die Kommunikation aller Beteiligten gesteigert wird. Allerdings darf das Strukturmodell nicht gleichgesetzt werden mit dem Ausfüllen der Strukturierten Informationssammlung (kurz: SIS®). Dies ist nur einer der insgesamt vier Schritte im Pflegeprozess. Diese werden im Folgenden näher erläutert.

11.1 Der Pflegeprozess

Der Aufbau des Pflegeprozesses erfolgte

> „in Anlehnung an die Ergebnisse aus einem Forschungsvorhaben des Bundesministeriums für Arbeit und Soziales (BMAS) zur Bedeutung der Pflegeplanung für die Qualitätssicherung der Pflege (Nr. 216/1996)“.

Quelle: Bundesministerium für Gesundheit (Hrsg.): Abschlussbericht Praxistest ‚Effizienzsteigerung der Pflegedokumentation‘, Stand: April 2014, http://www.bmg.bund.de/fileadmin/dateien/Downloads/E/Entbuerokratisierung/Abschlussbericht_und_Anlagen__fin20140415_sicher.pdf, S. 8, Zugriff am 08.07.2016

Bisher war es in der Pflege üblich, den Pflegeprozess nach Fiechter und Meier in sechs Phasen zu gliedern (siehe Schaubild Seite 18). Bei den Erneuerungen in der Pflege geht man dazu über, den Pflegeprozess wieder in **vier Phasen** zu gliedern, wie es die WHO seit 1979 vorgab.

Das Strukturmodell ist in einem vierschrittigen Pflegeprozess aufgebaut:

1. Strukturierte Informationssammlung (SIS®)
2. Maßnahmenplan
3. Verlaufsbericht/Berichteblatt
4. Evaluation

[1] *abrufbar unter: http://www.bmg.bund.de/fileadmin/dateien/Downloads/E/Entbuerokratisierung/Abschlussbericht_und_Anlagen__fin20140415_sicher.pdf, Zugriff am 08.07.2016*

Strukturmodell Pflegedokumentation – stationär

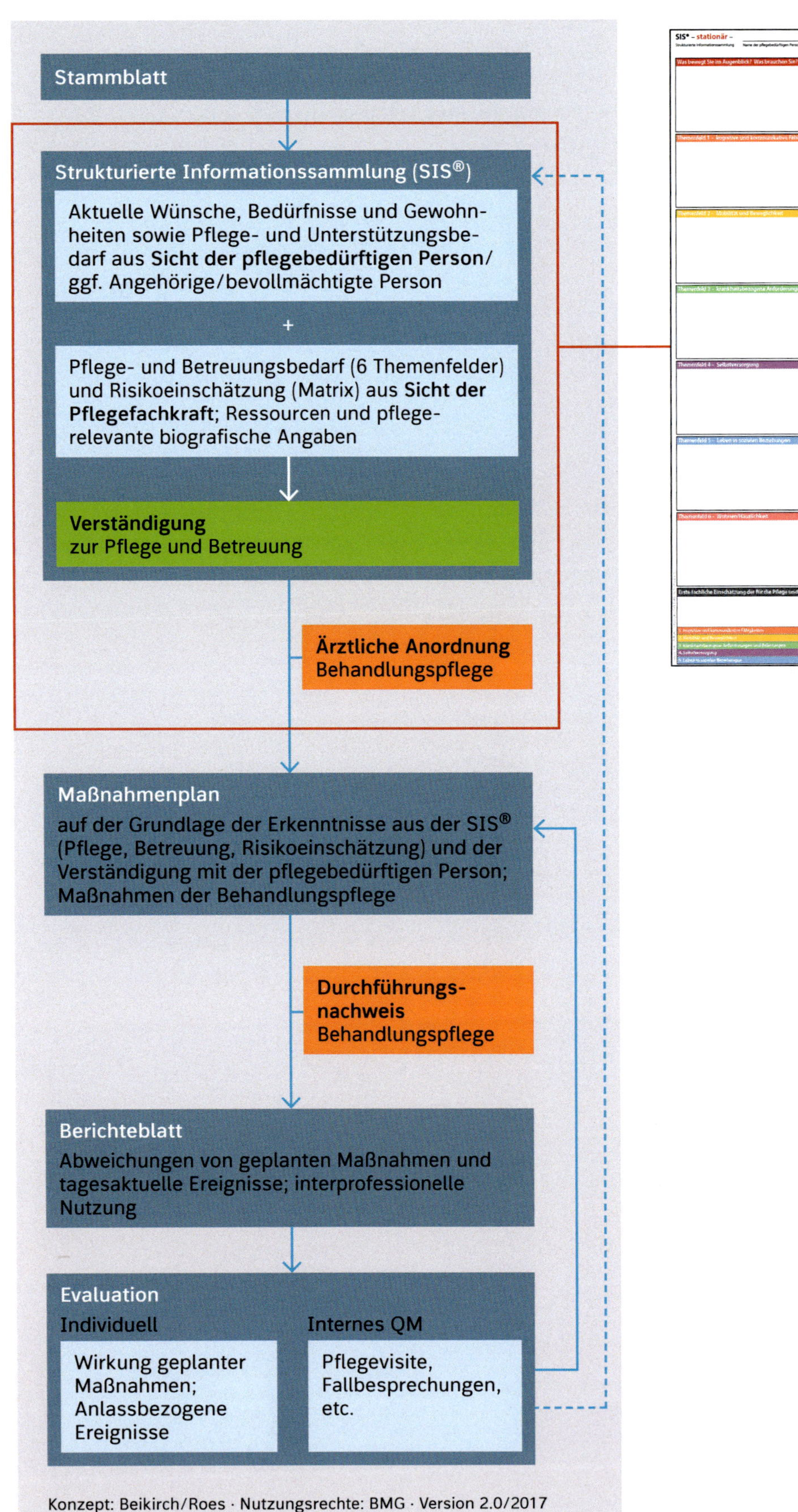

Übersicht des Pflegeprozesses des Strukturmodells

Die **Grundprinzipien** dieses Pflegeprozesses sind:

- Eine stärkere Beachtung der Individualität und Selbstbestimmung der zu Pflegenden.
- Die Strukturierte Informationssammlung (SIS®): Dabei fließt die Biografie mit ein; ein separates Dokument für die Biografie entfällt. Wichtig sind nur die biografischen Daten, die sich auf die Pflege auswirken.
- Ein weiterer Punkt ist der rationale und fachlich begründete Umgang mit den Risikofaktoren. Grundvoraussetzung dafür ist: Eine Pflegefachkraft ist fachlich in der Lage, dies selbstständig durchzuführen, aufgrund ihrer Ausbildung und Erfahrung. Assessments und Expertenmeinungen erfolgen nur bei Bedarf.
- Der Maßnahmenplan wurde in verschiedenen Varianten eingeführt (statt ausführlicher Pflegeplanung).
- Der Pflegebericht wird nur noch bei Abweichungen geführt, so kann es sein, dass mehrere Tage kein Bericht erfolgt.
- Die Einzelnachweise für die Pflege entfallen in der stationären Langzeitpflege (juristisch abgeklärt).

Quelle: vgl. Bundesministerium für Gesundheit (Hrsg.): Abschlussbericht Praxistest ‚Effizienzsteigerung der Pflegedokumentation', Stand: April 2014, http://www.bmg.bund.de/fileadmin/dateien/Downloads/E/Entbuerokratisierung/Abschlussbericht_und_Anlagen__fin20140415_sicher.pdf, S. 7/8, Zugriff am 08.07.2016

11.1.1 Strukturierte Informationssammlung (SIS®)

Ziel der ersten Phase ist es, Informationen zu sammeln. Der Pflegeprozess beginnt mit der SIS®-Matrix.

Die Strukturierte Informationssammlung ist nicht nur ein Dokument, sondern beruht auf einem wissenschaftlichen Konzept und dient als Einstieg in den Pflegeprozess.

Alle biografischen Daten, die pflegerisch relevant sind, werden in die Strukturierte Informationssammlung mit aufgenommen.

Beispiele

- *„Frau Meier trinkt gerne Kaffee zum Frühstück."*
- *„Herr Blume hat fünf Geschwister, mit denen er keinen Kontakt hat, dies macht ihn sehr traurig."*

Informationen zur Schulbildung sind dagegen meist nicht relevant.

Die Strukturierte Informationssammlung: SIS® – stationär

SIS® – stationär –
Strukturierte Informationssammlung

Name der pflegebedürftigen Person	Geburtsdatum	Gespräch am/Handzeichen Pflegefachkraft	pflegebedürftige Person/Angehöriger/Betreuer
		/	

Was bewegt Sie im Augenblick? Was brauchen Sie? Was können wir für Sie tun? ☒

Themenfeld 1 – kognitive und kommunikative Fähigkeiten ☒

Themenfeld 2 – Mobilität und Beweglichkeit ☒

Themenfeld 3 – krankheitsbezogene Anforderungen und Belastungen ☒

Themenfeld 4 – Selbstversorgung ☒

Themenfeld 5 – Leben in sozialen Beziehungen ☒

Themenfeld 6 – Wohnen/Häuslichkeit ☒

Erste fachliche Einschätzung der für die Pflege und Betreuung relevanten Risiken und Phänomene	Dekubitus				Sturz				Inkontinenz				Schmerz				Ernährung				Sonstiges			
			weitere Einschätzung notwendig				weitere Einschätzung notwendig				weitere Einschätzung notwendig				weitere Einschätzung notwendig				weitere Einschätzung notwendig				weitere Einschätzung notwendig	
	ja	nein	ja	nein	ja	nein	ja	nein	ja	nein	ja	nein	ja	nein	ja	nein	ja	nein	ja	nein	ja	nein	ja	nein
1. kognitive und kommunikative Fähigkeiten																								
2. Mobilität und Beweglichkeit																								
3. krankheitsbezogene Anforderungen und Belastungen																								
4. Selbstversorgung																								
5. Leben in sozialen Beziehungen																								

Konzept: Beikirch/Roes · Nutzungsrechte: BMG · Version 2.0/2017

Abschnitt A

Hier werden die grundlegenden Daten erfasst, wie Name des zu Pflegenden, Handzeichen der Pflegefachkraft, Erstgespräch/Folgegespräch, Datum und evtl. Unterschrift der Angehörigen und Betreuer.

Abschnitt B

Der zu Pflegende wird beim Einzug gefragt, was er/sie braucht, was Sie für ihn tun können. Dies ist ein narratives Interview und wird aus Sicht des zu Pflegenden festgehalten, auch falls dessen Aussagen offensichtlich nicht stimmen.

Beispiel
Frau Meier sagt: „Ich würde mich freuen, wenn ich Hilfe beim Ankleiden bekomme. Waschen kann ich mich alleine. Naja, die Füße und den Rücken natürlich nicht."

Sie leiten das Gespräch ein, indem Sie für die **stationäre Langzeitpflege** folgende Fragen stellen:
- Was kann ich für Sie tun? (Hauptproblem)
- Welchen Unterstützungsbedarf haben Sie aus Ihrer Sicht?
- Wie können wir helfen?

Für die **ambulante Langzeitpflege** können Sie folgende Fragen stellen:
- Was kann ich für Sie tun? (Hauptproblem)
- Was würden Sie sofort verändern, wenn Sie es könnten?
- Welche Informationen würden helfen?

Abschnitt C1

Statt AEDL, ABEDL, ATL oder anderen Strukturen nutzt man jetzt **sechs Themenfelder**. Wichtig ist aber, dass man die „alten" Konzepte kennt, damit alle Probleme und Ressourcen aufgenommen werden.

1. Kognitive und kommunikative Fähigkeiten
2. Mobilität und Beweglichkeit
3. Krankheitsbezogene Anforderungen und Belastungen
4. Selbstversorgung
5. Leben in sozialen Beziehungen
6. Wohnen/Häuslichkeit (stationär)/Haushaltsführung (ambulant)

In diesen Feldern werden alle pflege- und betreuungsrelevanten Probleme und Ressourcen fachlich erkannt und formuliert. Mögliche Risiken werden besprochen und notwendige Maßnahmen werden aufgenommen. Da eine separate Biografie grundsätzlich wegfällt, werden alle biografischen Daten, die pflegerisch relevant sind, in diese Felder mit aufgenommen.

Kognitive und kommunikative Fähigkeiten

In diesem Themenfeld werden kognitive Fähigkeiten wie Orientierung und Gedächtnis beschrieben. Inwieweit ist der zu Pflegende in der Lage, sich zeitlich, persönlich und örtlich zu orientieren und zu handeln? Auch die Art und Weise der Kommunikation spielt eine Rolle, z.B.: Wie ist die Sprache, das Verstehen, das Hör- und Sehvermögen? Oder das Äußern von Wünschen? Können Risiken und Gefahren erkannt werden?

Hier fließt der Bereich der eingeschränkten Alltagskompetenz mit ein. Zum Themenbereich der Kognition gehört auch das Verhalten, zum Beispiel nächtliche Unruhen, Umherwandeln, aggressives, apathisches/lustloses oder abwehrendes Verhalten.

Beispiele

- *Frau Meier kann Wünsche und Bedürfnisse klar und deutlich ausdrücken.*
- *Frau Meier kann ohne Einschränkungen hören.*
- *Frau Meier ist zu Zeit, Raum und Ort orientiert. Das Gedächtnis ist nicht eingeschränkt.*

Mobilität und Beweglichkeit

In diesem Themenfeld werden Aussagen zum Gehen, Stehen, Sitzen oder zu Bewegungsförderungen im Bett getroffen sowie zur Nutzung von Hilfsmitteln. Inwieweit ist der zu Pflegende in der Lage, sich frei und selbstständig innerhalb und außerhalb der Wohnung/des Wohnbereichs zu bewegen? Es geht darum, „sich durch Bewegung in angemessenem Umfang Anregung verschaffen zu können".

Quelle: Ein-STEP Projektbüro (Einführung des Strukturmodells zur Entbürokratisierung der Pflegedokumentation): Informations- und Schulungsunterlagen für Pflegeeinrichtungen und Multiplikator(inn)en zur Einführung des Strukturmodells in der ambulanten und stationären Langzeitpflege (Version 1.2), Berlin, 2015, S. 27

Beispiele

- *Herr Blume kann nicht selbstständig aufstehen. Er kompensiert dies, indem er sich am Rollator hochzieht.*
- *Herr Blume kann sich mit dem Rollator selbstständig fortbewegen.*
- *Aufgrund des unsicheren Gangs besteht ein Sturzrisiko.*

Krankheitsbezogene Anforderungen und Belastungen

Inwieweit wirken sich die vorliegenden Krankheiten und/oder therapiebedingten Anforderungen auf die Pflege und Betreuung aus? Das heißt, wie ist der Unterstützungsbedarf bei der Bewältigung von z. B. Schmerzen oder Inkontinenz? Und/oder wie wird die Pflege und der Alltag des zu Pflegenden von krankheits- und therapiebedingten Anforderungen beeinflusst?

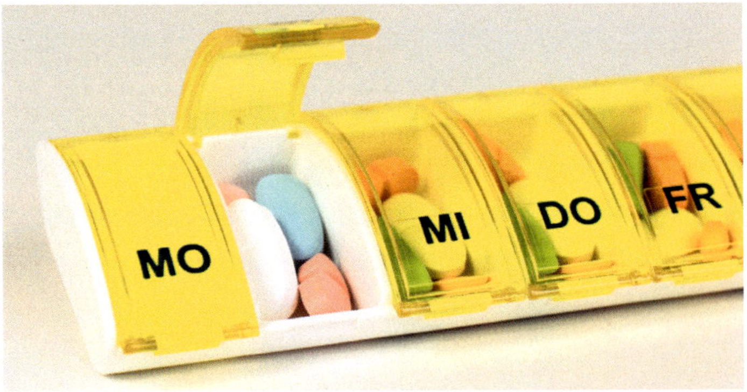

In diesem Themenfeld werden auch Aussagen zum Unterstützungsbedarf bei der medikamentösen Therapie getroffen.

Beispiele

- *Frau Fischer ist nicht in der Lage, ihre Medikation selbstständig zu verwalten, zu beschaffen und nach ärztlicher Verordnung vorzubereiten.*
- *Frau Fischer kann vorbereitete Medikamente selbstständig einnehmen.*
- *Die chronischen Schmerzen in der linken Schulter wirken sich auf die Bewegung des Armes aus. Durch die dadurch hervorgerufene Bewegungseinschränkung ist die Nahrungsaufnahme erschwert. Frau Fischer möchte daher nicht in Gesellschaft essen. Gefahr der Isolation.*

Selbstversorgung

Inwieweit ist der zu Pflegende in der Lage, die Körperpflege, das An- und Entkleiden, die Ausscheidung und die Nahrungsaufnahme selbstständig, mit Unterstützung oder nach Anleitung durchzuführen?

Ziel dieses Themenfeldes ist die größtmögliche Selbstbestimmtheit und (wenn möglich) die Förderung und Erhaltung der Selbstständigkeit.

Beispiele
- *Herr Schwenko benötigt Anleitung und Beratung bei der Kleidungsauswahl.*
- *Herr Schwenko bevorzugt das Tragen von Hemden und Pullundern.*
- *Herr Schwenko benötigt eine Teilübernahme der Körperpflege: Gesicht, Hände, Oberkörper, Intimpflege erfolgen unter Anleitung; Rücken, Beine und Füße müssen vom Pflegepersonal übernommen werden.*
- *Herr Schwenko ist kontinent.*
- *Die Nahrungsaufnahme erfolgt selbstständig. Ernährungszustand: BMI 25, Größe, Gewicht usw.*

Leben in sozialen Beziehungen

Inwieweit ist der zu Pflegende in der Lage, Aktivitäten im näheren Umfeld und im außerhäuslichen Bereich selbstständig, mit Unterstützung oder nach Anleitung zu gestalten?

Beispiele
- *Stationäre Langzeitpflege:*
  Frau Aldag nimmt an den Tagesangeboten der Einrichtung je nach Verfassung teil. Sie benötigt Begleitung zu den Räumlichkeiten.
- *Ambulante Langzeitpflege:*
  Herr Moss geht jeden ersten Dienstag des Monats um 16:00 Uhr in Begleitung seiner Tochter zum Klönnachmittag des Männerchores.

Wohnen/Häuslichkeit (stationär)/Haushaltsführung (ambulant)

Stationäre Langzeitpflege:

Welche Möbel, Bilder etc. möchte der Bewohner mitnehmen? Wie kann mit den eigenen Möbeln/Gegenständen das Zimmer so gestaltet werden, dass der Bewohner sich wohlfühlen kann? Persönliche Gegenstände schaffen Vertrauen und ein Gefühl von Sicherheit.

Ambulante Langzeitpflege:

Inwieweit ist der zu Pflegende in der Lage, seinen eigenen Haushalt noch selbstständig oder mit Unterstützung zu organisieren?

„Hierbei geht es auch um die nachvollziehbare Beschreibung von Konflikt-, Risiko- und Aushandlungssituationen, die sich z. B. infolge psychischer und sozialer Pflege-, Wohn- und Lebenssituationen ergeben."

Quelle: Ein-STEP Projektbüro (Einführung des Strukturmodells zur Entbürokratisierung der Pflegedokumentation): Informations- und Schulungsunterlagen für Pflegeeinrichtungen und Multiplikator(inn)en zur Einführung des Strukturmodells in der ambulanten und stationären Langzeitpflege (Version 1.2), Berlin, 2015, S. 31

Beispiele

- *Stationäre Langzeitpflege:*
  Frau Bremmert hat eigene Möbel mitgebracht: eine Kommode, vier große Bilderrahmen, einen kleinen Tisch und ihren Fernsehsessel, dazu viele kleine persönliche Gegenstände (Bücher, Dekoration, kleine Fotorahmen usw.).
- *Ambulante Langzeitpflege:*
  Herr Weiß kann aufgrund starker Antriebslosigkeit infolge einer Depression seinen Haushalt nicht mehr selbstständig führen. Herr Weiß benötigt Unterstützung bei der Reinigung der Wohnung, beim Vorbereiten der Mahlzeiten und beim Einkaufen.

Die Besonderheit bei den Abschnitten B und C1 ist, dass sie eigentlich aus **drei Teilbereichen** bestehen:

1. Sicht des zu Pflegenden, ggf. der Angehörigen (Abschnitt B)
   Sie als Pflegekraft schreiben die Aussagen des zu Pflegenden so auf, wie sie geäußert werden (narrative Erzählform).
2. Sicht der Pflegefachkraft (Abschnitt C1)
   - Wie „bewerten“ Sie die Aussagen fachlich?
   - Wo besteht tatsächlich ein Hilfebedarf?
   - Welche Risiken könnten von Bedeutung sein?
   - Welche ärztlichen Verordnungen liegen vor?
3. Aushandlungsprozess
   Sie sprechen mit dem zu Pflegenden und/oder Angehörigen bzw. Betreuer über die Sicht des zu Pflegenden und über Ihre Sichtweise. Ziel ist eine Einigung bezüglich des Pflegebedarfs.

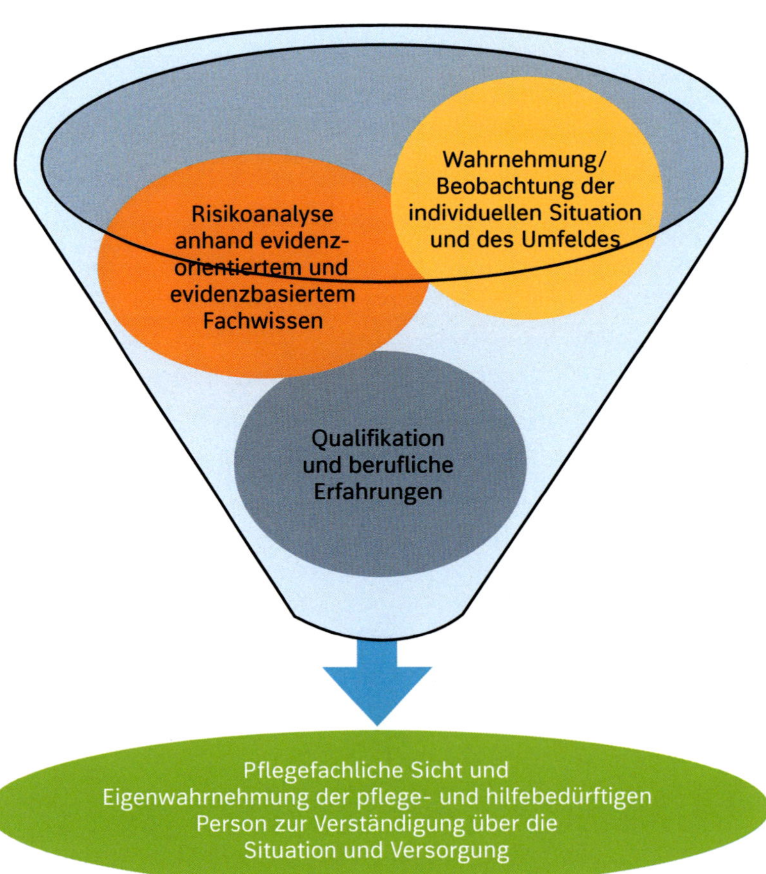

Aushandlungsprozess der verschiedenen Sichtweisen

Abschnitt C2

In diesem Abschnitt geht es um die Risikomatrix. Die Risikoeinschätzung konzentriert sich hauptsächlich auf die fünf statistisch häufigsten Risiken:

1. Dekubitus
2. Schmerz
3. Sturz
4. Inkontinenz
5. Ernährung
6. Im Feld „Sonstiges“ können Sie weitere notwendige Risiken aufnehmen, z.B. Kontrakturen.

In diesem untersten Abschnitt wird angekreuzt, in welchem Themenfeld sich z.B. das Dekubitusrisiko auswirkt. Weitere Assessmentinstrumente werden nur dann aufgeführt, wenn die Pflegefachkraft unsicher ist oder dies aus fachlicher Sicht für notwendig erachtet.

In der ambulanten Langzeitpflege gibt es zusätzlich den Komplex „Beratung“. Ist eine Beratung zu dem jeweiligen Themenfeld erfolgt, wird dies angekreuzt.

Häufig wird für Erklärungen ein zusätzliches Dokument verwendet. Auch hier soll die Beschreibung knapp und präzise sein. Die Entscheidung über die Nutzung eines zusätzlichen Dokuments obliegt der Einrichtung/PDL.

Bei der Strukturierten Informationssammlung gilt generell, dass der Inhalt immer den aktuellen Pflegebedarf widerspiegeln soll. Kommt es zu Abweichungen in der Pflege/Betreuung, muss die Pflegefachkraft entscheiden, ob diese Veränderungen so gravierend sind, dass

a) die Ergänzungen in die SIS® aufgenommen werden oder
b) die Themenfelder neu beschrieben werden (Folgegespräch).

11.1.2 Maßnahmenplan

Hier ist die Einrichtung gefragt, im Rahmen des Qualitätsmanagements Strukturen zu schaffen, um den Maßnahmenplan umzusetzen. Das bedeutet, die Leitungen oder der Qualitätszirkel entscheiden sich für eine mögliche Variante und die Form der Umsetzung:

- ausführlich oder kompakt,
- mit Verfahrensanweisungen oder ohne,
- EDV oder manuell,
- welche Art der Dokumente.

In den Maßnahmenplan fließen alle Informationen aus der SIS® ein. Gedanklich sollten die Informationen sortiert werden nach Problemen, Ressourcen und Zielen, auch wenn dies so nicht mehr getrennt aufgeschrieben wird. Zu berücksichtigen sind folgende Punkte:

- individuelle Besonderheiten,
- Bedürfnisse,
- grundpflegerische Versorgung,
- Behandlungspflege,
- Risikoeinschätzung/Prophylaxen,
- psychosoziale Betreuung.

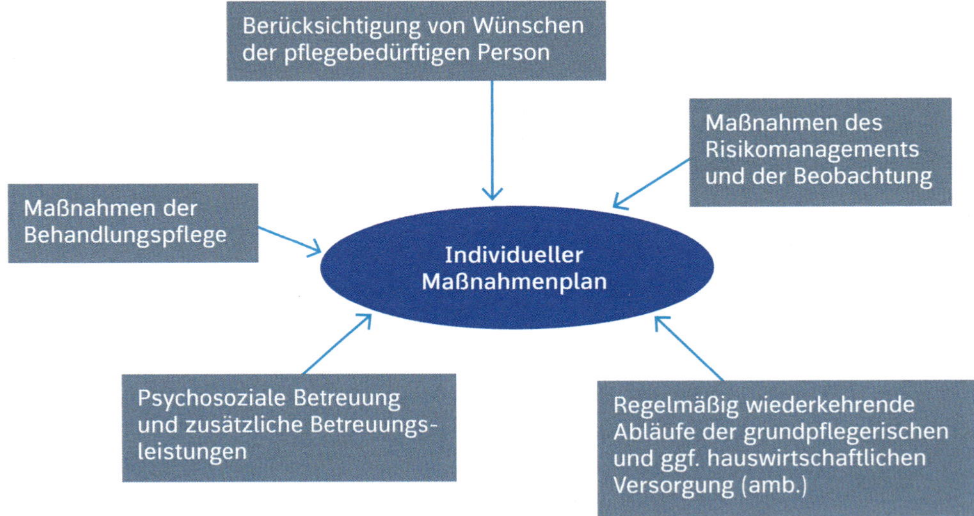

Einflüsse auf den Maßnahmenplan

Es gibt verschiedene Möglichkeiten. Für welche Sie sich entscheiden, steht jeder Einrichtung grundsätzlich frei.

Stationäre Langzeitpflege

Für die stationäre Langzeitpflege werden folgende Varianten empfohlen:

- **Variante 1**: Tagesstruktur kompakt
  Die individuellen Wünsche und Vorlieben der pflegebedürftigen Person werden in der individuellen Tagesstrukturierung als eine „Grundbotschaft“ vorangestellt. Die pflegerischen Planungen orientieren sich an den **Themenfeldern**. Hierzu zählen auch die Prophylaxen, die in den Ablauf der Routine-Pflegemaßnahmen eingebunden sind.

Beispiel
Frau Meier legt großen Wert auf ein gepflegtes Erscheinungsbild. Die Haare werden einmal pro Woche vom hausinternen Friseur gewaschen und gelegt. Frau Meier benötigt aufgrund des Gangbildes einen Rollator. Die Nutzung eines Rollators lehnt Frau Meier jedoch ab, siehe Beratungsprotokoll.

Kognitive und kommunikative Fähigkeiten
keine Einschränkungen

Mobilität und Beweglichkeit
ca. 7:00 Uhr Frau Meier wird vom Pflegepersonal auf die Bettkante mobilisiert.
Transfer: Frau Meier wünscht, sich auf den Unterarm des Pflegepersonals zu stützen. So geht sie mit Unterstützung langsam in das Badezimmer.
7:20 Uhr Transfer in den Speisesaal, siehe 7:00 Uhr.
8:30 Uhr Transfer in das Bewohnerzimmer. Frau Meier sitzt am liebsten im Sessel.
Ein Sturzrisiko liegt vor. Frau Meier möchte auf eigenen Wunsch keine Hilfsmittel benutzen. Das Pflegepersonal achtet auf festes Schuhwerk und mögliche Stolperfallen.

Krankheitsbezogene Anforderungen und Belastungen
ca. 8:10 Uhr Frau Meier erhält vom Pflegepersonal die verordnete Medikation.

Selbstversorgung
ca. 7:05 Uhr
Frau Meier möchte etwas trinken, bevor sie aufsteht.
Frau Meier wird nach der Verfahrensanweisung 3 grundpflegerisch versorgt.
Alle Maßnahmen erfolgen unter Anleitung und mit Unterstützung.

Leben in sozialen Beziehungen
Frau Meier wird von den hausinternen Ergotherapeuten täglich über die Tagesangebote informiert. Frau Meier entscheidet selbstständig über die Teilnahme.

Wohnen/Häuslichkeit (stationär)/Haushaltsführung (ambulant)
keine Einschränkungen

- **Variante 2**: Tagesstruktur ausführlich
  Hierbei wird der gesamte Tagesablauf – Schritt für Schritt – in der **zeitlichen** Reihenfolge tagesindividuell einmalig beschrieben.

Beispiel
ca. 7:00 Uhr
Frau Meier wird vom Pflegepersonal auf die Bettkante mobilisiert. Frau Meier möchte immer etwas trinken, bevor sie aufsteht.
Transfer: Frau Meier wünscht, sich auf den Unterarm des Pflegepersonals zu stützen. So geht sie mit Unterstützung langsam in das Badezimmer.
Frau Meier wird nach der Verfahrensanweisung 3 grundpflegerisch versorgt.
Alle Maßnahmen erfolgen unter Anleitung und mit Unterstützung.
Transfer in den Speisesaal, siehe Transfer.
ca. 8:00 Uhr (usw.)

- **Variante 3**: Leistungsbezogen ohne Tagesstruktur
  Entfällt, da diese Idee in der Praxis nicht umsetzbar ist.
- **Variante 4**: Mix aus Variante 1 und Variante 2
  Der Tagesablauf wird ausführlich dargestellt. Die individuellen Wünsche des zu Pflegenden stehen dabei im Vordergrund. Regelmäßig wiederkehrende Handlungen im Tagesablauf werden nur einmal beschrieben und dann mit einem Kürzel versehen, sie werden mit diesem Kürzel immer wieder in die Planung aufgenommen.

Ambulante Langzeitpflege

Für die ambulante Langzeitpflege liegt der Unterschied zum stationären Maßnahmenplan darin, dass die Planung sich an den vertraglich vereinbarten Leistungen entlang des Leistungskomplexes orientiert oder an den Vereinbarungen von Zeitkontingenten und den pflegeorganisatorischen Rahmenbedingungen in der häuslichen Umgebung. Auch ist die Beratung zu den bestehenden Risiken zu dokumentieren.

Der Maßnahmenplan erfolgt individuell. Hier sollen nicht alle Themenfelder dargestellt werden. Folgende Varianten werden empfohlen:

- **Variante 1**:
  Die sechs Themenfelder werden genutzt und können zusätzlich mit der Nummer der jeweiligen Leistungskomplexe verstärkt werden. Die Spalte Evaluation wird ergänzt.
- **Variante 2**:
  Die Beschreibung des Einsatzes erfolgt ausführlich oder knapp mit allen persönlichen und sachlichen Gegebenheiten im häuslichen Bereich.

Weiterer Dokumente bedarf es beim Maßnahmenplan nicht. Spezielle, ergänzende Dokumente im Rahmen des Risikomanagements oder zur Beobachtung werden nur bei Bedarf zeitlich begrenzt angewandt. Diese Dokumente und ihre Handhabung sollten im QM-Handbuch hinterlegt werden. Ein wichtiges Instrument des Strukturmodells ist die Fallbesprechung (siehe Kapitel 9.4).

11.1.3 Verlaufsbericht/Berichteblatt

Das Strukturmodell spricht vom Verlaufsbericht bzw. Berichteblatt, nicht mehr vom Pflegebericht. Dieser Begriff ist entstanden, weil nun alle Mitarbeiter des interdisziplinären Teams in dieses Dokument wichtige Informationen eintragen. Im Verlaufsbericht werden **nur Abweichungen** von dem Maßnahmenplan eingetragen. Berichteblätter oder separate Dokumente für therapeutische Dienste, Ärzte, externe Dienste usw. entfallen.

11.1.4 Evaluation

Bei der Evaluation legt die Pflegefachkraft das Intervall fest. Dieses zeitliche Intervall ist abhängig von den genannten Abweichungen im Berichteblatt oder Änderungen/Beobachtungen in Bezug auf die Risikoeinschätzung. Davon unabhängig können anlassbezogene Evaluationen in akuten Situationen oder bei besonderen Ereignissen durchgeführt werden.

Beispiele für feste Evaluationsintervalle:
- *Herr Fischer wird alle fünf Monate evaluiert.*
- *Frau Mergens wird eigentlich alle drei bis vier Monate evaluiert, doch sie hat zurzeit einen instabilen Allgemeinzustand, daher wird jetzt alle sechs bis acht Wochen evaluiert.*

Assessments, Skalen, Trink- und Essprotokolle usw. sollten nur anlassbezogen und zeitlich beschränkt durchgeführt werden.

Beispiel für eine anlassbezogene Evaluation
Der Auszubildende Amrei Savtschenko stellt bei Frau Isar fest, dass im Berichteblatt in den letzten 14 Tagen häufig Eintragungen sind, dass Frau Isar nichts oder wenig getrunken hat. Amrei fragt seine Praxisanleitung Alicja Krayewski, was jetzt zu tun sei, er schlägt vor, dass sie jetzt ein Trinkprotokoll für drei Tage führen könnten. Alicja Krayewski lobt Amrei für seine gute Beobachtung und bestärkt ihn in seiner Idee, ein Assessment zu führen.
Nach drei Tagen stellt Amrei Savtschenko fest, dass Frau Isar im Durchschnitt in 24 Stunden 425 ml trinkt. Im Maßnahmenplan ist von einem Liter die Rede. Amrei evaluiert den Maßnahmenplan. Seine Praxisanleitung Alicja Krayewski zeichnet den veränderten Maßnahmenplan gegen.

Die Evaluation ist Aufgabe einer Pflegefachkraft. Des Weiteren steuert die Pflegefachkraft den Pflegeprozess, dazu gehört auch die Anleitung des interdisziplinären Pflegeteams in Bezug auf die Sammlung von Informationen, um evaluieren zu können, z.B. durch Fallbesprechungen oder Übergaben. Auch Änderungen im Maßnahmenplan müssen den Kollegen mitgeteilt werden.

11.1.5 Leistungsnachweise

Die Frage, ob in der stationären Langzeitpflege ein Leistungsnachweis für die grundpflegerischen Leistungen notwendig ist, wurde von einer Expertengruppe aus verschiedenen Juristen geprüft und in der „Zweiten Kasseler Erklärung" schriftlich festgehalten. Sie kamen zu dem Ergebnis, dass es ausreicht, wenn die Maßnahmen einmal schriftlich niedergelegt sind. Es gilt der sogenannte „Immer-so-Beweis" (siehe Exkurs Seite 170).

Stationäre Langzeitpflege

- Für die Grundpflege entfallen die Leistungsnachweise.
- Für die Behandlungspflege sind die Leistungsnachweise zwingend erforderlich.
- Für die zusätzlichen Betreuungsleistungen nach § 45b bzw. § 87b SGB XI bleiben die Leistungsnachweise zwingend erforderlich (Abrechnungsgrundlage mit den Pflegekassen).
- Für die Positionswechsel bei vorliegendem Dekubitusrisiko sind Bewegungsprotokolle zwingend erforderlich.

> „Bislang hat die haftungsrechtliche Rechtsprechung ausschließlich zu gezielten Dekubitus-Prophylaxen Durchführungsnachweise verlangt (BGH, Urt. v. 18.03.1986, Az. VI ZR 215/84, und v. 02.06.1987, Az. VI ZR 174/86). Daher sieht die juristische Expertengruppe derzeit die allgemeine Verpflichtung zum Führen eines Bewegungsprotokolls (auch wenn dies längst routinemäßige und wiederkehrende Handlung im Rahmen der täglichen Versorgung im Einzelfall ist)."

Quelle: Ein-STEP Projektbüro (Einführung des Strukturmodells zur Entbürokratisierung der Pflegedokumentation): Informations- und Schulungsunterlagen für Pflegeeinrichtungen und Multiplikator(inn)en zur Einführung des Strukturmodells in der ambulanten und stationären Langzeitpflege (Version 1.2), Berlin, 2015, S. 56

Ambulante Langzeitpflege

- Für die Grundpflege bleiben die Leistungsnachweise erhalten (Abrechnungsgrundlagen mit den jeweiligen Kassen).
- Für die Behandlungspflege sind die Leistungsnachweise zwingend erforderlich.
- Für die zusätzlichen Betreuungsleistungen nach § 45b bzw. § 87b SGB XI bleiben die Leistungsnachweise zwingend erforderlich (Abrechnungsgrundlage mit den Pflegekassen).
- Für die Positionswechsel bei vorliegendem Dekubitusrisiko sind Bewegungsprotokolle zwingend erforderlich.

Exkurs zum „Immer-so-Beweis"

Rechtlich gelten zum Thema Leistungsnachweise zwei Aspekte:

1. In der „Zweiten Kasseler Erklärung" äußert sich eine juristische Expertengruppe zu den rechtlichen Rahmenbedingungen in Bezug auf das Strukturmodell.
2. Der „Immer-so-Beweis" in Bezug auf die Leistungsnachweise der Grundpflege in der stationären Pflege besagt: Die grundpflegerischen Handlungen werden in der Pflegeplanung beschrieben. Abweichungen von der Pflegeplanung sind im Berichteblatt zu dokumentieren, somit kann auf das tägliche Bestätigen der geleisteten Tätigkeiten im Leistungsnachweis verzichtet werden. Juristen gehen dann davon aus, dass Pflegekräfte diese geplanten und durch die Pflegeplanung verbindlichen grundpflegerischen Leistungen „immer so" erbringen.

11.2 Pflegedokumentation

Die Dokumentation verkürzt sich bei dieser Art zu dokumentieren auf ca. sechs Dokumente.

1. Stammblatt
2. Überleitungsbogen
3. Strukturierte Informationssammlung
4. Maßnahmenplan
5. Verlaufsbericht
6. Medikationsdokument mit Leistungsnachweis für die Behandlungspflege
7. Bei Bedarf: Assessments, Skalen oder Protokolle wie Trink- und Ernährungsprotokoll, Leistungsnachweis für Leistungen nach § 87b SGB XI, Bewegungsförderungsplan usw.

Das Ziel ist: Weniger Dokumente, die jedoch gezielt eingesetzt werden!

Zusammenfassung

Das neue Strukturmodell erfordert weniger Zeit und Dokumente, aber mehr fachliches Wissen der einzelnen Fachkräfte, da diese selbstständiger und reflektierter beobachten, einschätzen und entscheiden müssen.

Das Modell ist in einem vierschrittigen Pflegeprozess aufgebaut.
1. Strukturierte Informationssammlung
2. Maßnahmenplan
3. Verlaufsbericht/Berichteblatt
4. Evaluation

In der **Strukturierten Informationssammlung (SIS®)** werden Informationen von zu Pflegenden in der narrativen Erzählform dokumentiert. Weitere Informationen werden in der SIS® in Themenfeldern gegliedert dokumentiert. Die ATL und AEDL entfallen.

Die **Themenfelder** sind:
1. Kognitive und kommunikative Fähigkeiten
2. Mobilität und Beweglichkeit
3. Krankheitsbezogene Anforderungen und Belastungen
4. Selbstversorgung
5. Leben in sozialen Beziehungen
6. Wohnen/Häuslichkeit (stationär)/Haushaltsführung (ambulant)

Die **Risikomatrix** erfolgt nur für die fünf statistisch häufigsten Risiken:
- Dekubitus,
- Schmerz,
- Sturz,
- Inkontinenz,
- Ernährung,
- ggf. Feld „Sonstiges" für weitere Risiken, z.B. Kontrakturen.

In der ambulanten Langzeitpflege gibt es zusätzlich den Komplex „Beratung". Ist eine Beratung zu dem jeweiligen Themenfeld erfolgt, wird dies angekreuzt.

In die Tagesstruktur fließen alle Informationen aus der SIS® ein. Gedanklich sollten die Informationen sortiert werden nach Problemen, Ressourcen und Zielen. Zu berücksichtigen sind folgende Punkte:

- individuelle Besonderheiten,
- Bedürfnisse,
- grundpflegerische Versorgung,
- Behandlungspflege,
- Risikoeinschätzung/Prophylaxen,
- psychosoziale Betreuung.

Für die stationäre Langzeitpflege werden drei Varianten empfohlen, für die ambulante Langzeitpflege zwei Varianten. Die Art und Weise, wie dokumentiert wird, ist für jede Einrichtung ein individueller Lernprozess.

Das Strukturmodell spricht vom **Verlaufsbericht** bzw. Berichteblatt, nicht mehr vom Pflegebericht. Im Verlaufsbericht werden nur Abweichungen vom Maßnahmenplan eingetragen. Berichteblätter oder separate Dokumente für therapeutische Dienste, Ärzte, externe Dienste entfallen.

Leistungsnachweise gibt es laut Strukturmodell nur noch für folgende Leistungen:

- Stationäre Langzeitpflege
  - Behandlungspflege
  - Betreuungsleistungen nach § 45b bzw. § 87b SGB XI
  - Positionswechsel bei vorliegendem Dekubitusrisiko
- Ambulante Langzeitpflege
  - Grundpflege
  - Behandlungspflege
  - Betreuungsleistungen nach § 45b bzw. § 87b SGB XI
  - Positionswechsel bei vorliegendem Dekubitusrisiko

Bei der **Evaluation** legt die Pflegefachkraft das Intervall fest, abhängig von den genannten Abweichungen im Berichteblatt oder Änderungen/Beobachtungen in Bezug auf die Risikoeinschätzung. Davon unabhängig können anlassbezogene Evaluationen in akuten Situationen oder bei besonderen Ereignissen durchgeführt werden.

Assessments, Skalen, Trink- und Essprotokolle etc. sollten nur anlassbezogen und zeitlich beschränkt durchgeführt werden. Die Evaluation ist Aufgabe einer Pflegefachkraft.

Aufgabe 68

Der Auszubildende Amrei Savtschenko bekommt nach der Fortbildung von seiner Praxisanleitung die Aufgabe, mit einer vorhandenen Biografie und Anamnese eine SIS® für Herrn Eise zu erstellen. Versuchen Sie dies auch mit einem Ihnen bekannten zu Pflegenden. Besprechen Sie Ihre Ergebnisse in der Klasse.

Und/oder (Alternative):

Aufgabe 69

Im Internetangebot zu diesem Themenheft finden Sie unter BuchPlusWeb das Fallbeispiel „Frau Rot“. Erstellen Sie für Frau Rot eine SIS®.

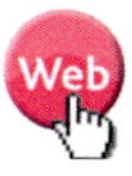

Aufgabe 70

Schreiben Sie, nachdem Sie die SIS® erstellt haben, nun zu dieser Person einen Maßnahmenplan. Eine Vorlage dazu finden Sie online unter BuchPlusWeb.

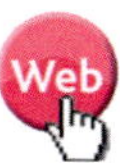

a) Wie ist es Ihnen dabei ergangen? Gab es Schwierigkeiten? Fiel Ihnen die Aufgabe leicht, nachdem Sie die AEDL/ATL kennen?
b) Welche Variante haben Sie gewählt? Begründen Sie Ihre Entscheidung.

Und/oder (Alternative):

■ *Aufgabe 71*

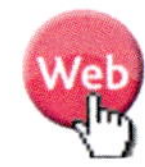

Schreiben Sie, nachdem Sie die SIS® erstellt haben, nun zu dem Fallbeispiel „Frau Rot“ (siehe BuchPlusWeb) einen Maßnahmenplan. Welche Variante haben Sie gewählt? Begründen Sie Ihre Entscheidung.

■ *Aufgabe 72*

Im Strukturmodell hat die Fachkompetenz der Pflegefachkräfte einen sehr hohen Stellenwert. Wie sehen Sie diesen Aspekt? Bilden Sie sich dazu Ihre eigene Meinung und diskutieren Sie darüber in der Klasse.

■ *Aufgabe 73*

Die Biografie entfällt in dem Strukturmodell als eigenes Dokument. Sehen Sie hier Chancen für die Pflege oder auch Risiken? Bilden Sie sich dazu Ihre eigene Meinung und diskutieren Sie darüber in der Klasse.

■ *Aufgabe 74*

Bereits ca. 40 % aller Pflegeeinrichtungen in Deutschland haben angefangen, dieses Modell umzusetzen. Recherchieren Sie, wo in Ihrer Nähe eine solche Einrichtung ist, und fragen Sie dort nach, ob Sie sich die Dokumentation anschauen dürfen. Bereiten Sie dazu auch Fragen vor. Besprechen Sie Ihre Erkenntnisse danach im Plenum.

12 Lernsituation – Den Pflegeprozess umsetzen können

12.1 1. Ausbildungsjahr (Helferausbildung)

Thema der Lernsituation

Die Auszubildenden reflektieren und entwickeln die Fähigkeiten zu verstehen, warum der Pflegeprozess in der Pflege wichtig ist. Die Auszubildenden nutzen den Pflegeprozess sinnvoll im Arbeitsalltag, fordern Informationen bezüglich des Pflegeprozesses ein und arbeiten an der Entwicklung des Pflegeprozesses und somit an der Qualitätssicherung aktiv mit.

Lernziele

- Die Auszubildenden wissen, welche Bereiche zu dem Pflegeprozess gehören.
- Die Auszubildenden wissen, welche Bereiche des Pflegeprozesses sie wie im Arbeitsalltag nutzen müssen.
- Die Auszubildenden verstehen, dass jeder einzelne Schritt im Pflegeprozess Auswirkungen auf die gesamte Pflegesituation und das Qualitätsmanagement hat.
- Die Auszubildenden können Veränderungen im Pflegeprozess wahrnehmen und einordnen.
- Die Auszubildenden können die rechtlichen Hintergründe des Pflegeprozesses benennen.

Zeitbedarf

- ca. 0,5 Stunden Vorbereitung
- ca. 0,5 Stunden Durchführung Aufgabe 1 und für jede Pflegeplanung
- ca. 0,25 Stunden Evaluation

Erforderliche Vorkenntnisse

- Pflegeprozess
- Pflegemodelle
- Dokumentation und die einrichtungsspezifischen Rahmenbedingungen
- Rechtskunde
- Kommunikation

Situation

Sie kommen nach Ihrem Schulblock wieder in die Praxis. Sie sind auf der gleichen Station/ im gleichen Wohnbereich oder in der gleichen Tour eingeteilt, in der Sie vorher auch waren.

Sie kommen heute Morgen zu Frau von der Ahe. Frau von der Ahe war bei Ihrem letzten Zusammentreffen mobil und noch recht selbstständig. Sie sind verwundert, dass dies jetzt nicht mehr der Fall ist. Frau von der Ahe benötigt Hilfe bei allen Transfers und ist nur bedingt selbstständig in der pflegerischen Versorgung.

Nach der Pflege schauen Sie in der Akte nach, um sich besser zu informieren. Die Pflegeplanung beschreibt den Zustand wie bei Ihrem letzten Einsatz. Im Berichteblatt finden Sie nur sehr wenige Informationen über den veränderten Pflegezustand.

■ *Aufgabe 1 (Helferausbildung)*

Welche Schritte des Pflegeprozesses wurden nicht eingehalten? Woran machen Sie dies fest? Begründen Sie Ihre Aussagen.

Aufgabe 2 (Helferausbildung)

Lesen Sie sich in der Praxis drei verschiedene Pflegeplanungen durch. Wurde der Pflegeprozess korrekt umgesetzt?

Bereiten Sie sich gut vor

- Wiederholen Sie die einzelnen Schritte des Pflegeprozesses.
- Schauen Sie sich im Qualitätshandbuch alle Informationen über das Pflegemodell, den Pflegeprozess und die Pflegeplanung an. Wie wird dies in Ihrer Einrichtung umgesetzt?
- Wiederholen Sie ggf. theoretisches Wissen in Bezug auf das Pflegemodell, den Pflegeprozess oder die Pflegeplanung.
- Erfragen Sie ggf. notwendige Informationen. Klären Sie Ihre Fragen im Vorfeld.

Durchführung

- **Aufgabe 1**: Halten Sie schriftlich fest:
  - Welche Mängel sehen Sie im Zusammenhang zwischen dem aktuellen Pflegezustand und der Akte von Frau von der Ahe?
  - Ordnen Sie Ihre Beobachtungen den Pflegeprozessschritten zu.
  - Begründen Sie Ihre Auswahl.

- **Aufgabe 2**: Wählen Sie drei Pflegeplanungen aus, nach Möglichkeit von zu Pflegenden, die Sie gut kennen.
  - Lesen Sie die ausgewählten Pflegeplanungen genau durch.
  - Wurden alle Schritte des Pflegeprozesses korrekt umgesetzt? Begründen Sie Ihre Meinung.
  - Haben Sie alle Inhalte der Pflegeplanung verstanden?

Evaluation

- Reflektieren Sie mit Ihrer Praxisanleitung Ihre Ergebnisse. Nutzen Sie dazu Ihre Aufzeichnungen.
- Klären Sie mit Ihrer Praxisanleitung, welche Bereiche des Pflegeprozesses angepasst werden müssen.
- Klären Sie ggf. noch Fragen/Unklarheiten.

12.2 2. Ausbildungsjahr (Pflegeausbildung)

Thema der Lernsituation

Die Auszubildenden reflektieren und entwickeln die Fähigkeiten zu verstehen, warum der Pflegeprozess in der Pflege wichtig ist. Die Auszubildenden nutzen den Pflegeprozess sinnvoll im Arbeitsalltag, fordern Informationen bezüglich des Pflegeprozesses ein und arbeiten an der Entwicklung des Pflegeprozesses und somit an der Qualitätssicherung aktiv mit.

Lernziele

- Die Auszubildenden wissen, welche Bereiche zu dem Pflegeprozess gehören.
- Die Auszubildenden wissen, welche Bereiche des Pflegeprozesses sie wie im Arbeitsalltag nutzen müssen.
- Die Auszubildenden verstehen, dass jeder einzelne Schritt im Pflegeprozess Auswirkungen auf die gesamte Pflegesituation und das Qualitätsmanagement hat.

- Die Auszubildenden können Veränderungen im Pflegeprozess wahrnehmen, einordnen und verändern/anpassen.
- Die Auszubildenden können die rechtlichen Hintergründe des Pflegeprozesses benennen.

Zeitbedarf

- ca. 0,5 Stunden Vorbereitung
- ca. 1 Stunde Durchführung Evaluation
- ca. 3–4 Stunden Durchführung Pflegeplanung erstellen
- 2 × ca. 0,5 Stunden Evaluation

Erforderliche Vorkenntnisse

- Pflegeprozess
- Pflegemodelle
- Dokumentation und die einrichtungsspezifischen Rahmenbedingungen
- Rechtskunde
- Kommunikation

Situation

Sie kommen nach Ihrem Schulblock wieder in die Praxis. Sie sind auf der gleichen Station/im gleichen Wohnbereich oder in der gleichen Tour eingeteilt, in der Sie vorher auch waren.

Sie kommen heute Morgen zu Frau von der Ahe. Frau von der Ahe war bei Ihrem letzten Zusammentreffen mobil und noch recht selbstständig. Sie sind verwundert, dass dies jetzt nicht mehr der Fall ist. Frau von der Ahe benötigt Hilfe bei allen Transfers und ist nur bedingt selbstständig in der pflegerischen Versorgung.

Nach der Pflege schauen Sie in der Akte nach, um sich besser zu informieren. Die Pflegeplanung beschreibt den Zustand wie bei Ihrem letzten Einsatz. Im Berichteblatt finden Sie nur sehr wenige Informationen über den veränderten Pflegezustand.

Aufgabe 1 (Pflegeausbildung)

Die Pflegeplanung von Frau von der Ahe muss evaluiert werden.
Wählen Sie in Absprache mit Ihrer Praxisanleitung eine zu evaluierende Pflegeplanung aus und evaluieren Sie diese.

Aufgabe 2 (Pflegeausbildung)

Schreiben Sie, nachdem Sie eine Pflegeplanung evaluiert haben, nun selbstständig eine komplette Pflegeplanung für eine Neuaufnahme (in Absprache mit der Praxisanleitung bzw. Wohnbereichsleitung bezüglich der Pflege bei diesem zu Pflegenden).

Bereiten Sie sich gut vor

- Wiederholen Sie die einzelnen Schritte des Pflegeprozesses.
- Schauen Sie sich im Qualitätshandbuch das Pflegemodell, den Pflegeprozess und die Pflegeplanung an. Wie wird dies in Ihrer Einrichtung umgesetzt?
- Wiederholen Sie ggf. theoretisches Wissen in Bezug auf das Pflegemodell, den Pflegeprozess oder die Pflegeplanung, expliziert das Evaluieren.
- Lernen Sie die zu pflegende Person gut kennen.
- Erfragen Sie ggf. notwendige Informationen. Klären Sie Ihre Fragen im Vorfeld.

Durchführung

- **zu Aufgabe 1:** Gehen Sie Schritt für Schritt vor (alle ATL/AEDL nacheinander), ein Prozessschritt nach dem anderen (Probleme, Ressourcen, Ziele, ...).
- **zu Aufgabe 2:** Schreiben Sie zuerst eine Pflegeanamnese oder lesen Sie die Anamnese.
- Gehen Sie Schritt für Schritt vor (alle ATL/AEDL nacheinander), ein Prozessschritt nach dem anderen (Probleme, Ressourcen, Ziele, ...).
- Halten Sie Schwierigkeiten, Probleme und Fragen schriftlich fest.

Evaluation

- Stellen Sie Ihrer Praxisanleitung Ihr Ergebnis vor. (Wenn Aufgabe 1 gut gelöst wurde, wagen Sie sich an Aufgabe 2.)
- Reflektieren Sie mit Ihrer Praxisanleitung Ihre Ergebnisse. Nutzen Sie dazu Ihre Aufzeichnungen.
- Klären Sie mit Ihrer Praxisanleitung, welche Bereiche des Pflegeprozesses angepasst werden müssen.

12.3 3. Ausbildungsjahr (Bachelor)

Thema der Lernsituation

Die Auszubildenden reflektieren und entwickeln die Fähigkeiten zu verstehen, warum der Pflegeprozess in der Pflege wichtig ist. Die Auszubildenden nutzen den Pflegeprozess sinnvoll im Arbeitsalltag, fordern Informationen bezüglich des Pflegeprozesses ein und arbeiten an der Entwicklung des Pflegeprozesses und somit an der Qualitätssicherung aktiv mit.

Die Auszubildenden kennen verschiedene Pflegemodelle und können diese auch praktisch anwenden.

Lernziele

- Die Auszubildenden kennen die verschiedene Pflegemodelle und ihre Pflegeprozesse.
- Die Auszubildenden können jeden Bereich des Pflegeprozesses im Arbeitsalltag praktisch umsetzen.
- Die Auszubildenden verstehen, dass jeder einzelne Schritt im Pflegeprozess Auswirkungen auf die gesamte Pflegesituation und das Qualitätsmanagement hat.
- Die Auszubildenden können Veränderungen im Pflegeprozess wahrnehmen, einordnen und verändern/anpassen.
- Die Auszubildenden können die rechtlichen Hintergründe des Pflegeprozesses benennen.

Zeitbedarf

- ca. 2 Stunden Vorbereitung
- ca. 2 Stunden Durchführung
- 2 x ca. 0,5 Stunden Evaluation

Erforderliche Vorkenntnisse

- Pflegeprozess
- Pflegemodelle
- Dokumentation und die einrichtungsspezifischen Rahmenbedingungen
- Rechtskunde
- Kommunikation

Situation

Die Alten- und Pflegeeinrichtung Haus Großeichen möchte einen neuen Wohnbereich explizit für Menschen mit Demenz eröffnen. Sie dürfen an der Diskussion im Qualitätszirkel teilnehmen, wobei es um die Entscheidung geht, welches Modell für diesen Wohnbereich geeignet ist.

Aufgabe (Bachelor)

Ihnen wird vom Qualitätszirkel die Aufgabe übertragen, eine Vergleichsanalyse zwischen den Pflegemodellen Böhm und Kitwood zu erstellen.
Welche Unterschiede sind erkennbar? Nennen Sie Vorteile und Nachteile für jedes Modell. Und ziehen Sie ein persönliches Fazit: Welches Modell halten Sie für geeigneter? Was würden Sie dem Qualitätszirkel empfehlen?

Bereiten Sie sich gut vor

- Wiederholen Sie die Themen Demenz, Böhm und Kitwood.
- Erfragen Sie ggf. notwendige Informationen. Klären Sie Ihre Fragen im Vorfeld.

Durchführung

- Welche Unterschiede sind in den Modellen erkennbar?
- Nennen Sie Vorteile und Nachteile für jedes Modell und stellen Sie diese tabellarisch dar.
- Fazit: Welches Modell halten Sie für geeigneter in der Umsetzung? Was würden Sie dem Qualitätszirkel empfehlen?

Evaluation

- Reflektieren Sie mit Ihrer Praxisanleitung Ihre Ergebnisse.
- Stellen Sie Ihre Aufzeichnungen im Plenum vor.

Übersicht Modelle

Konzept	Entstehungsjahr	Aufbau des Pflegeprozesses	Schwerpunkte	Inhalt/Aufbau
Peplau	1952		Psychiatrische Pflege	Das Modell von Peplau besteht aus Phasen und Rollen. **Phasen:** 1. Orientierungsphase 2. Identifikationsphase 3. Nutzungsphase 4. Ablösungsphase **Rollen der Pflegekraft:** – Pflegekraft als unbekannte Person – Pflegekraft als Ressource/ Hilfsperson – Pflegekraft als lehrende Person – Pflegekraft als Führungsperson – Pflegekraft als beratende Person – Pflegekraft als Stellvertretung Die wichtigsten **Aufgaben einer Pflegeperson** nach Peplau sind: – Beobachtung – Kommunikation – Dokumentation
Orem	1957	3 Phasen: – Diagnose und Verordnung – Entwurf und Planung – Regulation und Kontrolle	Der Mensch strebt danach, die Gesundheit und das Wohlbefinden aufrechtzuerhalten, indem er für sich selbst Sorge trägt.	Es handelt sich bei dem Pflegemodell nach Orem um ein **ganzheitliches** Pflegemodell. Dieses Modell besteht aus drei Teilkonzepten: 1. Theorie der Selbstpflege 2. Theorie des Selbstpflegedefizits 3. Theorie der Pflegesysteme
Juchli	1981	6 Phasen: 1. Informationssammlung 2. Probleme/ Ressourcen/ Pflegediagnosen 3. Pflegeziele 4. Pflegemaßnahmen 5. Durchführung 6. Evaluation	Da es sich um ein ganzheitliches Pflegemodell handelt, stehen die Aktivitäten des täglichen Lebens nie für sich, sondern im Zusammenhang mit: – Mensch als Individuum und Beziehungswesen, – Gesundheit und gesund Leben, Krankheit und Krankheitsbewältigung, – Gesundheits- und Krankenpflege bzw. Handlungskonzepte der Pflege.	Juchli beschreibt die Pflege mit **den Aktivitäten des täglichen Lebens (ATL):** 1. Wach sein und schlafen 2. Sich bewegen 3. Sich waschen und kleiden 4. Essen und trinken 5. Ausscheiden 6. Körpertemperatur regulieren 7. Atmen 8. Sich sicher fühlen und verhalten 9. Raum und Zeit gestalten, arbeiten und spielen 10. Kommunizieren 11. Kind, Frau, Mann sein 12. Sinn finden im Werden, Sein, Vergehen
Krohwinkel	1984	6 Phasen: 1. Informationssammlung 2. Probleme/ Ressourcen/	Ganzheitliche/ ressourcenorientierte Sichtweise. Grundlagen für das Pflegemodell sind	Krohwinkel beschreibt die Pflege mit den **Aktivitäten und Erfahrungen des täglichen Lebens (AEDL):** 1. kommunizieren können 2. sich bewegen können

Konzept	Entstehungsjahr	Aufbau des Pflegeprozesses	Schwerpunkte	Inhalt/Aufbau
Krohwinkel *(Fortsetzung)*		Pflegediagnosen 3. Pflegeziele 4. Pflegemaßnahmen 5. Durchführung 6. Evaluation	vier Schlüsselkonzepte: – Mensch – Umgebung – Gesundheit und Krankheit – Pflege	3. vitale Funktionen aufrechterhalten können 4. sich pflegen können 5. essen und trinken können 6. ausscheiden können 7. sich kleiden können 8. ruhen, schlafen und sich entspannen können 9. sich beschäftigen lernen und sich entwickeln können 10. sich als Mann oder Frau fühlen und verhalten können 11. für eine sichere und fördernde Umgebung sorgen können 12. soziale Bereiche des Lebens sichern und Beziehungen gestalten können 13. mit den existenziellen Erfahrungen des Lebens umgehen können Weitere Bestandteile des Pflegemodells sind: – Rahmenmodell – Pflegeprozessmodell – Managementmodell – Modell zum reflektierenden Erfahrungslernen
Böhm	1985	Psychobiografischer Pflegeprozess nach Böhm, 7 Phasen: 1. Wahrnehmen, beobachten (Dokumentation) 2. Problemerhebung 3. Erhebung der Interaktionsstufen/Gefühlsparameter 4. Die thymopsychische Biografie 5. Interpretation 6. Singuläre Pflegeimpulse 7. Evaluierung mittels Tagesbericht und Interaktionsbogen	Biografiearbeit Demenzarbeit	Das Hauptziel dieses Modells ist die „Wiederbelebung der Altersseele". Um dieses Ziel zu erreichen, muss der alte Mensch verstanden werden. Die Böhm'sche Formel ist der Schlüssel dazu: Schlüsselreiz + Prägung = Gefühl = Copingstrategie. Mit umfassenden Erhebungsinstrumenten werden die thymopsychische Biografie (Prägung) sowie aktuelles Verhalten (Interaktionsstufen/Gefühlsparameter) erfasst und ausgewertet, um Schlüsselreize (Pflegeimpulse) setzen zu können, die dem alten Menschen ein würdevolles, zufriedenes Leben ermöglichen.
Kitwood	ca. 1987	5 Phasen: – Erstellung eines Profils der Person – Bedürfnisse identifizieren – Bedürfnisse dokumentieren – den Pflegeplan umsetzen – den Pflegeplan überprüfen	Biografiearbeit Demenzarbeit	Auf seinem Modell (personzentrierter Ansatz) baut das Dementia Care Mapping (DCM) auf. Es wird in der Altenpflege genutzt, um bei Menschen mit Demenz die Pflegequalität/das Wohlbefinden zu messen. Es handelt sich dabei um ein Beobachtungsverfahren, das speziell für Menschen mit Demenz entwickelt wurde.

Konzept	Entstehungs-jahr	Aufbau des Pflegeprozesses	Schwerpunkte	Inhalt/Aufbau
Becker	1994		Gesundheits-psychologie	Das **SAR-Modell** besagt, dass der Gesundheitszustand eines Menschen davon abhängt, wie gut dieser externe und interne Anforderungen mithilfe von internen und externen Ressourcen bewältigen kann.
Struktur-modell	2014	4 Phasen: – Strukturierte Informations-sammlung (SIS®) – Maßnahmenplan – Berichteblatt – Evaluation	Entbürokratisierung in der Pflege	6 Themenfelder: 1. Kognitive und kommunikative Fähigkeiten 2. Mobilität und Beweglichkeit 3. Krankheitsbezogene Anforderun-gen und Belastungen 4. Selbstversorgung 5. Leben in sozialen Beziehungen 6. Wohnen (stationär)/Haushalts-führung (ambulant)

Literaturverzeichnis

Becker, Peter: Gesundheit durch Bedürfnisbefriedigung, Göttingen, Hogrefe Verlag, 2006

Berga, Joachim und Pangritz, Rüdiger: Pflegedokumentation für Ausbildung und Praxis, Köln, Bildungsverlag EINS

Berufsfachschule für Sozialpflege Bayreuth: Projekt EDV-gestütztes Lernen, http://www.bfs-sozialpflege.net/erwinboehm.htm, Zugriff am 14.02.2017

Böhm, Erwin: Psychobiographisches Pflegemodell nach Böhm. Band I: Grundlagen. Wien, München, Bern, Wilhelm Maudrich Verlag, 2. Auflage 2001

Böhm, Erwin: Psychobiographisches Pflegemodell nach Böhm. Band II: Arbeitsbuch. Wien, München, Bern, Wilhelm Maudrich Verlag, 1999

Brobst, Ruth A.; Georg, Jürgen (Hrsg.): Der Pflegeprozess in der Praxis, Bern, Verlag Hans Huber, 1999

Bundesministerium für Gesundheit (Hrsg.): Abschlussbericht Praxistest ‚Effizienzsteigerung der Pflegedokumentation', Stand: April 2014, http://www.bmg.bund.de/fileadmin/dateien/Downloads/E/Entbuerokratisierung/Abschlussbericht_und_Anlagen__fin20140415_sicher.pdf, Zugriff am 08.07.2016

Deutsche Gesellschaft für Care und Case Management e.V. (Hrsg.): Rahmenempfehlungen zum Handlungskonzept Case Management, Heidelberg, medhochzwei Verlag, 2. Auflage 2011

Deutscher Pflegeverband (DPV) e.V.: Informationsblatt der Arbeitsgruppe Psychosomatik/Psychotherapie des Deutschen Pflegeverbandes (DPV): Pflegemodell nach Orem, http://www.dpv-online.de/pdf/agergeb/Orem.pdf, Zugriff am 10.06.2016

Deutscher Pflegeverband (DPV) e.V.: Informationsblatt der Arbeitsgruppe Psychosomatik/Psychotherapie des Deutschen Pflegeverbandes (DPV): Pflegemodell von Hildegard Peplau, Psychodynamische Krankenpflege, http://www.dpv-online.de/pdf/agergeb/Peplau.pdf, Zugriff am 31.01.2017

Deutsches Netzwerk für Qualitätsentwicklung in der Pflege (DNQP), (Hrsg.): Auszug aus der Veröffentlichung zum Expertenstandard „Entlassungsmanagement in der Pflege", 1. Aktualisierung 2009, https://www.dnqp.de/fileadmin/HSOS/Homepages/DNQP/Dateien/Expertenstandards/Entlassungsmanagement_in_der_Pflege/Entlassung_Akt_Auszug.pdf, Zugriff am 01.02.2017

Ehmann, Marlies und Völkel, Ingrid: Pflegediagnosen in der Altenpflege, München, Jena, Urban & Fischer, 2000

Ein-STEP Projektbüro (Einführung des Strukturmodells zur Entbürokratisierung der Pflegedokumentation): Informations- und Schulungsunterlagen für Pflegeeinrichtungen und Multiplikator(inn)en zur Einführung des Strukturmodells in der ambulanten und stationären Langzeitpflege (Version 1.2), Berlin, 2015

Fichtmüller, Franziska: Handlungstheoretische Reflexionsebenen in der Pflegedidaktik, in: Pflege & Gesellschaft 11. Jg. 2006 H.2, http://www.dg-pflegewissenschaft.de/pdf/PfleGe206Fichtmueller.pdf, Zugriff am 28.05.2016

Fickus, Petra: Pflegeforschung, in: Lauber, Annette (Hrsg.): Grundlagen beruflicher Pflege, Band 1, 2. Auflage, Stuttgart, Thieme Verlag, 2001, S. 135 ff.

Fröse, Sonja: Was Qualitätsbeauftragte in der Pflege wissen müssen, Hannover, Schlütersche Verlagsgesellschaft, 2011

Georg Thieme Verlag, Pressemitteilung: Schwester Liliane Juchli – Die „Grande Dame" der Pflege, https://www.thieme.de/de/pflege/Schwester-Liliane-Juchli-Die-Grande-Dame-der-Pflege-37686.htm, Zugriff am 16.02.2017

Gesundheit Nord gGmbH Klinikverbund Bremen: Pflegemodell nach Hildegard Peplau, http://www.gesundheitnord.de/krankenhaeuserundzentren/kbn/klinikum-bremen-nord/psychi

atrisches-behandlungszentrum/therapeutische-grundlagen/pflegemodell-nach-hildegard-peplau.html, Zugriff am 31.01.2017

Goebel, Dirk: Pflege Modell D. Orem, in: Altenpflege Ausbildung, http://www.altenpflege schueler.de/pflege/pflege-modell-d-orem/, Zugriff am 10.06.2016

Hafen, Martin: Was ist Gesundheit und wie kann sie gefördert werden?, in: Sozial Extra 5|6 ’07, S. 32 ff., http://www.fen.ch/texte/mh_gesundheit-sozialextra.pdf, Zugriff am 05.02.2017

Heinrich, Georg: Professionelle Pflegepraxis, Stuttgart, Kohlhammer Verlag, 2006

Hellmann, Stefanie: Formulierungshilfen für die Pflegeplanung nach den AEDL und den Pflegediagnosen: Checklisten für die tägliche Praxis, Hannover, Brigitte Kunz Verlag, 2006

Henke, Friedhelm und Horstmann, Christian: Pflegeplanung exakt formuliert und korrigiert, Stuttgart, Kohlhammer Verlag, 2016

Juchli, Liliane: Pflege. Praxis und Theorie der Gesundheits- und Krankenpflege, Stuttgart, Thieme Verlag, 1997

Klie, Thomas: Recht der Altenhilfe: Die wichtigsten Gesetze und Vorschriften, Hannover, Vincentz Network Verlag, 2003, S. 243

König, Jutta: Was die PDL wissen muss, Hannover, Schlütersche Verlagsgesellschaft, 2007

Kooperationsverbund „Gesundheitliche Chancengleichheit“: Umsetzung des WHO Konzeptes Family Health Nurse in Deutschland, https://www.gesundheitliche-chancengleichheit.de/praxisdatenbank/recherche/umsetzung-des-who-konzeptes-family-health-nurse-in-deutschland/, Zugriff am 05.07.2016

Krohwinkel, Monika: Fördernde Prozesspflege mit integrierten ABEDLs: Forschung, Theorie und Praxis, Bern, Verlag Hans Huber, 2013

Kuratorium Deutsche Altershilfe e. V. (KDA): Was verbirgt sich hinter dem Dementia Care Mapping?, http://www.kda.de/antwort/items/faq-dementia-care-mapping.html, Zugriff am 27.06.2016

Landesinitiative Demenz-Service NRW; Kuratorium Deutsche Altershilfe e. V. (KDA): Demenz-Service 3, „Wie geht es Ihnen?“, http://www.demenz-service-nrw.de/files/bilder/vereoffentlichungen/Band_3.pdf, Zugriff am 27.06.2016

Loehnert-Baldermann, Elizabeth: Aktuelles aus dem Unternehmen …: Gesundheitsmanagement, http://elberatung.de/aktuelles, Zugriff am 05.07.2016

Löser, Angela P.: Pflegekonzepte nach Monika Krohwinkel, Hannover, Schlütersche Verlagsgesellschaft, 2004

May, Hazel; Edwards, Paul; Brooker, Dawn (Hrsg.: Hahn, Svenja): Professionelle Pflegeprozessplanung, Bern, Verlag Hans Huber, 2011

Medizinischer Dienst der Spitzenverbände der Krankenkassen e. V. (MDS): Grundsatzstellungnahme Pflegeprozess und Dokumentation, Handlungsempfehlungen zur Professionalisierung und Qualitätssicherung in der Pflege, https://www.mds-ev.de/fileadmin/doku mente/Publikationen/SPV/Grundsatzstellungnahmen/30_Pflegeprozess_Dok_2005.pdf, Zugriff am 01.02.2017

Meleis, Afaf Ibrahim: Pflegetheorie: Gegenstand, Entwicklung und Perspektiven des theoretischen Denkens in der Pflege, Bern, Verlag Hans Huber, 1999

NANDA International: Pflegediagnosen: Definitionen & Klassifikation 2012–2014, http://www.recom-shop.eu/media/pdf/leseprobe_nanda-i-pflegediagnosen_2012-2014_recom.pdf, Zugriff am 29.06.2016

Natour, Ulrike: Die Selbstpflegedefizittheorie von D. E. Orem. Bedeutung für die Pflegewissenschaft und Anwendung in der Pflegepraxis, Hausarbeit, GRIN Verlag, München, 2005

Pflege-ABC: Pflegeplanung, http://www.pflege-abc.info/pflege-abc/artikel/pflegeplanung.html, Zugriff am 03.06.2016

PPM PRO PflegeManagement Verlag & Akademie: Mit 5 Regeln zum aussagekräftigen Pflegebericht in der Altenpflege, https://www.ppm-online.org/mit-5-regeln-zum-aussagekra eftigen-pflegebericht-in-der-altenpflege/, Zugriff am 01.02.2017 pqsg.de, Online-Magazin für die Altenpflege: Mustervorlage „Sturzprotokoll/Ereignisprotokoll“, http://www.pqsg.de/seiten/openpqsg/hintergrund-sturzprotokoll.htm, Zugriff am 03.06.2016

pqsg.de, Online-Magazin für die Altenpflege: Recht in der Pflege: „Aufbewahrungsfristen“, http://www.pqsg.de/seiten/openpqsg/hintergrund-schongewusst-aufbewahrungsfristen.htm, Zugriff am 27.05.2016

Pschyrembel: Klinisches Wörterbuch, Berlin, New York, Verlag Walter de Gruyter, 259. Auflage 2002, S. 803

Renneberg, Babette und Hammelstein, Philipp (Hrsg.): Gesundheitspsychologie, Berlin, Springer Verlag, 2006

Schädle-Deininger, Hilde und Villinger, Ulrike: Praktische Psychiatrische Pflege, Köln, Psychiatrie Verlag, 1997

Schaeffer, Doris; Moers, Martin; Steppe, Hilde; Meleis, Afaf (Hrsg.): Pflegetheorien, Beispiele aus den USA, Bern, Göttingen, Toronto, Seattle, Verlag Hans Huber, 1997

Springer Gabler Verlag (Hrsg.): Gabler Wirtschaftslexikon, Stichwort: Gesundheit, online im Internet: http://wirtschaftslexikon.gabler.de/Archiv/77785/gesundheit-v5.html, Zugriff am 05.02.2017

Welling, Karin: Der person-zentrierte Ansatz von Tom Kitwood, in: Nachdruck aus Unterricht Pflege, 9. Jg., H. 5 (2004), http://www.prodos-verlag.de/pdf/personzentrierung_kitwood_0070.pdf, Zugriff am 06.06.2016

http://dejure.org/gesetze/SGB_XI/113.html, Zugriff am 27.05.2016

http://members.aon.at/altenpflege-privat/Ethik_Religion/kap6/seite1.htm, Zugriff am 20.06.2016

http://www.buzer.de/s1.htm?a=3&g=AltPflG&dorg=1, Zugriff am 27.05.2016

http://www.buzer.de/s1.htm?a=3&g=KrPflG&dorg=1, Zugriff am 27.05.2016

http://www.duden.de/rechtschreibung/Aetiologie, Zugriff am 30.06.2016

http://www.gesetze-im-internet.de/arbzg/__11.html, Zugriff am 06.07.2016

http://www.gesetze-im-internet.de/sgb_11/__112.html, Zugriff am 06.06.2016

http://www.gesetze-im-internet.de/stgb/__267.html, Zugriff am 04.06.2016

http://www.gesetze-im-internet.de/stgb/__268.html, Zugriff am 04.06.2016

http://www.pflegewiki.de/wiki/Datei:RoperPflegeplanung.jpg, Zugriff am 01.06.2016

http://www.pflegewiki.de/wiki/Thymopsyche, Zugriff am 14.02.2017

http://www.sign-lang.uni-hamburg.de/projekte/slex/seitendvd/konzepte/l51/l5191.htm, Zugriff am 28.05.2016

Bildquellenverzeichnis

Coverbild: iStock/baona

Beikirch/Roes · Nutzungsrechte: BMG · Version 2.0/2017: 160.1, 162.1

Bildungsverlag EINS GmbH, Köln/Bastian Klamke, Berlin: 15.1, 93.1, 101.1, 128.1, 144.1

© **ENPP-Böhm Bildungs- und Forschungsgesellschaft mbH**: 107.1, 117.1, 125.1

© **Fotolia.com**: 9. 1 (Kzenon), 12.1 (Robert Kneschke), 22.1 (Matthias Enter), 30.1 (Photographee.eu), 37.1 (akf), 40.1 (Alekss), 73.1 (CrazyCloud), 80.1 (Syda Productions), 95.1 (tashatuvango), 150.1 (Kalle Kolodziej), 155.1 (Romolo Tavani), 164.1 (Gundolf Renze)

Hogrefe AG, Bern: 97.1 (Krohwinkel, Monika: Fördernde Prozesspflege mit integrierten ABEDLs: Forschung, Theorie und Praxis, Bern, Huber Verlag, 2013, S. 153), 140.1 (May, Hazel; Edwards, Paul; Brooker, Dawn (Hrsg.: Hahn, Svenja): Professionelle Pflegeprozessplanung, Bern, Huber Verlag, 2011, S. 145)

iStock: 59.1 (BraunS)

picture alliance/dpa-Zentralbild/Agentur Voller Ernst: 133.1

Shutterstock: 122.1 (Elzbieta Sekowska)

Sachwortverzeichnis